广州市医药职业学校
——————— 组织编写

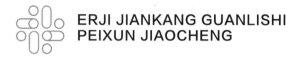

ERJI JIANKANG GUANLISHI
PEIXUN JIAOCHENG

二级健康管理师
培训教程

宋卉 鲍静 江丹 主编

U0392180

化学工业出版社
·北京·

内 容 简 介

《二级健康管理师培训教程》依据《健康管理师国家职业标准》中二级健康管理师相关的理论知识与能力操作要求，围绕职业功能所需的知识与能力，划分为职业素养、相关知识、健康监测及健康评估、健康危险因素干预四篇，共计二十一章。教程按照工作流程系统介绍了二级健康管理师所需掌握的健康监测、健康评估、健康指导、健康干预、健康教育、健康促进等方面的必要知识与技能。在健康风险评估、干预方案制订与实施等章节中，不仅提供了详细的操作流程、相关工具，还提供了全套体检项目方案及慢性病管理实践案例等具体模板。

作为技师级专业人才，二级健康管理师不仅需具备坚实的理论基础，还需具有较高的职业素养，因此，本教程涵盖了国家政策与法规、管理学基础内容、职业健康与安全、基本急救方法等内容。同时，为体现我国中医药科学在健康管理体系中的应用、传统中医知识与现代健康管理实践的融合，本教程中还设计了中医养生保健相关内容。本教程适用于健康管理师及具有相关专业背景的读者。

图书在版编目（CIP）数据

二级健康管理师培训教程 / 宋卉，鲍静，江丹主编.
北京 ：化学工业出版社，2024. 10. -- ISBN 978-7-122-
46515-3

Ⅰ. R161

中国国家版本馆 CIP 数据核字第 2024729A3L 号

责任编辑：王　芳　蔡洪伟　　　文字编辑：丁　宁　朱　允
责任校对：李雨函　　　　　　　　装帧设计：王晓宇

出版发行：化学工业出版社
　　　　　（北京市东城区青年湖南街 13 号　邮政编码 100011）
印　　刷：北京云浩印刷有限责任公司
装　　订：三河市振勇印装有限公司
787mm×1092mm　1/16　印张 18¼　字数 399 千字
2025 年 1 月北京第 1 版第 1 次印刷

购书咨询：010-64518888　　　　售后服务：010-64518899
网　　址：http://www.cip.com.cn

定　　价：45.00 元　　　　　　　　　　　版权所有　违者必究

主　编　宋　卉　广东食品药品职业学院
　　　　鲍　静　广州市医药职业学校
　　　　江　丹　广东食品药品职业学院
副主编　迟海洋　广东食品药品职业学院
　　　　王笑丹　广东食品药品职业学院
　　　　刘先彬　广东省健康教育协会
参　编　马丽萍　广东食品药品职业学院
　　　　钱朝南　广州泰和肿瘤医院
　　　　牟忠林　海南医科大学
　　　　宋　莉　黑龙江省第二医院
　　　　韩铁光　深圳市健康教育与促进中心
　　　　王　毓　海南大学
　　　　姚　瑶　广东食品药品职业学院
　　　　李倩雯　广东食品药品职业学院
　　　　陈善霞　广东食品药品职业学院
　　　　刘雅雅　广东食品药品职业学院
　　　　蔡　琳　广东食品药品职业学院
　　　　冯　娟　广东食品药品职业学院
　　　　黎壮伟　广东食品药品职业学院
　　　　刘戈飞　广东食品药品职业学院
　　　　袁　青　海南医科大学
　　　　邓晨珂　广东食品药品职业学院
　　　　郭音彤　广东食品药品职业学院
　　　　罗赛男　广东食品药品职业学院
　　　　黄雪莹　广州市医药职业学校
　　　　李妍彤　广东食品药品职业学院
　　　　白鹤程　广东食品药品职业学院
　　　　赵芹坤　海南医科大学
　　　　蔡　宁　广东食品药品职业学院
　　　　马　建　广州市医药职业学校
　　　　聂　娟　广州泰和肿瘤医院
　　　　周　平　北京闻康惠尔健康管理有限公司
　　　　裴苏美　国康健康管理服务有限公司
　　　　付春林　国康健康管理服务有限公司
主　审　张少兰　广东食品药品职业学院
　　　　汤　捷　广东省人口发展研究院

前言

　　《二级健康管理师培训教程》是由广东省健康教育协会、广州市医药职业学校牵头，联合全国健康管理领域内的知名学者和专家共同编写的。在中国特色健康管理体系中，健康管理师职业的设立是其显著特点之一，其形成源于我国健康服务需求的持续增长、健康服务业的逐步成熟以及现代健康管理理念的广泛普及。随着老龄化社会进程的加快，中老年人群慢性非传染性疾病的患病率持续上升，慢性病死亡人口占比已超过全因死亡人口的 80%。当前健康管理师的队伍人员数量、素质以及岗位设置均需得到进一步提升。

　　2016 年，中共中央、国务院颁布实施了《"健康中国 2030"规划纲要》，强调卫生健康工作需由"以治病为中心"向"以健康为中心"转变。2022 年 4 月，国务院办公厅印发的《"十四五"国民健康规划》亦明确指出，要把人民群众生命安全和身体健康放在第一位，全面推进健康中国建设，并加快健康管理类人才的培养。目前已有 400 余所本科及高职院校开设了以培养健康管理师为目标的相关专业，每年有数万人参与健康管理师专业教育或三级健康管理师的职业培训。然而，通过二级健康管理师职业技能等级认定的人数相对较少，市场上相关的培训教程亦显不足，这在一定程度上制约了健康管理师职业的健康发展，从而难以满足人民群众日益增长的健康管理需求。

　　本教程旨在满足健康管理师培训学习的知识与技能需求，同时期望能够帮助健康管理师解决在实际工作中遇到的问题，提升技师级健康管理师的专业素养。我们期望与所有健康领域的从业者一道，为早日实现健康中国的目标贡献自己的力量。

　　在此，衷心感谢所有参与本教程编写的专家和学者。他们凭借深厚的专业知识、丰富的实践经验以及对健康事业的热情与坚持，历时两年，倾注了宝贵的时间与精力，使得本教程得以顺利完成。

　　鉴于健康管理师是一个新兴且不断发展的职业，其服务模式、技术与方法均在不断更新，本教程难免存在不足之处，真诚欢迎各位读者提出宝贵意见与建议。

编　者

2024 年 9 月 1 日于广州

CONTENTS

目录

第二篇　相关知识

第三篇　健康监测及健康评估

第一篇

职业素养

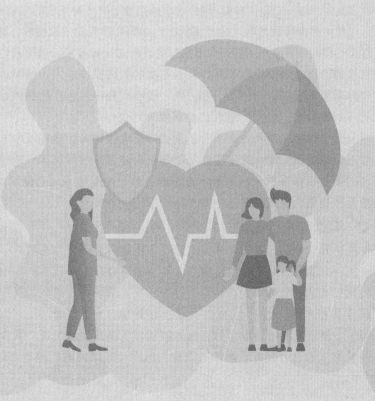

第一章
健康管理师职业概述

一、健康管理师职业素养内涵

　　健康管理师的职业素养，是指从事健康管理工作的人员所应具备的一系列知识、技能、态度和价值观的综合体现。它涵盖了健康管理师在职业生涯中所需具备的核心能力和素质，是保障其专业性和服务质量的关键所在。健康管理师的职业素养对于提升个人健康水平、推动健康产业发展及构建和谐社会具有重要意义。健康管理师的职业素养内涵丰富，包括扎实的专业知识与技能、出色的沟通与协作能力、具有人文关怀精神及高尚的职业道德与伦理等多个方面。

二、职业素养的核心要素

1. 专业知识与技能

　　健康管理师的专业知识与技能是其职业素养的核心组成部分。在专业知识方面，健康管理师需要掌握全面的医学、营养学、心理学等多学科知识，以便能够为客户提供个性化的健康管理方案。例如，在医学领域，健康管理师需要了解各种疾病的发病机制、临床表现及治疗方法，以便能够准确评估客户的健康状况，并制订相应的干预措施。随着医学技术的不断发展，健康管理师还需要不断学习和掌握新的医学知识和技术，以提升自己的专业水平。

　　在技能方面，健康管理师需要具备扎实的实践操作能力。例如，在健康评估方面，健康管理师需要掌握各种评估工具和方法，能够准确评估客户的身体状况、心理状况及生活方式等，从而为客户提供针对性的健康管理建议。

　　健康管理师还需要具备数据分析能力。在现代健康管理实践中，大量的健康数据需要进行收集、整理和分析，以便能够发现潜在的健康问题并制订有效的干预措施。因此，健康管理师需要掌握数据分析的基本方法和工具，能够熟练地对健康数据进行处理和分析，为健康管理提供科学依据。

2. 沟通与协作能力

　　在健康管理师的日常工作中，沟通与协作能力显得尤为重要。一项针对健康管理师工作效能的研究显示，优秀的沟通与协作能力能够提升工作效率达30%以上。健康管理师不仅需要与患者进行有效沟通，了解其健康状况和需求，还需要与医疗团队、营养师、心理咨询师等多方协作，共同制订个性化的健康管理方案。例如，在一位高血压患者的健康管理过程中，健康管理师通过与患者深入沟通，了解其生活习惯、饮食习惯等，再结合医疗团队的意见，为患者制订了详细的饮食和运动计划。同时，健康管理师还积极与营养师、心理咨询师等协作，确保计划的顺利实施。这一过程中，出色的沟通与协作能力不仅提升了患者的满意度，也有效改善了患者的健康状况。

3. 职业道德与伦理

在健康管理师的职业生涯中，职业道德与伦理是不可或缺的核心要素。它们不仅是健康管理师行为的指南，更是赢得客户信任和行业尊重的关键。调查显示，超过90%的客户表示，在选择健康管理师时，他们更看重对方的职业道德和伦理素养。这充分说明了职业道德与伦理在健康管理行业中的重要性。

职业道德与伦理要求健康管理师始终坚守诚信原则，尊重客户的隐私和权益。例如，在健康评估过程中，健康管理师必须严格保密客户的个人信息，不得随意泄露或作其他用途。同时，他们还需要遵循行业规范，不得利用自己的专业地位牟取不正当利益。这些行为准则不仅有助于维护行业的良好形象，也有助于提升健康管理师的个人声誉。

职业道德与伦理还强调健康管理师应具备高度的责任感和使命感。他们不仅要为客户提供专业的健康指导和服务，还要积极关注行业动态和技术发展，不断提升自己的专业素养和能力水平。只有这样，他们才能更好地满足客户的需求，为客户的健康保驾护航。

在实践中，许多优秀的健康管理师都通过自身的行动践行了职业道德与伦理。他们不仅在工作中表现出色，还积极参与社会公益活动，为提升公众健康水平贡献自己的力量。这些行为不仅赢得了客户的赞誉和尊重，也为整个行业树立了良好的榜样。

三、行业发展带来的新挑战

1. 行业变革与需求变化

随着社会的快速发展和科技的日新月异，健康管理师行业正面临着前所未有的变革与需求变化。一方面，随着人们生活水平的提高和健康意识的增强，人们对健康管理师的专业素养和服务质量提出了更高的要求。相关数据显示，近年来健康管理师的需求量呈现出逐年增长的趋势，而行业内的竞争也日益激烈。

另一方面，行业变革也为健康管理师带来了更多的机遇和挑战。例如，随着大数据、人工智能（AI）等技术的广泛应用，健康管理师需要不断学习和掌握新技术，以便更好地为客户提供个性化的健康服务。同时，随着医疗模式的转变，健康管理师也需要不断拓展服务领域，从单一的疾病治疗向预防、康复、保健等多元化方向发展。

面对行业变革与需求变化，健康管理师需要不断提升自身的职业素养。这包括加强专业知识的学习和实践经验的积累，提高沟通与协作能力，以及坚守职业道德与伦理。只有这样，才能在激烈的市场竞争中脱颖而出，为客户提供更加优质、专业的健康服务。

健康管理师还需要密切关注行业动态和市场需求，及时调整自己的服务策略和方向。例如，可以通过参加行业会议、与同行交流等方式了解最新的行业趋势和发展方向，以便更好地适应市场变化。同时，也可以积极探索新的服务模式和技术应用，以不断提升服务质量和客户满意度。

2. 技术发展与更新

在当前的健康管理领域，技术发展与更新对健康管理师的职业素养提出了更高要求。随着大数据、人工智能等技术的快速发展，健康管理师需要不断学习和掌握新技术，以更好地服务于客户。例如,通过大数据分析,健康管理师可以更准确地评估客户的健康状况,制订个性化的健康管理方案。同时,人工智能技术的应用也使得健康管理更加智能化和便捷化,提高了健康管理师的工作效率。

相关数据显示,近年来健康管理领域的技术投入不断增加,新技术的应用也呈现出快速增长的趋势。这要求健康管理师不仅要具备扎实的专业知识,还要具备敏锐的洞察力和学习能力,以便及时跟进和掌握新技术。同时,新技术的引入也带来了行业变革和需求变化,健康管理师需要不断适应和调整自己的职业素养,以满足市场的需求和客户的期望。

技术发展与更新对健康管理师的职业素养提出了更高要求,同时也为健康管理师提供了更多的发展机会。

3. 科研能力与职业发展

在当前的健康管理行业中,竞争压力日益加剧,对健康管理师的职业发展构成了不小的挑战。据统计,近年来健康管理师的数量呈现出快速增长的态势,但与此同时,行业内的竞争也愈发激烈。这种竞争不仅来自于同行之间的直接竞争,还来自于其他相关领域的跨界竞争。

面对竞争压力,健康管理师需要不断提升自身的职业素养,以应对市场的变化和需求。同时,职业发展也需要健康管理师具备前瞻性的眼光和创新精神。随着科技的不断进步和行业的快速发展,健康管理师需要紧跟时代潮流,关注行业趋势,积极探索、研究新的服务模式和发展路径。

科研能力的提升不仅有助于健康管理师在行业内树立专业形象,还可以为他们的职业发展提供有力支持。通过深入研究和实践,健康管理师可以形成自己的专业特色和服务优势,从而在市场竞争中脱颖而出。此外,他们还可以积极探索跨界合作和创新模式,拓展服务领域,为客户提供更加全面、高效、便捷的健康服务。

四、新质生产力带来的挑战与趋势

1. 职业素养的全面提升

在健康管理师的职业素养全面提升过程中,持续学习与进修是不可或缺的一环。据统计,近年来健康管理师行业的知识更新速度已达到每年10%以上,这就要求健康管理师必须保持高度的学习热情和求知欲。以某知名健康管理师为例,她通过参加国内外各类专业培训和研讨会,不断更新自己的知识体系,将最新的研究成果和实践经验应用于实际工作中,从而提升了自身的专业素养和服务质量。同时,她还积极利用互联网资源进行在线学习,通过参与线上课程、阅读专业文献等方式,不断拓展自己的知识边界。

除了专业知识与技能的提升,健康管理师还需要注重沟通与协作能力的培养。在健康管理实践中,健康管理师需要与不同背景的客户进行有效沟通,了解他们的需求和问题,并提供个性化的健康指导。因此,健康管理师需要具备良好的沟通技巧和团队协作能力,以便更好地完成工作任务。例如,某健康管理团队通过定期举办团队建设活动和沟通技巧培训,提高了团队成员之间的默契度和协作效率,从而提升了整个团队的服务质量和客户满意度。

职业道德与伦理也是健康管理师职业素养的重要组成部分。在健康管理实践中,健康管理师需要遵循职业道德规范,保持诚信、公正和专业的态度,为客户提供优质的服务。同时,他们还需要关注行业伦理问题,积极参与行业自律和监管工作,推动行业的健康发展。正如著名医学家希波克拉底所言："医术是一切技术中最美和最高尚的。"健康管理师作为健康领域的专业人士，更应该以身作则，恪守职业道德和伦理规范。

2. 精细化发展

在健康管理师的职业素养发展中，专业化与精细化发展是不可或缺的趋势。随着健康产业的快速发展，健康管理师需要不断提升自身的专业知识和技能，以满足日益增长的个性化、精准化健康管理需求。

如在健康评估过程中，健康管理师除了需要仔细了解客户的遗传背景、身体状况、生活习惯等信息外，还应结合生物信息学、基因治疗、细胞治疗等新方法、新技术，制订个性化的精准健康管理方案。

3. 跨界融合与创新发展

在健康管理师的职业素养发展中，跨界融合与创新发展已成为不可忽视的趋势。随着科技的飞速进步和行业的深度融合，健康管理师需要不断拓宽视野，跨界学习，以适应不断变化的市场需求。例如，近年来，生物信息技术、大数据、AI 等新质生产力在健康管理领域的应用日益广泛，健康管理师需要掌握这些先进技术，将其应用于健康评估、疾病预防、健康指导等方面，提升服务质量和效率。但目前，既懂健康管理又懂 AI 技术的复合型、战略型人才极其短缺，其中 10 年以上资深人才尤为缺乏。

跨界融合不仅体现在技术层面，还体现在服务模式的创新上。健康管理师可以借鉴其他行业的成功经验，如医疗旅游、健康保险等，将其与健康服务相结合，打造独具特色的健康服务品牌。同时，健康管理师还可以与软件工程师、生物技术人员、营养师、心理咨询师等专业人士进行跨界合作，共同为客户提供全方位的健康服务。

跨界融合与创新发展是健康管理师职业素养提升的重要途径。通过跨界学习、创新服务模式和积极参与科研实践等方式，健康管理师可以不断提升自己的专业素养和综合能力，为人们的健康事业做出更大的贡献。

第二章
国家政策与法规

一、国家关于健康的战略规划

健康连着千家万户的幸福，关系着国家民族的未来。习近平总书记强调："人民健康是社会文明进步的基础，是民族昌盛和国家富强的重要标志，也是广大人民群众的共同追求。"党的二十大报告提出，把保障人民健康放在优先发展的战略位置，完善人民健康促进政策。

（一）《"健康中国2030"规划纲要》

2016年10月25日，中共中央国务院发布了《"健康中国2030"规划纲要》（以下简称《纲要》），这是今后15年推进健康中国建设的行动纲领。

（1）《纲要》阐述了维护人民健康和推进健康中国建设的重大意义，总结了我国健康领域改革发展的成就，分析了未来15年面临的机遇与挑战，明确了《纲要》基本定位。《纲要》明确了今后15年健康中国建设的总体战略，要坚持以人民为中心的发展思想，牢固树立和贯彻落实创新、协调、绿色、开放、共享的新发展理念，坚持以基层为重点，以改革创新为动力，预防为主，中西医并重，将健康融入所有政策，人民共建共享的卫生与健康工作方针，以提高人民健康水平为核心，突出强调了三项重点内容：

一是预防为主、关口前移，推行健康生活方式，减少疾病发生，促进资源下沉，实现可负担、可持续的发展；

二是调整优化健康服务体系，强化早诊断、早治疗、早康复，在强基层基础上，促进健康产业发展，更好地满足群众健康需求；

三是将"共建共享、全民健康"作为战略主题，坚持政府主导，动员全社会参与，推动社会共建共享，人人自主自律，实现全民健康。

（2）《纲要》明确将"共建共享"作为"建设健康中国的基本路径"，贯彻落实"共享是中国特色社会主义的本质要求"和"发展为了人民、发展依靠人民、发展成果由人民共享"的要求。要从供给侧和需求侧两端发力，统筹社会、行业和个人三个层面，实现政府牵头负责、社会积极参与、个人体现健康责任，不断完善制度安排，形成维护和促进健康的强大合力，推动人人参与、人人尽力、人人享有，在"共建共享"中实现"全民健康"，提升人民获得感。

按照习近平总书记"没有全民健康，就没有全面小康"的指示精神，《纲要》明确将"全民健康"作为"建设健康中国的根本目的"。强调"立足全人群和全生命周期两个着力点"，分别解决提供"公平可及"和"系统连续"的健康服务的问题，做好妇女儿童、老年人、残疾人、低收入人群等重点人群的健康工作，强化对生命不同阶段主要健康问题及主要影响因素的有效干预，惠及全人群、覆盖全生命周期，实现更高水平的全民健康。

《纲要》坚持以人民健康为中心，站在大健康、大卫生的高度，紧紧围绕健康影响因素（包括遗传和心理等生物学因素、自然与社会环境因素、医疗卫生服务因素、生活与行为方式因素）确定《纲要》的主要任务，包括健康生活与行为、健康服务与保障、健康生产与生活环境等方面。是以人的健康为中心，按照从内部到外部、从主体到环境的顺序，依次针对个人生活与行为方式、医疗卫生服务与保障、生产与生活环境等健康影响因素，提出普及健康生活、优化健康服务、完善健康保障、建设健康环境、发展健康产业等五个方面的战略任务：

一是普及健康生活。从健康促进的源头入手，强调个人健康责任，通过加强健康教育，提高全民健康素养，广泛开展全民健身运动，塑造自主自律的健康行为，引导群众形成合理膳食、适量运动、戒烟限酒、心理平衡的健康生活方式。

二是优化健康服务。以妇女儿童、老年人、贫困人口、残疾人等人群为重点，从疾病的预防和治疗两个层面采取措施，强化覆盖全民的公共卫生服务，加大慢性病和重大传染病防控力度，实施健康扶贫工程，创新医疗卫生服务供给模式，发挥中医治未病的独特优势，为群众提供更优质的健康服务。

三是完善健康保障。通过健全全民医疗保障体系，深化公立医院、药品、医疗器械流通体制改革，降低虚高价格，切实减轻群众看病负担，改善就医感受。加强各类医保制度整合衔接，改进医保管理服务体系，实现保障能力长期可持续。

四是建设健康环境。针对影响健康的环境问题，开展大气、水、土壤等污染防治，加强食品药品安全监管，强化安全生产和职业病防治，促进道路交通安全，深入开展爱国卫生运动，建设健康城市和健康村镇，提高突发事件应急能力，最大程度减少外界因素对健康的影响。

五是发展健康产业。区分基本和非基本，优化多元办医格局，推动非公立医疗机构向高水平、规模化方向发展。加强供给侧结构性改革，支持发展健康医疗旅游等健康服务新业态，积极发展健身休闲运动产业，提升医药产业发展水平，不断满足群众日益增长的多层次多样化健康需求。

（二）《中国防治慢性病中长期规划（2017—2025年）》

《中国防治慢性病中长期规划（2017—2025年）》（以下简称《规划》）于2017年1月22日由国务院办公厅发布，部署做好未来5~10年的慢性病防治工作，降低疾病负担，提高居民健康期望寿命，努力全方位、全周期保障人民健康。

《规划》指出，要坚持正确的卫生与健康工作方针，以提高人民健康水平为核心，以深化医药卫生体制改革为动力，以控制慢性病危险因素、建设健康支持性环境为重点，以健康促进和健康管理为手段，提升全民健康素质，降低高危人群发病风险，提高患者生存质量，减少可预防的慢性病发病、死亡和残疾，促进全生命周期健康，为推进健康中国建设奠定坚实基础。

《规划》强调，要坚持统筹协调、共建共享、预防为主、分类指导的原则，完善政府主导、部门协作、动员社会、全民参与的慢性病综合防治机制，建立自我为主、人际互助、社会支持、政府指导的健康管理模式。《规划》将降低重大慢性病过早死亡率作为核心目标，提出到 2025 年，力争 30~70 岁人群因心脑血管疾病、癌症、慢性呼吸系统疾病和糖尿病导致的过早死亡率较 2015 年降低 20%，并提出了 16 项具体工作指标。

《规划》根据慢性病防治工作的重点环节，提出八项策略措施。一是加强健康教育，提升全民健康素质。开展慢性病防治全民教育，倡导健康文明的生活方式。发挥中医治未病优势。二是实施早诊早治，降低高危人群发病风险。促进慢性病早期发现，开展个性化健康干预。三是强化规范诊疗，提高治疗效果。优先将慢性病患者纳入家庭医生签约服务范围，落实分级诊疗制度，提高诊疗服务质量。四是促进医防协同，实现全流程健康管理。推进慢性病防、治、管整体融合发展，建立健康管理长效工作机制。五是完善保障政策，切实减轻群众就医负担。完善医保和救助政策，保障药品生产供应。发挥中医药在慢性病防治中的作用。六是控制危险因素，营造健康支持性环境。建设健康的生产生活环境，完善政策环境，推动慢性病综合防控示范区创新发展。七是统筹社会资源，创新驱动健康服务业发展。动员社会力量开展防治服务，促进医养融合发展，推动互联网创新成果应用。八是增强科技支撑，促进监测评价和研发创新。完善监测评估体系，推动科技成果转化和适宜技术应用。

《规划》要求，各地区要将慢性病防治作为健康中国建设和深化医药卫生体制改革的重点内容，纳入地方重要民生工程，强化组织实施。各有关部门要按照职责分工落实规划重点任务，形成慢性病防治工作合力。

（三）《"十四五"健康老龄化规划》

2022 年 2 月，国家卫生健康委员会（简称卫健委）会同教育部、科技部、工业和信息化部、财政部、人力资源和社会保障部、住房和城乡建设部、退役军人事务部、市场监督管理总局、广播电视总局、体育总局、国家医疗保障局、中国银行保险监督管理委员会、国家中医药管理局、中国残疾人联合会等 15 个部门联合印发《"十四五"健康老龄化规划》。主要内容包括：

一是规划背景。总结"十三五"时期促进健康老龄化的主要成就，分析"十四五"时期面临的形势和挑战，阐述"十四五"时期促进健康老龄化的发展机遇。

二是总体要求。明确"十四五"期间促进健康老龄化的指导思想、基本原则和发展目标。明确到 2025 年，老年健康服务资源配置更加合理，综合连续、覆盖城乡的老年健康服务体系基本建立，老年健康保障制度更加健全，老年人健康生活的社会环境更加友善，老年人健康需求得到更好满足，老年人健康水平不断提升，健康预期寿命不断延长。《规划》提出 7 项工作指标。

三是主要任务。《"十四五"健康老龄化规划》提出 9 项任务，一是强化健康教育，提高老年人主动健康能力；二是完善身心健康并重的预防保健服务体系；三是以连续性服务为重点，提升老年医疗服务水平；四是健全居家、社区、机构相协调的失能老年人照护服务体系；五是深入推进医养结合发展；六是发展中医药老年健康服务；七是加强老年健康服务机构建设；八是提升老年健康服务能力；九是促进健康老龄化的科技和产业发展。

四是保障措施。包括加强组织领导、加大投入力度、完善保障体系、强化督导考核等。

（四）《"十四五"卫生健康人才发展规划》

2022 年 8 月 3 日《"十四五"卫生健康人才发展规划》由国家卫生健康委员会印发。《"十四五"卫生健康人才发展规划》明确到 2025 年，我国每千人口执业（助理）医师数达到 3.20 人；加强应对人口老龄化人才队伍建设；将"十四五"期间培养造就一批卫生健康领域的战略科学家、医学领军人才和青年人才，作为规划的重中之重。

《"十四五"卫生健康人才发展规划》共分为 6 个部分：

第一部分是形势分析。包括"十三五"时期取得的主要成效，以及"十四五"时期面临的形势。

第二部分是总体要求。包括指导思想、遵循原则和发展目标。发展目标包括 5 个方面，即人才资源总量稳步增长、人才结构和区域分布进一步优化、人才服务能力进一步提高、高端人才集聚水平进一步提升、人才管理制度进一步创新和完善。

第三部分是加强卫生健康人才队伍建设。一是提高质量，加强卫生技术人才队伍建设；二是补齐短板，加强公共卫生人才队伍建设；三是拓宽渠道，加强基层卫生人才队伍建设；四是突出特色，加强中医药人才队伍建设；五是适应需求，加强应对人口老龄化人才队伍建设；六是协同推进，统筹加强各类人才队伍建设。

第四部分是建设生命健康人才高地。习近平总书记在中央人才工作会议上强调，要大力培养使用战略科学家，打造大批一流科技领军人才和创新团队，造就规模宏大的青年科技人才队伍。按照要求，将"十四五"期间培养造就一批卫生健康领域的战略科学家、医学领军人才和青年人才，作为规划的重中之重。主要包括培养造就一批创新型高层次人才、培育生命健康青年人才队伍和构建高质量发展的人才支撑等内容。

第五部分是深化人才发展体制机制改革。主要包括完善培养开发、流动配置、评价使用、激励保障四方面的机制。

第六部分是组织实施。主要包括加强组织领导、注重宣传交流、强化监测评估和加大人才投入等内容。

二、健康管理师相关标准及政策

健康管理师是 2005 年 10 月劳动和社会保障部第四批正式发布的 11 个新职业之一。2005 年 12 月，劳动和社会保障部 425 号文件《关于同意将医疗救护员等 2 个新职业纳入卫生行业特有职业范围的函》将健康管理师列为卫生行业特有职业（工种）归入原卫生部进行管理。国家卫生健康委人才交流服务中心负责该职业的职业技能鉴定相关工作。国家也陆续出台了与健康管理师相关的政策与法规。

（一）《健康管理师国家职业标准（试行）》

《健康管理师国家职业标准（试行）》（以下简称《标准》）经劳动和社会保障部批准，自 2007 年 4 月 25 日起施行。此职业标准公布后，明确表明了国家对于健康管理师这一职业资格的重视度，同时也标志着健康管理师这个职业从此将在国家的职业体系中彻底正规化，健康管理师将会在"健康中国 2030""国家五年规划"等国家发展战略中占据更重要的分量。

根据《标准》，健康管理师是从事个体或群体健康的监测、分析、评估，以及健康咨询、指导和健康危险因素干预等工作的专业人员。健康管理师的基本要求包括职业道德和基础知识。职业道德包括职业道德基本知识、职业守则、礼仪和礼貌语言知识。基础知识包括健康管理基本知识、健康保险相关知识、医学基础知识、其他相关知识及相关法律、法规知识。

健康管理师共设三个等级，分别为：三级健康管理师（国家职业资格三级）、二级健康管理师（国家职业资格二级）、一级健康管理师（国家职业资格一级）。《标准》对三级健康管理师、二级健康管理师、一级健康管理师的能力要求依次递进，高级别涵盖低级别的要求。具体如下：

三级健康管理师的职业功能有健康监测、健康风险评估和分析、健康指导、健康危险因素干预。健康监测工作内容包括信息收集、信息管理，健康风险评估和分析工作内容包括风险识别、风险分析，健康指导工作内容包括跟踪随访、健康教育，健康危险因素干预工作内容包括实施干预方案、监测干预效果。

与三级健康管理师相比，二级健康管理师的职业功能增加了指导、培训与研究。健康监测工作内容增加了信息使用、监测方案制定与实施，健康指导工作内容由跟踪随访改为健康咨询，健康危险因素干预工作内容改为制定干预计划、实施与评估，指导培训与研究工作内容包括操作指导、理论培训。

与二级健康管理师相比，一级健康管理师的健康监测工作内容变为信息分析与使用、群体监测方案制定与实施，健康风险评估和分析工作内容改为群体风险评估、群体风险管理，健康指导工作内容由健康咨询改为健康维护，指导培训与研究工作内容改为指导、培训及专业研究。

（二）《关于促进健康服务业发展的若干意见》

2013 年 9 月 28 日，国务院印发《关于促进健康服务业发展的若干意见》（以下简称《意见》）。

《意见》提出要健全人力资源保障机制，主要内容为：加大人才培养和职业培训力度。支持高等院校和中等职业学校开设健康服务业相关学科专业，引导有关高校合理确定相关专业人才培养规模。鼓励社会资本举办职业院校，规范并加快培养护士、养老护理员、药剂师、营养师、育婴师、按摩师、康复治疗师、健康管理师、健身教练、社会体育指导员等从业人员。对参加相关职业培训和职业技能鉴定的人员，符合条件的按规定给予补贴。建立健全健康服务业从业人员继续教育制度。各地要把发展健康服务业与落实各项就业创业扶持政策紧密结合起来，充分发挥健康服务业吸纳就业的作用。

（三）《国家职业标准编制技术规程（2023 年版）》

2023 年 8 月 31 日，人力资源和社会保障部办公厅发布了《国家职业标准编制技术规程（2023 年版）》。通知规定申请参加职业技能评价的条件如下。

1. 具备以下条件之一者，可申报五级/初级工：

（1）年满 16 周岁，拟从事本职业或相关职业工作。

（2）年满 16 周岁，从事本职业或相关职业工作。

2. 具备以下条件之一者，可申报四级/中级工：

（1）累计从事本职业或相关职业工作满 5 年。

（2）取得本职业或相关职业五级/初级工职业资格（职业技能等级）证书后，累计从事本职业或相关职业工作满 3 年。

（3）取得本专业或相关专业的技工院校或中等及以上职业院校、专科及以上普通高等学校毕业证书（含在读应届毕业生）。

3. 具备以下条件之一者，可申报三级/高级工：

（1）累计从事本职业或相关职业工作满 10 年。

（2）取得本职业或相关职业四级/中级工职业资格（职业技能等级）证书后，累计从事本职业或相关职业工作满 4 年。

（3）取得符合专业对应关系的初级职称（专业技术人员职业资格）后，累计从事本职业或相关职业工作满 1 年。

（4）取得本专业或相关专业的技工院校高级工班及以上毕业证书（含在读应届毕业生）。

（5）取得本职业或相关职业四级/中级工职业资格（职业技能等级）证书，并取得高等职业学校、专科及以上普通高等学校本专业或相关专业毕业证书（含在读应届毕业生）。

（6）取得经评估论证的高等职业学校、专科及以上普通高等学校本专业或相关专业的毕业证书（含在读应届毕业生）。

4. 具备以下条件之一者，可申报二级/技师：

（1）取得本职业或相关职业三级/高级工职业资格（职业技能等级）证书后，累计从事本职业或相关职业工作满 5 年。

（2）取得符合专业对应关系的初级职称（专业技术人员职业资格）后，累计从事本职业或相关职业工作满 5 年，并在取得本职业或相关职业三级/高级工职业资格（职业技能等级）证书后，从事本职业或相关职业工作满 1 年。

（3）取得符合专业对应关系的中级职称（专业技术人员职业资格）后，累计从事本职业或相关职业工作满 1 年。

（4）取得本职业或相关职业三级/高级工职业资格（职业技能等级）证书的高级技工学校、技师学院毕业生，累计从事本职业或相关职业工作满 2 年。

（5）取得本职业或相关职业三级/高级工职业资格（职业技能等级）证书满 2 年的技师学院预备技师班、技师班学生。

5. 具备以下条件之一者，可申报一级/高级技师：

（1）取得本职业或相关职业二级/技师职业资格（职业技能等级）证书后，累计从事本职业或相关职业工作满 5 年。

（2）取得符合专业对应关系的中级职称后，累计从事本职业或相关职业工作满 5 年，并在取得本职业或相关职业二级/技师职业资格（职业技能等级）证书后，从事本职业或相关职业工作满1年。

（3）取得符合专业对应关系的高级职称（专业技术人员职业资格）后，累计从事本职业或相关职业工作满1年。

三、健康管理行业相关法规

健康管理师从事的是健康管理相关工作。近年来，随着人们健康意识的提高，健康管理将在降低疾病风险、降低医疗费用、提高个体生活质量方面发挥积极作用，是一项蓬勃发展的朝阳产业。国家对健康管理还出台了一些相关的政策支持。

（一）《中华人民共和国基本医疗卫生与健康促进法》

2019年12月28日，中华人民共和国第十三届全国人大常委会第十五次会议审议通过《中华人民共和国基本医疗卫生与健康促进法》（以下简称《基本医疗卫生与健康促进法》）。该法自2020年6月1日起施行。

《基本医疗卫生与健康促进法》是我国卫生健康领域首部基础性、综合性法律，其重要价值就是以立法的形式明确医疗卫生事业必须"具有公益性"，医疗卫生服务必须以公民健康为目的，强调健康理念融入各项政策，体现了卫生与健康工作理念从"以治病为中心"到"以人民健康为中心"的转变，是我国医药卫生事业的核心。该法律的出台加强了医疗卫生健康领域顶层设计，完善了卫生健康法治体系，有利于医疗卫生与健康事业发展，有利于保障公民享有基本医疗卫生服务、提高公民健康水平。该法律重点明确了保基本、强基层、促健康、促改革等四个方面。

主要包括以下措施：各级人民政府应当加强健康教育工作及其专业人才培养；国家将健康教育纳入国民教育体系，学校应当利用多种形式实施健康教育；公民是自己健康的第一责任人，树立和践行对自己健康负责的健康管理理念。倡导家庭成员相互关爱，形成符合自身和家庭特点的健康生活方式；国家鼓励和支持开展爱国卫生月等群众性卫生与健康活动，发展全民健身事业；国家建立科学、严格的食品、饮用水安全监督管理制度，采取措施预防和控制与环境问题有关的疾病；国家制定并实施未成年人、妇女、老年人、残疾人等的健康工作计划，加强重点人群健康服务；国家完善公共场所卫生管理制度，强化控烟监督执法。

（二）《国家基本公共服务标准（2021年版）》

2021年，国家发展和改革委员会同教育部、卫生健康委员会等20个部门共同研究起草了《国家基本公共服务标准（2021年版）》（以下简称《国家标准2021》），慢性病患者健康管理的服务项目等被纳入其中。

《国家标准2021》明确了现阶段国家提供基本公共服务项目的基础标准，涵盖幼有所育、学有所教、劳有所得、病有所医、老有所养、住有所居、弱有所扶"七有"，以及优军服务保障、文化服务保障"两个保障"，共9个方面、22大类、80个服务项目。每个项目均明确了客户、服务内容、服务标准、支出责任和牵头负责单位。

《国家标准 2021》中"四、病有所医 10.公共卫生服务（35）慢性病患者健康管理"主要内容如下。

服务对象：辖区内原发性高血压患者和 2 型糖尿病患者。

服务内容：为辖区内 35 岁及以上常住居民中原发性高血压患者和 2 型糖尿病患者提供筛查、随访评估、分类干预、健康体检服务。

服务标准：按照《国家基本公共卫生服务规范（第三版）》《国家基层高血压防治管理指南（2017）》和《国家基层糖尿病防治管理指南（2018）》执行。管理高血压患者约 1 亿人、糖尿病患者约 3500 万人。

支出责任：中央财政和地方财政共同承担支出责任。

牵头负责单位：国家卫生健康委员会。

四、其他相关法律、法规知识

根据《健康管理师国家职业标准》中对健康管理师的基本要求，健康管理师需要掌握《中华人民共和国劳动法》《中华人民共和国消费者权益保护法》相关知识，《中华人民共和国执业医师法》《中华人民共和国食品安全法》等卫生相关法律、法规知识。

（鲍静、马建、黄雪莹）

第三章
指导、培训与研究

目前健康管理师职业共设 5 个职业技能等级：健康管理师五级（初级）、健康管理师四级（中级）、健康管理师三级（高级）、健康管理师二级（技师）、健康管理师一级（高级技师）。健康管理师一级为本职业的最高职业技能等级。健康管理师一级、二级在我国现代健康产业中扮演着举足轻重的角色。不仅是健康知识的传播者，更是健康行为的引导者和实践者。

对于国家职业技能等级二级（技师）通用要求是，能够熟练运用基本技能和专门技能完成较为复杂的、非常规性的工作；掌握本职业的关键操作技能技术；能够独立处理和解决技术或工艺问题；在操作技能技术方面有创新；能组织指导他人进行工作；能培训一般操作人员；具有一定的管理能力。

根据以上关于技师级别的能力要求描述，健康管理师二级除应具备本职业领域的核心专业技术和技能，能解决技术和工艺等问题以外，还需具备一定的组织、创新、培训及管理能力，能胜任对健康管理师三级开展培训及工作指导的工作。本篇将就健康管理师二级应具备的指导、培训及研究的能力建设进行阐述。

第一节　教学与培训能力

健康管理师二级作为培训低级别健康管理师（目前最低为三级）的师资，需要不断提升自身作为职业培训师的能力和素养，包括专业知识与技能储备、教学设计与实施、沟通与协调能力、评估与反馈能力、引导与激励能力及持续学习与创新等。

一、专业知识与技能储备

健康管理师的培训师应具有高级健康管理师职业资格证书或有关专业高级专业技术职务任职资格；培训高级健康管理师的培训师应具有高级健康管理师职业资格证书 2 年以上或有关专业高级专业技术职务的任职资格。

健康管理师培训师首先应对各级健康管理师职业技能等级的理论及知识技能两部分的鉴定要点达到掌握程度。依据国家人力资源和社会保障部发布的《健康管理师国家职业标准》职业技能等级标准，对符合健康管理师职业技能三级认定报名条件的社会人员或在校毕业年度的学员，亦或针对需要继续教育的已获得三级证书的人员开展健康管理师职业技能等级三级理论及知识技能培训。

二、教学设计与实施

教学设计与实施能力是健康管理师培训师专业素养中不可或缺的一部分。职业培训师需要精心设计培训课程的教学过程，确保内容符合学员的需求和期望。

（一）教学设计的基本步骤

需求分析与目标设定：在教学设计与实施的过程中，需求分析与目标设定是至关重要的第一步。这一环节不仅决定了教学方案的方向和内容，更是后续教学实施和评价的基础。因此，需要深入了解学员的实际需求和学习目标，以确保教学设计与学员的实际需求紧密贴合。

1. 需求分析

需求分析是一个系统性的过程，它要求培训师对学员的背景、兴趣、学习习惯及学习难点有全面的了解。通过问卷调查、访谈、观察等多种方式，可以收集到学员的真实反馈，进而分析出他们在学习过程中的具体需求。

2. 目标设定

目标设定则是基于需求分析的结果，明确教学所要达到的预期效果。这些目标应该是具体、可衡量且可实现的，以便在教学实施过程中进行监控和调整。例如，如果设定的目标是提高学员的实践操作能力，那么就可以设计一系列的实践项目，并通过学员的作品质量、操作熟练度等指标来评估目标的达成情况。

通过深入的需求分析和明确的目标设定，可以确保教学设计与实施更加精准、高效，从而更好地满足学员的学习需求，促进他们的全面发展。

3. 教学内容与方法的策划

教学内容与方法的策划是教学设计的核心环节，它直接关系到教学效果的实现。在策划教学内容时，培训师应秉持以学员为中心的教学设计理念，强调教育过程中的主体性和参与性，它要求培训师将学员的需求、兴趣和能力作为教学设计的核心。教学设计应围绕学员的个体差异、学习风格和兴趣点展开，以激发他们的学习动力和创造力。培养他们的自主学习能力和团队协作精神。同时，结合教学目标，选择恰当的教学内容和呈现方式。教学内容还应注重跨学科融合，培养学生的综合素养和创新能力。

在教学方法的策划上，培训师应灵活运用多种教学手段，如讲授、讨论、案例分析、实践操作、小组作业、项目式学习等，以满足不同学生的学习需求和风格。也可以应用一些新的教学方法如反转课堂、线上线下混合式教学等，使学习者能够更主动、更深入地参与到学习过程中。

4. 学习评价与反馈设计

在评价的设计上，需要建立科学、合理的评价体系，以全面、客观地评估学生的学习成果和教学效果。在实际教学中，培训师需要密切关注学生的学习进展和反馈，及时调整教学策略和方法。例如，通过定期的学生调查、课堂观察和作业分析，培训师可以了解学生的学习需求和困难，进而针对性地调整教学内容和难度。

通过多元化的评价方式，包括作业、测验、考试、项目等多种形式的评价，全面了解学生的学习情况。同时，还可以利用大数据分析和学习分析技术，对学生的学习数据进行挖掘和分析，以发现学生的学习特点和问题，为教学改进提供有力支持。这些评价方式的运用不仅可以提高评价的准确性和客观性，还可以促进学生的全面发展。正如著名教育学家斯塔弗尔比姆所说："评价最重要的意图不是为了证明，而是为了改进。"因此，在教学设计与实施的过程中，需要注重教学资源与评价的设计，以提高教学质量和学生学习效果为目标，不断进行优化和改进。

（二）应用现代教学资源与技术

随着信息科学技术的发展和现代教育理念的更新，健康管理师培训师需要融合现代教学理论与技术，以提升培训效果和学习者的参与度。例如，可利用在线学习平台、移动学习应用等工具，构建互动性强的学习环境，让学习者可以随时随地进行学习。同时，运用大数据、人工智能等技术，对学习者的学习行为进行分析，为他们提供个性化的学习建议和资源推荐。还可以利用开放教育资源，如大规模在线开放课程（MOOC）和健康管理专业教学资源库等在线学习资源及平台，为学生提供更加丰富和多样化的学习资源。这些资源的引入不仅可以丰富教学内容，还可以提高学生的自主学习能力和合作学习能力。

三、沟通与协调能力

健康管理师培训师不仅需要具备专业的知识和技能，还需要具备良好的沟通与协调能力。在培训过程中，他们需要与学员进行有效的沟通，了解学员的需求和困惑，为学员提供及时的帮助和指导。沟通与协调能力也是培训师处理教学冲突和矛盾的重要手段，还有助于培训师与学员建立信任关系。同时，培训师还需要与其他教师、管理人员等进行协调合作，共同推动培训工作的顺利进行，因此，在培训过程中，沟通与协调能力对于培训师来说是确保教学效果的关键。

为了实现有效的沟通与协调，培训师需要掌握一些沟通技巧和策略，如倾听、表达、反馈等。他们还需要了解团队协作的重要性，学会与他人合作，共同解决问题。通过这些努力，培训师可以为学员创造一个和谐、积极的学习氛围，帮助学员更好地学习和成长。

1. 分享实际培训案例与经验

在实际培训过程中，如果遇到一位健康管理师三级学员，他对于营养学知识存在较大的困惑，对于如何为不同人群制订个性化的饮食计划感到无从下手。针对这一问题，应采用案例分析的方法，引入一些真实的客户案例，让他根据客户的年龄、性别、身体状况等因素，制订饮食计划。通过这一方法，他逐渐掌握了营养学知识的应用，并成功地为多位客户提供了个性化的饮食建议。

在培训过程中，还可引入一些数据分析模型，帮助学员更好地理解健康风险评估与管理知识。例如，使用一种基于大数据的健康风险评估模型，通过对学员的个人信息进行综合分析，评估其患某种疾病的风险。这一模型不仅提高了学员对健康风险评估的认识，还为其提供了更加科学的健康管理建议。

2. 讨论在培训过程中遇到的挑战与解决方案

在培训健康管理师三级的过程中，健康管理师二级面临着诸多挑战。其中，如何确保培训内容的实用性和前瞻性是一大难题。随着健康管理领域的快速发展，新的理论和实践层出不穷，这就要求健康管理师二级不仅要掌握扎实的基础知识，还要时刻关注行业动态，不断更新自己的知识体系。例如，近年来，大数据和人工智能技术在健康管理中的应用逐渐普及，这就要求培训师具备相关的技术知识和应用能力，以便能够将这些前沿技术融入培训内容中，提高培训的实用性和前瞻性。

为了应对这一挑战，健康管理师二级可以采取以下解决方案。首先，可以建立与行业内专家学者的紧密联系，定期参加学术研讨会和培训活动，了解最新的研究成果和实践经验。其次，可以引入案例分析、模拟演练等实践性强的教学方法，让健康管理师三级在实际操作中掌握新知识和技能。还可以利用在线学习平台、社交媒体等渠道，为健康管理师三级提供持续学习的资源和支持。

四、评估与反馈能力

评估与反馈能力是培训师专业素养中不可或缺的一环。一个优秀的培训师不仅要能够设计精彩纷呈的课程，更要能够准确评估学员的学习效果，并根据反馈及时调整教学策略。这种能力不仅关乎教学质量，更直接影响到学员的学习成果和满意度。

评估与反馈能力的核心在于数据驱动的教学决策。培训师需要运用多种评估工具，如问卷调查、测试、观察等，收集学员的学习数据。基于这些数据和反馈，培训师可以运用分析模型，如SWOT（优势、劣势、机会、威胁）分析，来全面评估教学效果。例如，如果发现学员在某一知识点上的掌握程度普遍较低，培训师可以分析原因，是教学方法不当还是内容难度过高，然后调整教学策略，如增加案例分析、互动讨论等，以提高学员的学习效果。

评估与反馈能力还要求培训师具备敏锐的洞察力和良好的沟通技巧。需要能够准确解读学员的反馈，理解学员的学习需求和期望，并将这些信息有效整合到教学设计中。

五、引导与激励能力

引导与激励能力是健康管理师培训师必备的专业素养之一。在教学过程中，培训师需要引导学员积极参与学习、探索和实践，激发他们的学习兴趣和动力。同时，他们还需要通过激励手段激发学员的学习热情和积极性，让他们在学习过程中保持高昂的斗志和自信。有研究表明，明确的学习目标和正向的反馈机制对于激发学习动力至关重要。因此，健康管理师二级在培训过程中应为学员设定明确的学习目标，并定期给予学员反馈，让学员了解自己的学习进度和成果。这种正向的反馈不仅能够增强学员的学习动力，还能帮助他们建立自信心，更好地投入学习中。

例如，健康管理师二级在传授基础医学知识时，可以引用最新的医学研究数据，如全球疾病负担报告，来强调预防和管理慢性疾病的重要性。通过案例分析，如成功控制糖尿病患者的案例，可以激发健康管理师三级对实践应用的兴趣。此外，利用 SWOT 分析模型，健康管理师二级可以帮助健康管理师三级评估自身在职业发展中的优势、劣势、机会和威胁，从而制订个性化的学习计划。

为了实现有效的引导和激励，培训师需要了解学员的学习特点和需求，为他们提供符合个性化发展的学习资源和机会。培训师还需要掌握一些激励技巧和方法，如表扬、奖励、鼓励等，让学员在学习过程中感受到自己的进步和成就。通过这些努力，培训师可以帮助学员建立正确的学习态度和价值观，为他们的未来发展奠定坚实的基础。

六、团队合作与领导力

在现代教育环境中，培训师不仅要具备扎实的专业知识和高超的教学技巧，还需要展现出卓越的团队合作与领导力。这种能力对于培训师来说至关重要，因为它直接影响到教学质量和团队氛围。

团队合作是培训师日常工作中的核心要素之一。一个优秀的培训师需要能够与同事、学员及其他利益相关者建立有效的合作关系。例如，在开发一门新课程时，培训师需要与课程设计师、内容专家及市场团队紧密合作，确保课程内容既符合市场需求，又能够吸引和留住学员。这种合作需要建立在相互尊重、信任和沟通的基础上。通过定期的会议、讨论和反馈，团队成员可以共同解决问题，优化课程设计，从而提升整体的教学效果。

领导力则是培训师在团队中发挥更大作用的关键。一个具有领导力的培训师能够激发团队成员的潜力，推动团队朝着共同的目标前进。这种领导力不仅仅是对下属的管理和指导，更是对团队愿景和价值观的塑造。例如，在面对一项紧急任务时，培训师需要迅速做出决策，调动团队的资源，确保任务能够按时完成。同时，培训师还需要关注团队成员的个人成长和发展，为他们提供必要的培训和支持。

七、持续学习与创新

持续学习与创新是健康管理师培训师必备的职业素养之一。随着健康产业的快速发展和变化，培训师需要不断学习和更新自己的知识和技能储备，以适应新的教学需求和环境。同时，他们还需要积极探索和创新教学方法和手段，以提高培训效果和学习者的满意度。

为了实现持续学习与创新，培训师需要保持开放的心态和进取的精神，不断关注行业动态和技术发展趋势，掌握最新的教学理论和实践经验。他们还需要积极参与学术交流和研究活动，与同行分享经验和成果，共同推动健康管理师职业培训事业的发展。

在培训师的专业素养与能力构建中，解决问题与创新能力是不可或缺的核心能力。此外，培训师还应具备持续学习和不断更新的意识。在快速发展的信息时代，新的教育理念和技术手段层出不穷，培训师需要保持敏锐的嗅觉和开放的心态，不断吸收新知识、新技能。正如乔布斯所说："创新是区别领导者和追随者的唯一标准。"培训师只有不断创新、不断进步，才能在激烈的竞争中脱颖而出，成为真正的行业领袖。

八、具备过硬的心理素质

1. 培养积极的教学心态

培养积极的教学心态对于健康管理师二级在指导与培训健康管理师三级的过程中至关重要。一个积极的教学心态不仅能够激发培训师自身的热情，还能够感染学员，提升教学效果。为了培养这种心态，健康管理师二级需要首先认识到教学不仅仅是传授知识，更是一种互动和启发。

在实际教学中，健康管理师二级可以通过多种方式培养积极的教学心态。例如，可以通过分享自己的成功经验和案例来激发学员的学习兴趣。根据相关研究，当培训师以积极的心态分享自己的经历时，学员的参与度和学习效果都会显著提高。健康管理师二级还可以采用创新的教学方法，如角色扮演、小组讨论等，以增强学员的参与感和实践能力。

同时，健康管理师二级还需要学会管理自己的情绪和压力。在面对教学挑战或困难时，保持冷静和乐观的态度至关重要。可以通过与同事交流、参加专业培训等方式来缓解压力，提升自己的教学能力和心态。健康管理师二级还可以借鉴心理学中的情绪管理技巧，如深呼吸、放松训练等，以保持良好的心理状态。

2. 管理自身的情绪与压力

在指导与培训健康管理师三级的过程中，健康管理师二级不仅需要具备扎实的专业知识和高超的教学能力，还需要学会有效地管理自身的情绪与压力。这是因为培训过程中可能会遇到各种挑战和困难，如学员的学习进度不如预期、课堂互动效果不佳等，这些都可能给健康管理师二级带来一定的心理压力。

为了有效管理情绪与压力，健康管理师二级可以借鉴一些心理学上的方法和技巧。例如，通过深呼吸和冥想可以平复情绪，减少焦虑和压力。此外，定期进行自我反思和情绪调节也是非常重要的。健康管理师二级可以通过与同事、朋友或家人分享自己的感受和困惑，寻求支持和建议，从而减轻心理压力。

健康管理师二级还可以通过参加一些心理健康培训和讲座来提升自己的情绪管理和压力应对能力。这些培训可以帮助培训师更好地了解自己的情绪和需求，掌握一些有效的情绪调节和压力释放方法。同时，健康管理师二级还可以通过与其他同行交流和分享经验来共同应对培训过程中的挑战和困难。

（王毓）

第二节　科学研究与学术写作

一、概述

二级健康管理师作为专业的健康管理从业者，在提供个性化的健康指导和服务过程中，需要具备多方面的知识和综合技能。其中，科学研究及学术写作能力是二级健康管理师必备的重要能力之一，其必要性主要有以下几点：

首先，科学研究及学术写作能力有助于二级健康管理师深入了解并掌握健康管理的最新研究动态和前沿知识。通过参与科研项目、撰写学术论文等活动，二级健康管理师可以不断跟踪并学习最新的健康管理理论、方法和实践，从而提升自身的专业素养和技能水平。

其次，科学研究及学术写作能力有助于二级健康管理师更好地总结和分享自己的实践经验。二级健康管理师通过积累大量的健康管理案例和经验，将这些实践经验进行总结和提炼形成课题，并撰写成学术论文或报告，不仅可以为其他从业者提供有价值的参考和借鉴，还可以进一步推动健康管理领域的发展和创新。

此外，科学研究及学术写作能力还有助于提升二级健康管理师的职业竞争力。在当前的就业市场中，具备较强科研及学术写作能力的健康管理师更容易受到用人单位的青睐。这是因为这样的从业者不仅能够提供高质量的健康管理服务，还能够为用人单位带来更多的科研成果和学术荣誉。

最后，通过科学研究及学术写作，二级健康管理师可以更好地与同行、专家以及其他相关领域的专业人士进行交流和合作。这不仅可以拓宽他们的专业视野，还可以为他们提供更多的学习和成长机会。

综上所述，二级健康管理师具备科学研究及学术写作能力对于提升个人专业素养、总结分享实践经验、提升职业竞争力以及促进与同行的交流与合作都具有重要意义。

二、科学研究的概念和分类

科学研究是指为了认识客观事物的内在本质和运动规律而进行的知识收集、整理和分析研究工作，为创造发明新产品、新技术提供理论依据，为归纳总结新理论提供实践依据。科学研究通常分为以下三种类型：

（1）基础研究 基础研究是对基础学科的新机制、新机理进行探讨，目的在于发现新的科学领域、为新的技术发明和发明创造提供理论前提，探索性较强。其成果以论文和论著为主要形式。

（2）应用研究 应用研究则是为了解决特定的实际问题，推动技术的创新和发展，是通过技术开发、产品设计将基础研究成果转化为实际应用研究的一种途径。其成果主要是新产品、新工艺、新技术等。

（3）开发研究 开发研究又称发展研究，是把基础研究、应用研究应用于生产实践的阶段，旨在解决实际问题，为社会和经济发展做出价值。

三、科学研究的选题

科学研究都是从问题开始的，有意义的问题是科学研究的起点；选题决定科学研究的方向和水平，能够独立判断和正确选题是衡量科研工作者研究水平的一个重要标志。好的选题具备以下几方面特征：

（1）需求性原则 选题应注重科技发展的热点、难点、前沿等问题。基础研究的选题要从学科理论发展的需要出发，着眼于领域的拓宽、理论的更新、方法的改进等方面；应用研究的选题要从实际科学技术问题切入，把理论推进到应用，要充分注意科研成果的经济价值、经济效益、社会效果等现实性问题。

（2）创新性原则 创新性原则要求课题具有先进性、新颖性和突破性。创新性需要在前人工作的基础之上进行概念和理论上的创新、研究方法的创新以及应用领域的创新。总之，选题的创新可从多角度出发，涵盖新理论、新技术、新工艺、新应用、新服务、新市场等多方面。

（3）可行性原则　选题应量力而行，不能违背自然规律和科学原理，不可贪大求全，不能抛开实际的科研环境、人员素养、团队条件等客观因素设计好高骛远的课题，造成对科研经费、试剂耗材、时间精力的浪费。

四、科学实验设计和数据处理

在科学研究中，实验是获得可靠数据的重要方法之一。良好的实验设计和合理的数据处理不仅能保证实验结果的准确性和可重复性，还能为科学原理的验证和应用提供重要支持。

（一）实验设计

1. 确定实验目的

在进行实验设计之前，需要明确课题的研究目的，细化需要解决的科学问题或验证的假设。

2. 选择实验方法和仪器设备

根据研究目的，选择合适的实验方法和实验设备，合理的实验方法和设备选择有利于提高实验效率和数据质量。

3 制定操作步骤

根据实验方法和仪器设备的要求，制定详细的实验操作步骤。

4. 确定实验变量

通过控制其他物理量不变，只改变其中一个物理量，从而观察其对研究物理量的影响。

5. 随机分组

为了增加样本的代表性和结果的可靠性，实验应采用随机分组的方法，即将参与实验的个体随机分配到实验组和对照组，减少实验结果受个体差异等其他因素的干扰。

（二）数据处理

1. 数据收集

在实验过程中，需要严谨地记录实验数据。数据的收集可以使用仪器设备自动记录或者手动记录，确保数据的准确性和完整性。

2. 数据整理和筛选

整理和筛选数据可以帮助科研人员更好地理解数据的分布和规律，排除一些异常值和错误数据。

3. 数据分析和统计

数据分析和统计是对数据进行深入研究的重要方法。合理的结论都是基于正确的数据分析和统计。常用的数据分析方法包括均值计算、方法分析、回归分析等。

4. 结果与讨论

在数据处理的最后阶段，需要对分析结果进行展示和讨论。例如以表格、图像等形式展示数据处理的结果。同时，还需要对实验结果进行讨论，并与前期的科学理论进行对比和验证。

五、学术论文概述

（一）学术论文的特点

学术论文是某一学术课题在实验性、理论性或观测性上具有新的科学研究成果或创新见解和知识的科学记录；或是某种已知原理应用于实际中取得新进展的科学总结，用以在学术会议上宣读、交流或讨论或在学术刊物上发表，或作其他用途的书面文件。学术论文应该具有科学性、首创性、逻辑性、应用性和规范性的基本特征。

（二）学术论文的分类

按照论文题材分类可分为研究论文、研究简报、综述。

研究论文是针对某一个（些）问题、现象进行深入实验（试验）、数据分析、结果讨论并得到有意义研究结论的文章。

研究简报将研究结果核心思想简要报道，通常要求篇幅小，正文中只论述核心思想，而不涉及具体实验操作细节；通常以 letter、communication 形式发表，而实验细节以补充材料或者支持材料形式发表在期刊网站上，供免费下载。

综述是对领域、专业或方向的高度凝练和概括，对于入门者非常有参考价值，也适于精准地了解所研究的课题。

六、学术论文的构成与撰写方法

（一）概述

学术论文写作是一项艰辛的工作，其结构、格式、表达等规范化是写好学术论文的关键。报告与论文由前置部分和主体部分组成，如图 3-1 所示。

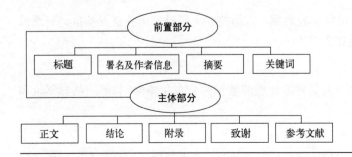

图 3-1　论文的构成

（二）标题

标题是对文章内容的高度概括，它直接影响到文章的传播效果，是读者判断是否阅读该文的主要依据。大部分读者在论文检索时只检索论文标题。一篇论文的总名称应该准确、简洁、鲜明，承载着全文的精髓。标题的一般要求：

① 准确得体。题名要准确地表达文章的中心内容，恰如其分地反映研究成果的范围和深度，忌用笼统的泛指性强和华而不实的词语。

② 简短精炼。题目简明，能使读者印象鲜明，便于记忆和引用。标准规定，论文题名用字不宜超过 20 个汉字，外文题名不超过 12 个实词。

③ 便于检索。题名中一定要有反映文章内容的关键词，越多越好，有时还应注意点明论文的学科范围。

④ 容易认读。题名中应该避免使用非共知和共用的缩略词、字符和代号等。

⑤ 有些情况下可以用副标题　题名语意未尽，可用副标题来补充说明文章的特定内容；或者一个研究工作用几篇文章来报道，在内容上是连续的、密切相关的，也可以加副标题。

论文的题目最容易出现的问题：

① 题目过长，不够精炼。题名语意未尽；一系列研究工作用几篇论文报道等情况下，可以用副题名作为引申题目。

② 文题范围过大。一般不能用学科或分支学科的科目作为题目组成部分。

③ 题目范围过窄。导致论文内容难以铺展延伸。

④ 用词空泛。尽可能删去无实意的多余词语，如"分析""研究"等词尽量不要出现在文题中。

（三）署名及作者信息

署名的意义是：拥有著作权的声明，文责自负的承诺，便于读者联系。署名的位置是在题名的下方，单独成行。一般情况下，署名内容除了作者的姓名外，还应写上作者的工作单位、地址及邮编。单位需写全称，不能用简称。工作单位或通信地址和邮箱在篇首的页脚中注明。

（四）摘要

摘要是论文内容不加注释和评论的简短评述。摘要是科技论文的缩影，使读者尽快地了解论文的主要内容，以补充题名的不足。专家在阅读科技论文时一般都会先阅读摘要，通过摘要判断文章的学术价值；读者通常通过摘要判断是否要通读该论文。摘要为科技人员和计算机检索提供了方便。摘要的形式如何、写得是否到位，往往对文献检索、文摘工作有一定的影响。论文摘要的好坏直接影响到论文的被引率以及期刊的知名度和质量。

摘要的内容主要阐述与论文等量的主要信息，一般包括研究工作的目的、方法、结果和结论，重点是结果和结论。摘要应具有独立性和自含性，不应出现图表、冗长的数学公式和非公知公用的符号、缩略语。它位于正文之前，中文摘要以 200~300 字为宜，英文摘要通常 100~500 个单词，英文摘要内容应对照中文摘要进行翻译。摘要尽可能使用规范的术语和符号；切忌罗列段落标题来拼凑摘要；一般不出现图、表及参考文献序号，不分段，不用或少用公式、化学表达式；要求格式规范，语言通顺，结构严谨，符号准确。

（五）关键词

关键词是为了满足文献检索工作的需要而从论文中选出来的词或词组。这些词或词组可以比较确切地反映论文的主体内容及信息。每篇论文应专门列出 3~8 个关键词。精选的关键词要能反映论文的主题内容。主题词可从综合性主题词表和专业性主题词表中选取。中文关键词确定后，还要写出相应的英文关键词。

（六）正文

正文是学术论文的核心部分。前言中提出的问题应在正文部分加以分析和解决。正文集中体现了作者科研成果的创新性和学术性，决定了科技论文的学术水平。实验对象、实验方法、实验结果、结果分析与讨论、结果应用要清晰准确地表达。写作要有充分的依据，内容要翔实。

论文的正文部分由引言（introduction）、材料与方法（method）、结果（result）与讨论（discussion）构成。学术论文所涉及的学科、范围广泛，即使在同一学科领域内，由于选题、研究方法、工作进程不同，正文部分的内容也不尽相同，写作方法也就不存在统一的规定或一成不变的模式。在四个组成部分中，引言和讨论被公认为是写作中最难的两部分。

1. 引言

引言又称前言、序言、绪论、介绍、简介、背景等，是论文不可缺少的部分。其目的是向读者交代本研究的来龙去脉，引入正题，以期引起读者的注意，使读者首先大概了解论文的研究背景并对论文有一个总体认识。根据引言的目的和在论文中的作用，引言的内容大体上有以下几个方面：

① 研究或观察的理论基础，给出简明的理论或研究背景、研究理由、研究目的等。具体包括研究的对象及基本特征，前人的工作，问题的提出，存在哪些不足，希望解决什么问题，该研究有什么作用和意义等。

② 理论依据、实验基础和研究方法思路等。引用介绍他人或自己的工作、已有的理论或他人观点，需提及或注明文献，引出新概念则需要说明，并向读者介绍有别于其他论文的创新点。

③ 预期的结果。可以附带说明这些结果的作用、意义等。

引言写作的注意事项。

① 应引用"最相关"文献以指引读者；

② 避免不恰当地大量引用作者本人的文献；

③ 解释或定义专门术语或缩写词，以帮助编辑、审稿人和读者阅读理解；

④ 叙述前人工作的欠缺以强调自己研究的创新时，应慎重且留有余地；

⑤ 引言部分一般不立"引言"等小标题；

⑥ 只介绍论文总纲，起到定向引导的作用，长度约占正文的 1/10~1/8，应控制字数，不要长篇累牍，过于琐碎；

⑦ "引言"要与"讨论"形成呼应关系，即在引言中提到的创新点，需要在讨论中进行论证，并和其他论文进行对比。

2. 材料与方法

在材料与方法部分要描述得尽可能详细。这部分大多以过去时态来表述。实验材料包括材料的技术指标，所使用的剂量、来源，使用的方法。对实验中采用的动物、植物和微生物，通常要用其属名、种名、类名来准确标记。如果选用了人作为实验对象，应在这部分给出挑选标准，同时在投稿时要附上接受试验人的"知情同意书"（informed consent）。另外，如果使用了人或动物作为实验材料，投稿时还要提供相关伦理委员会同意开展该研究性实验的批文。

方法也称实验过程或操作步骤。在叙述实验方法时，详细介绍实验对象，实验材料名称、成分，实验材料的来源、数量、性质，试样的选取方式、处理方法，实验用的仪器设备（包括仪器设备的名称、型号等），实验及测量的方法和过程，有关其他实验研究过程中所用的辅助材料，实验过程中出现的正常或异常现象及问题等。

3. 结果

结果和讨论部分无疑是一篇论文的核心。这两部分可以是单独的，也可以合为一个部分，各具优势。分开写可以让你专注于陈述结果，但有人喜欢边陈述结果边对其分析讨论，因为结果和讨论本来就是关联的。

结果部分的撰写应与"材料与方法"部分相呼应，以文字、插图、表格、照片来表达结果。总体要求对实验或观察结果的表达要高度概括和提炼（按逻辑顺序描述或总结重要的观察结果）；数据表达可采用文字与图表相结合的形式，但要避免使用文字、图、表重复描述同一数据。尽可能列出原始数据，而不能只报道统计处理后的数据。作者本人在这次实验中的研究结果，不能夹杂以前和他人数据。结果部分应该简明扼要，不外加研究者的评论、评价、分析和推理，这部分内容应该放在分析或者讨论中。结果中要写成功的经验，也应如实反映失败的教训和不足之处。

在结果部分，要客观地描述自己的研究结果，是基于数据的事实，而不要附加个人的观点。结果的写作重在简练、客观、平实，少用转折。对结果进行分类和分层时，首先一定要突出关键数据，突出有科学意义和具代表性的数据。另一方面，最好也能保持适当的均衡。

4. 讨论

讨论部分的写作往往也需要分段分层。不同的是，结果部分一般是对应方法来分段，而讨论往往是根据得出的论点来分段。在讨论部分需要表述以下内容：

① 基于实验数据，讲述一套完整的科学理论；

② 回答在论文引言部分提出的问题，分析你的研究方法；

③ 辩证性地分析你的研究结果，避免夸大研究结果；

④ 讨论不宜过长，通常占全文的 1/3~1/2。

撰写结果和讨论部分时需要注意以下几点：

① 所有的图、表都需要编号和标题；

② 需要在文中强调关键性的结果，为未来的研究提出建议；

③ 记得讨论研究的重要性，以及如何支持现有的研究结果；

④ 阐述研究的局限性、现有的困难，以及未来仍然面临的问题；

⑤ 不要太笼统，事无巨细，要选择性地详细说明实验结果；

⑥ 不要在讨论部分完全重复地描述结果，应该对结果进行分析和整合；

⑦ 不要忘记讨论研究的重要性，以体现研究的价值。

（七）结论

结论是在前面论述的基础上得出的创造性、指导性或经验性的结果描述，集中反映了论文在理论或技术方面的科学价值。结论是和引言相呼应的。同摘要一样，其作用是便于读者阅读和为二次文献作者提供方便与依据。就结论的内容来说，结论是全文得出的总的观点，是研究成果的要点。

结论是整篇文章的最后总结。结论应该以正文中的实验或考察中得到的现象、数据和阐述分析作为依据，由此完整、准确、简洁地指出：

① 由研究对象进行考察或实验得到的结果所揭示的原理及其普遍性；

②有无发现例外或本论文尚难以解释和解决的问题，即研究的局限性；

③ 与先前已经发表过的（包括他人或著者自己）研究工作的异同；

④ 本论文在理论上与实用性上的意义与价值，即应用前景；

⑤ 需要进一步深入的研究方向及对进一步深入研究本课题的建议。

在结论部分，总结了本文所讨论的问题，并从测试的特殊性出发，得出了研究的一般规律，并对进一步的研究提出了展望。结论部分需要注意以下几点：

① 不能简单地重复摘要、引言、结果或讨论等章节中的句子；

② 不能只是简单地把所有层次的解决作为一个结论；

③ 不作自我评价，如"具有国际先进水平""国内首创""填补空白"等词语不宜使用；

④ 应用肯定的证据和可靠的数据写作，不用"可能""大概"等模棱两可的词语，实验中不能肯定的内容不能写入结论；

⑤ 字数控制在 100~300 字，避免与摘要重复，按照期刊的格式要求撰写。

（八）附录

附录是论文主体的补充部分，并不是每篇文章所必需的。为了体现整篇论文材料上的完整性，有些内容写入正文可能有损行文的条理性、精练性，不利于论文的中心突出，可能会喧宾夺主，但又有必要让读者做比较深入的了解，在这种情况下，可将这些内容写入附录。

附录大致包括：过于详细的理论依据、研究方法等；由于篇幅过长而不宜写入正文的有关材料；某些重要的原始数据、数学推导、计算程序、框图、结构图、计算机打印输出件统计表、注释等；对一般读者没有必要阅读，但对专业同行有参考价值的资料。

如果附录不止一个，可以用"附录 A""附录 B"等来分别表示。附录与正文连续编页码，每一附录应另起一页。

（九）致谢

致谢是论文作者根据实际情况，对给予自己帮助、指点并因此受到启发的人表示感谢，也要对提供资助的机构和基金（常包含经费代码）表示感谢。在完成论文的过程中，需要他人的帮助、合作或指导，所以在论文发表时，可以以"致谢"的形式来表达对他们的感谢。对被感谢者不要直书其姓名，应冠以敬称，可以冠以专业技术职务（职称），如"某某教授""某某老师""某某博士"等。

部分科学基金英文表述：

国家自然科学基金（面上项目、重点项目、重大项目）National Natural Science Foundation of China（General Program、Key Program、Major Program）

国家科技攻关项目 National Key Technologies R & D Program of China

（十）参考文献

参考文献是为撰写或编辑论文而引用的有关图书资料。参考文献著录工作体现了作者的科学道德和科学态度，按规定，在科技论文中，凡是引用前人（包括作者自己过去）已发表的文献中的观点、数据和材料等，都要对它们在文中出现的地方予以标明，并在文末（致谢段之后）列出参考文献表。

目前国际期刊几百种参考文献著录格式，必须与出版社规则相一致，或与发表文章的期刊的规定相符合，大多数出版社和杂志社都采用标准著录。可以参考 PubMed 上的引用缩写格式，可以使用文献管理软件、寻找特定的格式文件帮助规范书写。

参考文献在正文中的标注格式需要注意：

① 用阿拉伯数字顺序编码的文献序号不能颠倒错乱；

② 序号用方括号括起，同一处引用多篇文献，各篇文献的序号应置于一个方括号内，并用","分隔，如果所引用的文献是连续的则用"-"连起来；

③ 多次引用同一作者的同一文献，只编写一个首次引用时的序号；

④ 同一出版物中不要混用两种著录体制；

⑤ 文献表中的序号与正文中的要一一对应。

参考文献引用要求：

① 亲自阅读过，与论文关系密切，直接使用其方法，并已经公开发表；

②尽量选用最新文献和原始文献；

③ 以原文、原著为主，如果未找到原文者，可引用被公开发行的文摘期刊录用的文献；

④ 论文引用的参考文献数量应参照期刊、会议、出版机构等的惯例或标准；

⑤ 研究型论文参考文献不宜过多，综述论文参考文献数量一般较多。

七、科技论文写作规范

图表运用不规范是科技论文的普遍问题。所设计插图表达的内容必须服务于论文的主题，应与文字表述及表格有机地构成一个整体。插图内的各种符号、量名称及其单位、名词术语必须符合国际标准、国家标准和有关行业标准。一篇论文中的插图，其风格、体例应该相同。按照科技论文编写规范的要求，科技论文中的每个图表均应有明确的标题；"表"一般采用三线表，且标明计量单位；所有图表均应随文编排，即先见文，后见图表。有上下、方位的图，应在适当位置注明"上""北"等字。英文杂志多数要求图的像素在 300 或 600dpi 以上，并对单栏、双栏图的尺寸大小有明确规定。

（姚瑶，迟海洋）

参考文献

［1］ 郝建华，王雅戈. 科技文献检索与论文写作［M］. 2版. 南京：南京大学出版社，2021.

［2］ 姚瑶，许梦燕. 科技文献检索［M］. 北京：化学工业出版社，2022.

［3］ 郭倩玲. 科技论文写作［M］. 2版. 北京：化学工业出版社，2021.

［4］ 吴勃. 科技论文写作教程［M］. 2版. 北京：中国电力出版社，2014.

［5］ 张才骏. 科学研究概论与科技论文写作［M］. 北京：华文出版社，2002.

［6］ 教育部语言文字信息管理司. 汉语拼音正词法基本规则：GB/T 16159—2012［S］. 北京：中国标准出版社，2012.

［7］ 全国文献工作标准化技术委员会第六分委员会. 文摘编写规则：GB 6447—1986［S］. 北京：中国标准出版社，1986.

［8］ 全国信息技术标准化技术委员会. 信息与文献 参考文献著录规则：GB/T 7714—2015［S］. 北京：中国标准出版社，2015.

第二篇

相关知识

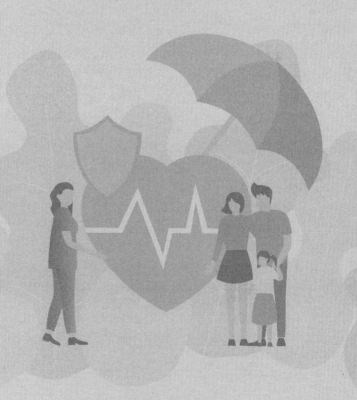

第四章
管理学基础

健康管理师作为健康服务方案的"设计师"及服务实施的"指挥员",是健康服务后台资源与客户服务交付的连接关键点,是多岗位、多手段协同完成健康服务的核心岗位。所以,"管理"对健康管理师的重要性不言而喻。

因此,健康管理实际上是一切以促进健康为目的的社会活动总和。包括一切以健康为目的的政治、经济、文化、社会、环境等活动。所以,只有掌握了管理学基础知识,健康管理师才能运用计划、组织、协调和控制等现代管理手段,实现对社会资源的有效运用,达到健康资源投入产出的最大化。比如健康管理师在对客户进行健康评估的基础上设计健康方案时,要想综合协调医学、心理、营养、运动等多方面的资源,对客户的健康促进做出最有效率的选择和组合,这就需要一定的管理学基础知识。

一、管理理论概述

管理是指在特定的环境条件下,以人为中心通过计划、组织、指挥、协调、控制及创新等手段,对组织所拥有的人力、物力、财力、信息等资源进行有效的决策、计划、组织、领导、控制,以期高效地达到既定组织目标的过程。简而言之,所谓管理,是指同别人一起,或通过别人使活动完成得更有效的过程。

近百年来,人们把研究管理活动所形成的管理基本原理和方法,统称为管理学。作为一种知识体系,管理学是管理思想、管理原理、管理技能和方法的综合。其内涵十分丰富,包含了对系统所拥有的生物、非生物、资本、信息、能量等资源要素进行优化配置,从而实现既定系统诉求的生物流、非生物流、资本流、信息流、能量流目标。

二、管理的主要职能

管理作为组织内部的核心活动,涵盖了一系列重要的职能,主要包括四大主要职能:计划与决策、组织与协调、领导与激励、控制与评估。这些职能既各自独立,又相互交织,共同构建了一个完整且高效的管理体系。

(一)计划与决策

计划是指为实现组织目标而制订的具体方案和行动路线。它明确地规定了组织的目标、实现目标的步骤和时间、所需资源以及如何协调组织内部各部门的工作。计划为组织提供了明确的方向和行动路线,使组织成员能够了解自己的工作目标,从而更好地实现组织目标。

决策是指为了实现某种目标而对未来一定时期内有关活动的方向、内容及方式进行选择或调整的过程。决策是计划的前提,计划是决策的逻辑延续。决策为计划的任务安排提

031

供了依据，计划为决策活动的选择提供组织保证。

决策是管理过程中的核心环节，它涉及对问题的识别、分析和解决方案的选择。计划是为了实现决策所确定的目标预先进行的行动安排的过程，是实现组织目标的关键手段。计划的类型丰富多样，既有长期的战略规划，又有短期的执行计划；既有全面的综合计划，又有针对特定领域的专项计划。

1. 决策过程与技巧

决策过程包括问题识别、信息收集、方案制订、方案评估和方案实施等阶段。在决策过程中，管理者需要运用各种技巧和方法，如理性分析、直觉判断、风险评估等，以确保决策的科学性和有效性。同时，注重团队协作和集思广益也是提高决策质量的重要途径。

决策可以分为以下类型：

（1）按重要程度划分　可分为战略决策、战术决策和业务决策。

战略决策是事关组织未来发展方向，带有全局性、长远性的决策，主要由组织最高层领导行使；战术决策又称管理决策或策略决策，是指为实现某个战略目标，而做出的具体决策，主要由中层领导行使；业务决策又称日常管理决策，主要由基层管理者负责进行。

（2）按重复程度划分　可分为程序化决策和非程序化决策。

程序化决策又称常规决策或重复决策。是指经常重复发生，能按照原来已规定的程序、处理方法和标准进行的决策。其方法和步骤可以程序化、标准化、重复使用。非程序化决策又称非常规决策、例外决策。是指具有极大偶然性、随机性，又无先例可循且具有大量不确定性的决策活动。其方法和步骤难以程序化、标准化，不能重复使用。非程序化决策在很大程度上依赖于决策者的认知水平及实践经验。

（3）按可靠程度划分　可分为确定型、风险型和不确定型决策。

确定型决策是指各种可行方案的条件都是已知的，并能较准确地预测其结果，属于易于分析、比较和抉择的决策；风险型决策是指各种可行方案的条件大部分是已知的，但每个方案的执行都可能出现几种结果，决策只能按结果的概率来确定，这种决策存在着一定风险；不确定型决策与风险型决策类似，且各种结果出现的概率也是未知的，这种决策的结果不确定性较大。

2. 计划制订步骤与方法

（1）估量机会　它是在实际的计划工作之前就应着手进行的工作，是对将来可能出现的机会的估计，并根据自己的长处和短处，搞清楚自己所处的地位，做到心中有数，知己知彼。同时，还应该弄清楚面临的不确定性因素有哪些，并对可能取得的成果进行机会成本分析。

（2）确定目标　在制订重大计划时，第二个步骤就是确定整个企业的目标，然后确定每个下属工作单位的目标，以及确定长期的和短期的目标。计划工作的目标是指企业在一定时期内所要达到的效果。它指明所要做的工作有哪些，重点放在哪里，以及通过策略、政策、程序、预算和规划等各项工作所要完成的是什么任务。

（3）确定计划的前提　是研究分析和确定计划工作的环境，或者说是预测执行计划时的环境。因此，应选择那些对计划工作具有关键性的、有战略意义的、对执行计划最有影响的因素进行预测。

（4）制订可供选择的方案 一个计划往往有几个可供选择的方案。选择方案时，不是找可供选择的方案，而是减少可供选择方案的数量，以便可以对最有希望的方案进行分析。

（5）评价各种方案 在找出了各种可供选择的方案并明确了它们的优缺点后，就要根据前提和目标，权衡它们的轻重，对方案进行评估。

（6）选择方案 这是做决策的关键。有时会发现同时有两个可取的方案，在这种情况下，必须确定出首先采用哪个方案，并将另一个方案也进行细化和完善，作为后备方案。

（7）制订派生计划 派生计划是总计划下的分计划。做出决策之后，就要制订派生计划。总计划要靠派生计划来扶持。

（8）用预算形式使计划 数字化在完成上述各个步骤之后，最后一项工作便是把计划转化为预算，使之数字化。预算实质上是资源的数量分配计划。它既可以成为汇总各种计划的工具，又是衡量计划工作完成进度的重要标准。

（二）组织与协调

组织与协调是管理的重要组成部分，它们对于实现组织目标具有至关重要的作用。

1. 组织结构与设计

组织结构是组织内部各部门、各职位之间的权责关系和协作方式。合理的组织结构能够确保组织的高效运转和目标的顺利实现。在设计组织结构时，需要充分考虑组织的规模、目标、任务等因素，确保组织结构的灵活性和适应性。

2. 协调方法与技巧

协调是指通过调整和优化组织内部各要素之间的关系，实现组织整体效能的最大化。协调的原则包括目标一致性、权责明确、信息畅通等。通过有效的协调，可以减少组织内部的冲突和摩擦，提高组织的凝聚力和向心力。

协调方法多种多样，包括正式协调和非正式协调。正式协调通常通过会议、报告等方式进行，确保信息的准确传递和问题的及时解决。非正式协调则更注重人际关系的建立和维护，通过日常沟通和互动来增进理解和信任。在协调过程中，管理者需要掌握良好的沟通技巧和人际关系处理能力，以有效地推动协调工作的开展。

（三）领导与激励

领导与激励是管理中的重要环节，它们对于激发员工潜力、推动组织发展具有关键作用。

1. 领导类型与技巧

领导是指通过影响和激励员工来实现组织目标的过程。领导类型多种多样，如变革型领导、服务型领导、交易型领导等。每种领导类型都有其独特的风格和特点，适用于不同的组织情境和员工需求。

有效的领导风格应该能够激发员工的积极性和创造力，促进组织的持续发展。领导技巧包括有效沟通、倾听能力、决策能力等，这些技巧有助于建立良好的领导关系，提高员工的满意度和忠诚度。

2. 激励理论与实践

激励是通过满足员工需求来激发其工作动机的过程。激励理论包括内容型激励理论、过程型激励理论和行为改造型激励理论等。在实践中，管理者需要根据员工的个性特点和需求差异，运用合适的激励方法和策略，以激发员工的工作热情和创造力。

激励方法多种多样，包括物质激励、精神激励和职业发展激励等。物质激励如薪酬、奖金等，可以满足员工的基本需求；精神激励如荣誉、认可等，可以满足员工的心理需求；职业发展激励如晋升、培训等，可以满足员工的成长需求。管理者需要根据组织的实际情况和员工的需求特点，灵活运用各种激励方法，以最大程度地发挥激励作用。

（四）控制与评估

控制与评估是管理的重要环节，对于确保组织目标实现具有关键作用。

1. 控制的类型与过程

控制是对组织活动进行监督和调整的过程，以确保组织目标的实现。控制类型包括前馈控制、过程控制和反馈控制等。前馈控制是在问题发生前进行预测和预防；过程控制是在问题发生时进行干预和调整；反馈控制则是在问题发生后进行总结和改进。

控制过程包括确立标准、衡量绩效、纠正偏差等步骤。在控制过程中，管理者需要掌握有效的监控和评估技巧，以便及时发现和解决问题。同时，注重信息的准确性和时效性也是控制工作的重要要求。

2. 绩效评估体系

绩效评估体系是对组织和个人绩效进行客观、公正评价的系统。一个有效的绩效评估体系应该能够全面反映组织和个人在各个方面的工作表现，并为奖惩和晋升提供科学依据。在建立绩效评估体系时，管理者需要充分考虑组织的战略目标、业务流程和员工特点等因素，确保评估结果的客观性和公正性。

3. 持续改进与创新

控制与评估的目的不仅在于确保组织目标的实现，更在于推动组织的持续改进和创新。通过对组织活动的监控和评估，管理者可以及时发现存在的问题和不足，并采取相应的措施进行改进和优化。同时，鼓励员工提出创新性的想法和建议，为组织的长期发展注入新的活力和动力。

三、管理学伦理与社会责任

管理学伦理是组织管理和商业活动中不可或缺的一部分。它强调管理者在决策和行动中要遵循道德原则和价值观，以确保组织的经营行为符合社会期望和法律法规的要求。管理伦理的核心价值包括公正、诚信、尊重他人等，这些价值不仅有助于塑造组织的良好形象和声誉，还能提升员工的道德素质和组织的整体绩效。

管理学伦理：健康管理师应遵循诚实守信、尊重客户、公平公正等基本原则。在服务过程中，应始终以客户为中心，关注其身心健康，提供专业、贴心的服务。同时，要严格遵守国家法律法规，确保医疗行为的合法性。

（李妍彤、刘戈飞）

第五章

客户服务与客户关系维护

第一节 健康管理师客户服务的方法与技巧

一、客户沟通的基本原则

1. 沟通前做好准备工作

首先，作为健康管理师，在和客户沟通之前，必须要明确本次与客户沟通的目的和意义，明确和客户交流的主题，并要准备好相关的资料和道具。例如你今天拜访客户的主要目的是推荐体脂检测新产品，那么今天与客户交流的主题就是体脂检测新产品，拜访出发前应准备好体脂检测产品和相关知识，新产品知识要求出发前能够做到足够熟悉，拜访时和客户进行沟通时才能够做到有的放矢。因此，沟通前的充分准备是至关重要的，它能够提高人的自信心，是健康管理师与客户进行顺畅沟通的前提和保障。

2. 沟通中善于倾听和询问

认真倾听客户的谈话是有效沟通的前提条件。因为沟通过程是一个双向的过程，要获得良好的沟通基础，就必须取得客户的认同，认真倾听客户的表达是非常有效地获得客户认同的方式。只有认真倾听，积极与客户进行谈话，才能快速地得到客户的认同，从而提升客户的依从性，客户接受健康管理师所提供的治疗方案和咨询建议的可能性才会提升。

在倾听的过程中，还需要通过有效的提问，了解客户的立场及客户的需求、愿望、意见与感受等方面的信息。当然，询问的过程中，要注意客户的态度和忌讳等，利用一些巧妙的问话，让客户愿意倾诉，主动表达自己的想法和意见。

3. 经常换位思考

在健康管理师对客户进行方案介绍或者进行客户拜访时，可能会遇到客户提出各种各样的要求。对于健康管理师来说，此时要注意，虽然有的问题看上去缺乏专业性、合理性，甚至是无理取闹。但是，适当的换位思考显得尤为重要。当健康管理师站在客户的角度进行思考，就很容易理解客户的诉求。因此与客户沟通时，应学会以客户利益作为出发点去考虑问题，通过换位思考的假设，从而调整自己的沟通方式和表达的内容，让客户更容易接受自己的建议和咨询方案。

4. 差异化沟通策略

健康管理师通常需要同时管理十几甚至上百名的客户，每一个客户都有不同的个性，如何与客户进行差异化沟通，也是健康管理师与客户有效沟通的一个难点。与不同类型的客户进行有效沟通和交流，需要一定的方法和技巧。

根据客户听别人说话时注意力的集中与分散，可以把客户分为认真型、随意型、积极型、配合型等类型。比如与随意型客户沟通，这类客户听人谈话一般不够认真，常常忙于揣摩别人接下来要说什么，喜欢断章取义，而不想听别人的完整表述，而且他们易受干扰，甚至有些客户还会有意寻找外在干扰。对这类型客户，健康管理师应简明扼要地表述，并清楚地阐述自己的观点和想法，切忌长篇大论，以免客户心烦。总之，与客户沟通要学会根据客户的不同特点区别对待，力求顺应对方的特点，选择有共同点的话题，有了共同性，彼此间的冷漠就会渐渐地消退，而逐渐亲密起来。

二、推荐服务项目

健康管理师在为客户提供健康管理服务时，势必会根据客户的健康评估结果、支付能力及个性化需求等条件，向客户推荐不同的服务项目，这就要求健康管理师全面掌握公司产品的特征、优势和利益，以便向客户介绍相应服务产品的时候条理清晰、逻辑分明，提高交易达成率。一般情况下，可应用"FAB"销售法则向客户推荐个性化的服务项目。

（一）"FAB"的含义

"FAB"是3个英文单词的首字母缩写，分别是：

F——feature，特征/属性。产品的特征，就是对产品本身清晰、清楚的说明。产品的属性，也包括产品的事实，即产品究竟是什么，产品的属性，是指产品的材质、外观、设计、形状、色泽、规格、容量、结构、包装、性能、配置等。产品的事实，是指我们能看到或触摸到的关于产品的属性。比如我们要为客户介绍保险产品，就要介绍产品名称、什么险种、投保要求、所提供的保障等信息。

A——advantage，优点/优势。产品的优势、优点或亮点，即你的产品好的方面。此处不是把自己的"好"建立在别人的"坏"的基础上，而是产品给客户带来的用处。比如，你的产品可以解决什么问题。

B——benefit，好处/利益/价值。因为产品具有的亮点和优势，才能带给客户利益、好处和价值，具体包括以下三方面：

（1）功能利益：结合属性（F）和优势（A），这个产品能为用户解决什么问题、带来什么价值；

（2）情感利益：用户使用了产品之后，会得到哪些精神、情绪、状态上满足和愉悦的体验；

（3）经济利益：用户使用了产品之后，在经济上会有哪些获益。比如省钱了，能赚钱，保值/增值等。

因此对"FAB"销售法则，可解释为：这个产品是什么，具有哪些亮点或优势，它能带给客户哪些益处。"FAB"营销法则的运用，就是在产品介绍的时候，不要把重点放在产品本身的属性和作用的描述上，而是帮助客户绘制和想象，把更多的介绍放在产品能给客户带来什么样的益处上。

（二）"FAB"的应用步骤

应用"FAB"原则进行产品介绍的步骤如下：

步骤 1：从事实调查中发掘客户的需求；

步骤 2：在客户询问过程中发掘客户对产品或服务的要求；

步骤 3：主动介绍产品的特性和特点；

步骤 4：根据产品特征和特点，引申出产品的功能及优势；

步骤 5：根据客户的特定要求，介绍产品的特殊利益，以满足客户特殊需求。

客户能够感受到来自于产品的优势和亮点，并理解这些优势能给他带来什么需求，这时候我们的产品优势才能起作用。如为客户分析保险产品能给客户带来什么样的保障，在经济及健康上会有哪些获益。但是一定要围绕客户的需求点来分析，激发客户的购买欲。客户喜欢这些保障，那么产品的优势才显得很有价值。

三、处理客户投诉

（一）两种关键心理

在服务的过程中，处理客户投诉是不能逃避的工作。作为健康管理服务人员，首先在心态上要做好充足的准备，为处理好投诉奠定基础。

1. 对客户的同理心

在客户投诉的过程中，情绪上肯定有一定程度的失控。面对客户的怒火，健康管理师必须要情绪稳定，不能因为客户的语音语调和肢体语言而对客户产生惧怕或者反感。不要把自己和客户的关系对立起来，采取对抗或者无视的态度。在态度上的对抗或者无视，很容易导致冲突的发生、升级，对问题的解决并无任何帮助。

在客户投诉时，最需要的是保持同理心，即站在客户的立场上去看问题，理解、信任客户，接纳并安抚客户的情绪。在接待投诉客户时，首先要让自己理解客户，在客户眼里，健康管理师不是独立的个体，而是企业的代表。客户因为自己的需求没有得到满足而产生情绪，宣泄是正常的。当然，在抱有同理心时，并不是说客户一定是对的，而是尽可能去理解客户的感受，接纳客户的情绪，同时积极思考客户的问题，找到疏导情绪的解决方式，感同身受地为客户解决问题才是有效处理投诉的重要心理建设。

2. 克制情绪

科学研究发现，当一个人在面对攻击时，会本能做出搏斗或逃走的反应，肾上腺素分泌加快、心跳加速、血压升高并且呼吸急促，身体自动地准备对付受到的攻击。但是，在处理客户投诉时，我们必须要克服自己的应激反应，有效地克制对客户愤怒的本能反应。只有处理好自己的情绪，在平静的状态下，才可能合理地正视客户的诉求。克制自己的情绪才能控制客户的情绪，健康管理师千万不要一时控制不住自己，心里生出同客户的对抗情绪。

（二）客户投诉处理法

如果健康管理人员面对客户投诉时，已经建立了良好的心态，那么借助规范的客户投诉步骤，就可以很好地处理客户投诉。

1. 接受客户宣泄情绪

客户投诉时，需要处理好两个方面的问题：首先是解决情绪；其次是解决问题。健康管理师在面对投诉客户时，首先要安抚好客户的情绪，适当地让客户发泄情绪。但在情绪的发泄过程中，要注意以下几方面，避免客户愤怒升级。

把投诉客户带到一个环境良好的地方，避免在公开、嘈杂的环境里与投诉客户进行沟通。把客户请到一个安静的、有座位的和有水喝的地方，让客户坐下来，并递上一杯水，有利于通过时间的缓冲，适当地降低客户的愤怒。

其次，在客户倾诉的过程中，要做到点点有回应。肢体语言上的点头、眼神交流，包括适当的安抚动作，都可以让客户知道客服人员理解他们的情绪和感受。

只有把情绪宣泄完，才会真正地表述问题。在客户的情绪发泄过程中，健康管理师需要仔细聆听，良好的倾听有利于获得解决问题的关键信息，也有利于鼓励客户更多地表达自己的观点和感受。

在沟通过程中，语言的表达能力是重要的方面。恰当的表达方式一定是认同客户的感受。包括："我理解您的感受！""我明白您的意思！""是的，谁遇到这种情况都不会开心。"

在沟通过程中，尽可能避免使用"你可能不明白……""你肯定弄混了……""你应该……""我们不会……我们从没……我们不可能……""你弄错了……""这不可能的……""你别激动……""你不要叫……""你平静一点……"等语言与和客户进行纠缠，以免陷入情绪陷阱，不利于解决实质问题。

2. 及时道歉并表达感谢

向客户道歉并不是让自己的企业蒙羞，而是表明对客户的诚意，使客户感到自身的价值和重要性。道歉是让客户知道，企业在意他的烦恼并会尽快解决问题。道歉是获得客户认同的有效方法。

在致歉过程中，不需要责备其他同事，或者寻找借口。因为此时，接待投诉客户的健康管理师代表着企业的形象。客户进行投诉的目的是解决问题，找借口或者责备其他同事可能会令客户产生被推诿的感觉。单纯指出产生错误的原因并不利于解决客户的问题。

其次，道歉的同时要向客户致谢。感谢客户的投诉从而让企业及时发现在管理或服务方面亟待改善的问题。感谢使得客户的角色发生变化。客户不再是单一的企业产品、服务的使用者，同时也是监督者。客户会满意这种变化，怒火会相应降低。

3. 确认问题

真正去理解客户投诉的问题，是处理投诉的关键。可通过倾听抓住重要信息，收集到更完整的信息，了解客户真实的需要。在聆听过程中，复述客户的观点，以便检验自己是否理解了客户的诉求，这是非常重要的一步。

4. 提供解决方案

在明确了客户的问题之后，找到双方均可接受的解决问题的方案是必不可少的环节。在提供解决方案时，注意自己的权责范围和公司的管理制度。解决方案中不应包含不在自己权限内或者公司不允许的内容，否则解决方案中的承诺无法兑现会进一步激化矛盾，彻底激怒客户。

常见的解决方案包括：

（1）退款　如果最后的解决方案是退款，那么在退款过程中，要注意态度，应得体地把款项退回给客户。如果客户无法即时获得退款，需要向客户详细解释原因，并告知最晚期限。

（2）维修或更换产品　当客户提出的诉求是维修或更换产品时，那么接收问题产品只是处理投诉的开始，并不是已经解决了投诉。客服人员需要对修理或更换的流程进行督办，产品给到客户后，需要做进一步的跟进服务，通过电话或邮件等方式，询问修理后或者更换后的货品是否让客户觉得满意。

（3）补偿性关照　当错误无法进行改正时，给予一定的补偿性关照也是处理投诉的有效方法。包括：送赠品，如礼物、商品或服务；打折等。补偿性关照是在感情上给予客户一定的安抚和补偿，它不能替代服务。

5. 让客户参与意见

尽管服务人员从专业的角度提出了相应的解决方案，但是可能客户还是不满意，这时最好征询客户的意见。"您希望我们怎么做"，进一步让客户参与到解决方案中来。在客户参与解决方案时，要注意辨别诉求的合理性。对客户的诉求，尽可能地满足。长期的统计结果告诉我们，结交一位新客户的成本是保持一位老客户成本的5倍！

但是，在满足客户诉求时，要注意自己的权限范围。作为普通服务人员，如果客户的要求实在是超出公司规定的范围时，可以考虑向他道歉，并表明自己的确是想帮他，客户在这种诚意之下，也许就放弃了自己的固执。或者向客户表明自己可能没有足够大的权限去满足客户的要求，获得客户的认同，并及时汇报。在等待的同时，也可以向客户提供其他的选择，把客户的注意力从一处转移到另一处。

第二节　客户满意与忠诚培育

一、客户满意概述

（一）含义

客户满意是指客户对其明示的、通常隐含的或必须履行的需求或期望已被满足的程度的感受。满意度是客户满足情况的反馈。它是对产品或者服务性能，以及产品或者服务本身的评价；给出了或者正在给出的一个与消费的满足感有关的快乐水平，包括低于或者超过满足感的水平，是一种心理体验。

客户满意度是一个相对指标，能够使一个客户满意的服务，未必会使另外一个客户满意；能使得客户在一种情况下满意的东西，在另一种情况下未必能使其满意。只有对不同的客户群体的满意度因素非常了解，才有可能实现100%的客户满意。

客户满意度是企业生存、发展的根本。客户的满意度，带给企业的是客户忠诚度的提高、服务合同的增加、公司成本的降低、企业员工工作效率的提升、市场竞争力的加强。

提升客户满意度是所有企业的选择，健康管理行业作为服务行业，客户满意度的提升对企业的发展尤其重要。

健康管理服务既是特殊的服务也是服务业的重要组成部分，健康管理服务的目标同样也包括获得客户满意。客户是否满意既是判断健康管理服务好坏的重要标准，也是健康管理服务的宗旨。长期以来，健康管理机构将健康管理质量作为判断服务好坏的标准，把质量（特别是疾病的转归）因素等同于影响健康管理服务满意的所有因素，使健康管理服务人员在工作中仅重视了疾病的转归，而忽视了服务质量和影响健康管理服务满意的其他因素，甚至认为各项健康指标好转，客户就该满意了，这是一个认识上的误区。

从健康管理角度来讲，我们每一位健康管理的从业者均要牢固树立以诊疗客户满意为标准的观念，把诊疗客户是否满意作为评价健康管理服务好坏的最高标准，高度重视影响健康管理服务满意的各种因素。

（二）影响客户满意度的因素

影响客户满意度的因素是多方面的，涉及企业、产品、营销与服务体系、企业与客户的沟通、客户关怀、客户期望值等各种因素。其中任何一个方面给客户创造了更多的价值，都有可能增加客户的满意度；反之，上述任何一个方面客户价值的减少或缺乏，都将降低客户的满意度。根据"木桶原理"，一个木桶所能装水的最大限度由其最短的一块木板所决定，同样，一个企业能够得到的最大的客户满意度，由其工作和服务效率最差的一个环节或部门所决定。也就是说，企业要达到客户的高度满意，必须使所有的环节和部门都能够为客户创造超出其期望值的价值。影响客户对健康服务满意的因素包括以下几个方面：

1. 企业因素

企业是产品与服务的提供者，客户对企业和企业的产品的了解，首先来自于企业在公众当中的形象、企业规模、效益、公众舆论等内部和外部的因素。当客户计划购买产品或服务时，他们会非常关心购买什么样的产品、购买哪家的产品，这时企业的形象就起到了很大的决定作用。形象模糊不清的企业，公众一般难以了解和评价；而形象清楚、良好的企业可以带给客户认同感，提升企业的竞争优势。如果企业给客户一个很恶劣的形象，很难想象客户会选择其产品。

2. 产品因素

产品的整体概念包括 3 个层次，即核心产品层、有形产品层和附加产品层。健康服务产品也具有这三个层次：

（1）核心产品层 是指客户购买产品时所追求的基本效用或利益，这是产品最基本的层次，是满足客户需求的核心内容。客户对高价值、耐用消费品要求比较苛刻。在健康管理产品中，客户到健康管理服务机构，是希望通过健康管理服务的提供，尽快解除病痛获得康复。这个产品层次难以取得客户满意，但一旦客户满意，客户忠诚度将会很高。

（2）有形产品层 是指构成产品形态的内容，是核心产品得以实现的形式。包括品种、式样、品质、品牌和包装等。在健康管理服务中，主要体现在医疗客户购买的医疗服务的实体或外在质量。如健康管理服务的项目、技术水平、设备新旧、咨询方案的专业性等方面。产品的基本效用必须通过特定形式才能实现，因而健康服务企业应该在满足客户核心利益的基础上，还要努力寻求更加完善的外在形式以满足客户的需要。通过提高诊疗水平，丰富健康管理服务项目等内容提升客户的满意度。

（3）附加产品层　是指客户在购买产品时所获得的全部附加服务或利益。它是健康管理服务各种附加利益的总和，也是健康管理客户购买的健康管理服务延伸部分与更广泛、宽延的健康管理服务。如在得到第1、2层健康管理服务的同时，还得到医学知识的介绍、病情咨询、服务质量、特色环境、个性化生活指导及保障服务等。它能给健康服务客户带来更多的利益和更高层次的满足。所以说，健康管理服务的含义及实质是一个整体系统的概念，它不仅为健康管理客户提供良好的健康管理功能，还要为其提供满意的服务功能，这个层次如果不能获得客户的认可，也很难获得客户的满意。

3. 营销与服务体系

现代的市场竞争不仅在于生产和销售什么产品，还在于提供什么样的附加服务和利益。企业竞争的焦点已经转移到服务方面，企业的营销与服务体系是否有效、简洁，是否能为客户带来方便；售后服务时间长短，服务人员的态度、响应时间；投诉与咨询的便捷性；服务环境、秩序、效率、设施和流程等都与客户满意度有直接关系。

4. 健康管理师的专业技能

健康管理师的专业技能是健康管理服务质量的基石。客户对健康管理师的满意度很大程度上取决于健康管理师的医学知识、经验和技能。优秀的健康管理师能够准确了解病情，制订科学合理的管理方案，并在健康服务的过程中灵活应对各种突发情况。客户对健康管理师专业技能的满意度评价通常包括健康管理师的管理方案的有效性和治疗过程中操作的专业度等方面。

5. 服务态度和沟通因素

健康管理师的服务态度和沟通能力对于提高客户的满意度至关重要。健康管理师应以客户为中心，表现出耐心、友善和同理心。在与客户沟通时，健康管理师应使用通俗易懂的语言解释病情、治疗方案和可能的风险，确保客户充分理解并同意治疗计划。同时，健康管理师还应积极回答客户的疑问，消除客户的顾虑和担忧。

6. 客户的期望值

客户的预期越高，客户达到满意的可能性就相对越小，这对企业在实现客户预期上提出了更高的要求。

在烈日炎炎的夏日，当你一路狂奔，气喘吁吁地在车门关上的最后一刹那，登上一辆早已拥挤不堪的公交车时，洋溢在你心里的是何等的庆幸和满足！而在秋高气爽的秋日，你悠闲地等了十多分钟，却没有在起点站争先恐后的"战斗"中抢到一个意想之中的座位时，又是何等的失落和沮丧！同样的结果——都是搭上没有座位的公交车，却因为过程不同，在你心里的满意度大不一样，这到底是为什么？问题的答案在于你的期望不一样。

对于健康管理服务也是同样的道理，健康管理师要合理引导客户设立正确的期望，很多疾病的病情是不可逆的，不能对健康管理服务抱有过高的期望，也不能对健康管理服务不抱期望（降低依从性），设定合理正确的期望值，有助于获得更高的客户满意度。

7. 隐私保护与尊重

保护客户隐私是健康管理服务的基本伦理要求。健康管理机构应建立完善的隐私保护制度，确保客户的个人信息、病情和治疗方案等敏感信息不被泄露。同时，健康管理服务人员在工作中应尊重客户的隐私权和人格尊严，避免在公共场合讨论客户的病情或隐私。

8. 后续关怀与随访

健康管理服务的满意度评价不仅关注治疗过程本身，还包括后续关怀和随访工作。健康管理机构应建立完善的随访制度，对既往客户进行定期的电话随访或上门访视，了解客户的康复情况、用药情况和生活中遇到的问题，提供必要的指导和帮助。同时，健康管理师还应关注客户的心理健康需求，提供必要的心理支持和咨询服务。通常，客户关怀能大幅度提高客户满意度，增加客户非常满意度。但客户关怀不能太频繁，否则会造成客户反感，适得其反。

本质上讲，客户满意度反映的是客户的一种心理状态，它来源于客户对企业的某种产品、服务、消费所产生的感受与自己的期望所形成的对比。也就是说"满意"并不是一个绝对概念，而是一个相对概念，是客户期望值与最终获得值之间的匹配程度。客户的期望值与其付出的成本相关，付出的成本越高，期望值越高。公交车的例子中付出的主要是时间成本。客户参与程度越高，付出的努力越多，客户满意度越高。健康管理服务满意度评价涉及多个方面，企业应从多个角度提升服务质量，以满足客户的需求和期望。

二、客户忠诚培育

客户忠诚是从客户满意概念中引出的概念，是指客户满意后而产生的对某种产品品牌或公司的信赖、维护和希望重复购买的一种心理倾向。客户忠诚实际上是一种客户行为的持续性，客户忠诚度是指客户忠诚于企业的程度。

客户满意度与客户忠诚度之间的关系比较密切，一般来说，只有客户对企业的满意程度达到一定水平时，客户才会有忠诚于企业的意愿；当这种满意程度得到进一步提升时，客户才会产生忠诚于企业的行为。另一方面，如果一个企业提升了客户满意度，却没有改变客户的忠诚度，那这种客户满意度的提高是没有意义的。

（一）客户分层管理

拥有忠诚客户可以说是服务企业在市场上生存的底线。但是客户忠诚的建立并非易事。必须要给客户一个理由，让客户和企业保持良好的关系，并从企业持续地购买产品。客户忠诚计划就是通过持续性的关系来提升客户的信任。

企业实施客户忠诚计划时应该要正确应用 80/20 法则（也称为"二八法则"）。概括地说，企业 80%的收入来源于 20%的客户。所有的客户对于企业来说价值都是不一样的。因此企业不能将资源平均分给所有的客户，而是要通过分层服务来有效地管理客户群。研究表明：将更多的资源配置到高端客户群体，有利于提高客户的盈利率和销售收入。不同客户群体的服务期望值和需求是不一样的，对于服务企业来说，根据不同客户的盈利能力和水平来有效地配置服务资源，是服务企业成功的关键。客户金字塔模型（customer pyramid model，CPM）应运而生。

客户金字塔模型使企业的资源可以更合理配置，根据客户盈利能力的差异将客户进行分层，把可以为企业创造利润和价值最大的客户放于顶部，将为企业创造利润和价值最小的客户置于底部，从而形成一个基于"二八法则"的金字塔（图5-1）。

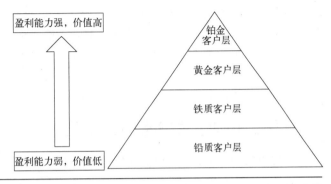

图 5-1 客户分层金字塔

如图 5-1 所示，客户被划分为铂金层、黄金层、铁质层和铅质层 4 个层次。在不同的层次，可能为企业带来的价值不一样，他们的属性和特征，对服务质量的看法，重复购买的概率等都存在一定的差异。

（1）铂金客户 又称为最有价值客户。代表盈利能力最强的客户。他们处于金字塔的最顶层。是那些能够给企业带来最大价值的前 1% 的客户。他们对价格不敏感，对企业的新产品和新服务的接受度强，尝试新服务的意愿强，对企业的忠诚度高，还愿意帮助企业介绍潜在客户，为企业节约开发新客户的成本。可以说，企业拥有的铂金客户的多少，决定了其在市场上的竞争地位。铂金客户不仅拥有很高的当前价值，而且有巨大的增值潜力。

（2）黄金客户 又称为最具增长性客户。这一类客户是一个有盈利能力的群体。他们是客户金字塔中次高层的客户，他们与铂金客户一起构成了企业的关键客户，两者占企业客户总数的 20%，企业 80% 的利润是他们贡献的，因此是企业的重点保护对象。但是他们的忠诚度没有铂金层客户那么高。这一群体对价格比较敏感，希望能够拿到更优的价格折扣。他们可能是企业的重要客户，是企业需要重点关注的群体。

（3）铁质客户 又称为低贡献客户。这一层级的客户数量巨大。但他们的购买力、对企业的忠诚度，和给企业带来的价值都不值得企业特殊对待，可以看成是普通客户。

（4）铅质客户 可以称为负值客户。该层级的客户是最底层的客户，他们的购买数量少，但要求很多。他们中的有些可能还是问题客户，消耗企业的资源或给企业的声誉造成负面影响。

按照金字塔模型对客户的分类通常基于客户盈利性及其服务需求。企业不能向所有的客户提供相同的服务，而是要根据不同细分市场客户的不同需求和价值，给客户提供定制化服务。例如，对于铂金客户来讲，要提供其他细分市场客户所享受不到的服务。铂金客户和黄金客户的特性决定了企业必须努力使他们忠诚于企业，他们是竞争对手极度觊觎的对象。

对于所有的客户来说，通过营销活动，都可以达到增加购买量、促进客户购买更高端服务，或者是交叉销售的目的。但是，相同的营销活动对于不同的客户来说可能效果会不同，因为这些客户的需求、消费行为和支出模式都是不同的。对于企业来讲，必须认真呵护好并留住那些高价值客户，有时可能需要采取忠诚计划。

而对于处于客户金字塔底层的铅质客户，企业的选择只有两个，要么驱动他们向铁质客户层次迁移，要么干脆终止与这些客户的关系。企业可以利用组合策略来驱动客户迁移，包括向上销售、交叉销售、服务收费，或者干脆涨价。例如，设置最低消费金额，巧妙地促使客户要么增加本企业购买，要么到其他企业寻求服务。也可以通过降低服务成本的方法来达到这一目的，即通过成本来重塑客户消费行为。放弃或者是终止与某些客户之间的关系，有时也是一种无奈之举，因为这些客户已经无法为企业创造价值。

（二）构建客户忠诚的策略

在健康管理领域，客户忠诚度的建立对于健康管理企业的长期发展和口碑建设至关重要。为了培育客户忠诚度，健康管理企业需要综合考虑多个方面，以提升客户满意度和信任感。以下是几个关键的培育方法：

1. 深化与客户的关系

合理的服务价格是吸引客户并保持其忠诚度的重要因素。健康管理师在提供服务时应根据自身定位和市场需求，制订具有竞争力的价格策略。为了与客户建立更紧密的关系，交叉销售和捆绑销售是比较有效的策略。健康管理师可以通过尽可能多地把各种产品组合推荐给客户购买，从而深化与客户的关系，客户转换的概率会大大降低。除转换成本外，客户在健康管理师手头从单一的购买到一站式服务的购买对客户本身也是有利的，可以节约客户的搜寻成本和时间成本。此外，可通过向客户提供一站式购买便利，让客户享受被升级的待遇、得到更好的服务，也可通过购买捆绑式服务享受价格打折等优惠。

2. 了解客户真实需求，提供个性化的健康管理方案

了解客户的真实需求是提升客户忠诚度的关键。因为个体对健康要求的差异性，个性化健康指导服务能够满足不同客户的特殊需求，提升客户的服务体验。健康管理师可以根据病情、收入和健康期望等因素，利用互联网、大数据等技术手段，优化健康管理方案，提供针对性的健康管理服务，并要不定时回访，了解客户对其服务的评价和期望，以及时发现问题并进行改进，提升客户忠诚度。

3. 通过经济和非经济奖励方式来激励客户忠诚

健康管理服务是连续性的服务，客户黏性相对较高。因此为建立与客户良好的长期关系，需要通过不断地奖励来强化客户的品牌偏好，力争从客户的消费总支出中获取更大份额。激励措施基于客户购买频率、购买价值大小或者是将两者有机结合加以考虑。通过奖励措施，企业可以建立起与客户最基本的关系。所谓的奖励，可以是经济方面的，也可以是非经济奖励。

非经济奖励中的无形奖励包括对客户的认可和欣赏。客户需要企业对他们的需要给予格外的关注，欣赏企业为满足他们偶尔的特殊要求所做的努力。处于客户金字塔高层的客户通常会欣赏企业不成文的服务担保。例如，当服务出现错误时，一线员工会首先关怀那

些最有价值的客户，力图做好服务补救，以保证这些客户满意。

许多忠诚计划还为高层次客户提供了重要的等级利益，让他们觉得自己是贵宾，并且享受到特殊对待。等级忠诚计划可以为客户获取更高等级的会员身份提供有力的刺激和激励，这通常导致更高的客户钱包份额。非经济奖励方法与企业的核心服务相关，而且直接强化客户服务体验和价值感知，因此对于高层次客户的作用可能会更大一些。例如，通过积分兑换奖励计划或给客户一些礼物的方法对客户服务体验没有太大作用，但如果给客户优先预订权、免排队等候、提升服务医生的等级等，会令客户感受到被尊重，服务体验更加愉悦，从而更乐于与健康服务机构建立长期关系。

（邓晨珂、李妍彤）

第六章

流行病学和医学统计学基础

第一节 流行病学概述

一、基本概念

（一）流行病学定义

流行病学是一门以人群为研究对象，研究疾病和健康事件的"三间分布"（人群间、时间、地区间）及其影响和决定因素，进而提出预防和控制疾病、促进健康策略与措施的学科。流行病学在探索病因、防控疾病、制订疾病防治策略与措施、评价防治效果及改善人群健康等诸多方面发挥着重要作用。

（二）流行病学常用指标

1. 死亡率

是指某人群在一定期间（一般为 1 年）内的总死亡人数与该人群同期平均人口数之比，是衡量人群因病伤死亡危险大小的指标。

$$死亡率 = \frac{某人群某年死亡总人数}{该人群同年平均人口数} \times 100000 / 10万$$

死亡率还可按疾病的种类或死亡人的年龄、性别、职业、种族等分类计算，称为死亡专率（specific death rate），可反映发病水平。

2. 病死率

表示一定时期内（一般为 1 年），患某种疾病的人群中，因该病而死亡的比例。常用于病程短且容易死亡的疾病。

$$某病病死率 = \frac{某时期某病死亡人数}{同时期患该病的总人数} \times 100\% 或 1000‰$$

病死率受疾病的严重程度、早期诊断水平和医院治疗水平的影响。病死率也可用死亡专率和发病专率推算而得。但其前提条件是此二率相当稳定。

$$某病病死率 = \frac{该病死亡专率}{该病发病专率} \times 100\%$$

3. 生存率

又称存活率，是指患某种病的人（或接受某种治疗措施的患者）经 n 年的随访，到随访结束时仍存活的病例数占观察病例的比例，可用于评价某些病程长、病情较重、致死性强的疾病的远期疗效。

4. 发病率

表示一定期间内（一般为 1 年）某人群中发生某病新病例的比例。常用来描述疾病的分布、探讨发病因素、提出病因假设和评价防疫措施效果。

$$某病发病率 = \frac{某人群某年（期间）内某病新病例数}{该人群同年（时期）暴露人口数} \times \frac{100000}{10 万} 或 1000‰$$

计算发病率时，那些发病时间清楚的疾病，如脑卒中、心肌梗死之类，容易判定是否 为新病例。但是恶性肿瘤或精神病之类，其发病时间很难确定，这时可以将初次诊断时间作为发病时间。

5. 患病率

又称现患率或流行率，是指某特定时间内某病新、旧病例数与同期平均人口数之比。患病率主要是对病程长的慢性病，如心血管病、血吸虫病及癌症等疾病反映有价值信息，可为医疗设施规划、医疗质量评价和医疗经费的投入提供科学依据。

$$患病率 = \frac{某特定时间内某病新、旧病例数}{同期平均人口数} \times 1000‰ 或 100000/10 万$$

6. 罹患率

与发病率一样，是测量新发病例的指标，是衡量人群中在较短期间内新发病例的比例。观察时间可以日、周、月为单位，也可以一个流行期为阶段。

$$罹患率 = \frac{该人群观察期间新病例数}{该人群同期暴露人口数} \times 100\% 或 1000‰$$

7. 感染率

其性质与患病率相似。其用途广泛，特别是对隐性感染率高的疾病调查，如乙型病毒性肝炎、脊髓灰质炎、流行性乙型脑炎等，可以应用它推论疾病流行势态，为制订防治计划提供依据。

$$某病感染率 = \frac{某病感染人数}{受检人数} \times 100\%$$

8. 存活率

又称生存率，可用于评价某些慢性病远期疗效。

$$n年存活率 = \frac{随访n年存活的病例数}{随访n年总病例数} \times 100\%$$

9. 相对危险度（relative rate，RR）

相对危险度可以反映暴露因素与疾病之间的关联程度。

$$RR = \frac{I_e}{I_0} = \frac{暴露组发病率}{非暴露组发病率}$$

RR 无单位，比值范围在（0，∞）之间，比值越大，提示关联程度越强。RR=1，暴露与疾病无关联。

RR<1，存在负关联，提示暴露可能是疾病的保护因素。

RR>1，存在正关联，提示暴露可能是疾病的危险因素。

10. 比值比（odds ratio，OR）

该指标可反映暴露者中患某种疾病的危险性较无暴露者高的程度，当所研究的发病率（死亡率）很低和研究对象的代表性好时，OR≈RR。

$$OR = \frac{病例组中暴露人数与非暴露人数的比值}{对照组中暴露人数与非暴露人数的比值}$$

11. 归因危险度（attributable risk，AR）

表示暴露者中完全由某暴露因素所致的发病率或死亡率，以反映发病或死亡归因于暴露因素的程度。

$$AR = I_e - I_0 = I_0（RR-1）$$

12. 归因危险度百分比（AR%）

指暴露人群中由暴露因素所致的发病在所有发病中所占的比例。

$$AR\% = \frac{I_e - I_0}{I_e} \times 100\%$$

13. 人群归因危险度百分比（PAR%）

表示全人群中由暴露所致的发病在所有发病中的比例。

$$PAR\% = \frac{I_t - I_0}{I_t} \times 100\%，I_t 为全人群发病率或 PAR\% = \frac{P_0（RR-1）}{P_0（RR-1）+1} \times 100\%，P_0 为某因素$$

在人群中的暴露率。

（三）疾病流行的强度

疾病流行的强度就是疾病在某地区一定时期内存在数量的多少，以及各病例之间的联系程度，也称为疾病的社会效应。表示流行强度的术语有以下三种：

（1）散发　是指某病在一定地区的发病率呈历年来一般水平。

（2）流行　是指一个地区某病发病率明显超过历年的散发发病率水平。流行与散发 是相对的，各地应根据不同时期、不同病种等作出判断。

（3）大流行　即疾病蔓延迅速，涉及地域广，往往在比较短的期间内越过省界、国界甚至洲界，而形成大流行。如流行性感冒、霍乱。

（四）疾病的"三间分布"

1. 人群间分布特征

（1）年龄　一般可分为儿童多发、青壮年多发、老年人多发及各年龄组无明显差别四种情况。

（2）性别　一般分为男性多见、女性多见、二者无明显差别三种。

（3）职业　主要与接触致病因子的机会多少有关，反映劳动条件、劳动者所处的社会经济地位和卫生文化水平，以及劳动强度和精神紧张程度。

（4）民族　反映了不同民族、种族的遗传因素、社会经济状况、风俗习惯、地理环境、医疗卫生质量和水平。

2. 时间分布特征

（1）短期波动　与暴发相似，区别在于暴发常用于少量人群，而短期波动常用于较大数量的人群。

（2）季节性　疾病每年在一定季节内呈现发病率升高的现象。可分为严格季节性、明显季节性、无明显季节性三种情况。

（3）周期性　疾病发生频率经过一个相当规律的时间内，观察探讨疾病的临床表现、发病率、死亡率的变化或它们同时发生的变化情况。

3. 地区间分布特征

（1）国家间分布　只发生于世界某些地区，或全世界均可发生，但在不同地区的分布不一，各有特点。

（2）国家内不同地区的分布　疾病在国家内的分布有差别，主要与各地区不同的气候、地理特征，以及生活、饮食习惯有关。

（3）城乡分布　城市多见呼吸道疾病和某些传染病；农村多见肠道传染病、地方病、虫媒传染病及自然疫源性疾病。

（4）地方性疾病　局限于某些特定地区内相对稳定并经常发生的疾病。

判断地方性疾病的依据：

① 该地区的各类居民、任何民族的发病率均高；

② 在其他地区居住的相似人群中该病的发病率均低，甚至不发病；

③ 迁出该地区后，发病率下降或患者症状减轻或自愈；

④ 除人之外，当地的易感动物也可发生同样的疾病。

二、常用研究方法及应用

（一）常用研究方法

流行病学研究采用观察法、实验法和数理法，以观察法和实验法为主。

1. 观察法

由于流行病学是在人群中进行研究，所以研究者实际上不能全部掌握或控制所研究对象发生的条件，因此，观察法是很重要的方法。

（1）描述性研究　又称描述流行病学，通过观察而正确、详细地记载疾病或健康状态按时间、地点、人群各种特征（如职业、民族等）的分布特点。

通常应用现况调查进行描述性研究。

现况调查是指在某一人群中应用普查或抽样调查等方法收集特定时间内有关变量、疾病或健康状况的资料，其目的在于：①描述疾病或健康状况的"三间分布"；②发现病因线索；③适用于疾病的二级预防；④评价疾病的防治效果；⑤疾病监测。

现况调查的调查方法包括：访谈、通信调查（信访）、电话调查、自填式问卷调查、体检和实验室检查、敏感（隐私、禁忌）性问题的调查。

现况调查的优点有：①常采用随机抽样的方法，可由样本结果推断总体情况；②由于进行样本内分组比较，可自然形成同期对照，有可比性；③一次调查可考察多种因素，能提供病因线索。

但现况调查也存在局限性：①难以确定因果的时相关系，在病因研究中作用有限；②现况调查获取的是时点或断面资料，通常不能获得发病率资料；③现况调查存在一定的偏移。

（2）分析性研究　又叫分析流行病学，对所假设的病因或流行因素进一步在选择的人群中探找疾病发生的条件和规律，验证所提出的假说，包括队列研究和病例对照研究。

① 队列研究　队列研究是将特定的人群按其是否暴露于某因素或按不同暴露水平分为若干群组或队列，追踪观察一定时间，比较各组间发病率或死亡率差异，以验证该暴露因素与某疾病有无因果联系及其强度大小，用于验证病因假设，评价预防措施效果和研究疾病自然史，属于前瞻性研究范畴。

特点：a.在疾病发生前开始进行，在时序上是由前向后的，从"因"看"果"；b.属于观察性对比研究，暴露与否是自然存在于研究人群，非人为施加的；c.研究对象根据暴露与否分组，与实验性研究的随机分组不同；d.追踪观察的是两组间发病率或死亡率的差异。

优点：a. 在疾病发生前按是否暴露于某因素分组，所获资料完整，无回忆偏移；b.可计算两组的发病率或死亡率，测量两组间的特异危险度和相对危险度；c.一次研究可观察多种结果；d.由因看果的研究所观察到的暴露因素与发病或死亡之间的联系比较准确可靠；e.能直接估计暴露因素与发病或死亡的联系强度；f.当暴露因素的作用能分等级时，可观察到剂量-反应关系。

局限性：a.耗时、费力（人、财、物),不能在较短时间内得到结果；b.在随访过程中，未知变量引入人群，或人群中已知环境的变化等，都可使结局受到影响，使分析复杂化；c.由于随访时间较长，对象不易保持依从性，容易产生失访偏移；d.不太适用于罕见 疾病的研究。

② 病例对照研究　病例对照研究属于回顾性研究范畴，是指选择一组所研究疾病的病例与一组无此疾病的对照组，调查其发病前对某个（些）因素的暴露状况，并通过比较两组中暴露率和暴露水平的差异，研究该疾病与暴露因素的关系。相对于队列研究，病例对照研究较省时、省力，而应用更为广泛。

特点：a.疾病发生后进行，研究开始已有可供选择的病例；b.研究对象按患病与否分成病例组与对照组；c.是通过回顾获得被研究因素的暴露情况；d.是一种由"果"推"因"的研究；e.可通过两组暴露率或暴露水平的比较，分析暴露与疾病的联系。

优点：a.所需样本量小，病例易获得，易于实施，相对工作量小，省时省力，出结果快；b.可同时对一种疾病的多种病因进行研究；c.适合于研究病因复杂、发病率高、潜伏期长的疾病。

局限性：a.受回忆偏移的影响；b.选择合理的对照组比较困难；c.不能计算发病率和RR值，只能计算OR值；d.研究结果可靠性不及队列研究。

2. 实验法

又称实验流行病学，它和一般医学基础学科的实验不同，主要在人群现场进行。根据研究对象不同，又可分为：临床试验和人群现场试验。后一类实验中对病因进行干预的又叫干预研究。当被观察对象不能随机化分组时，叫作半实验或准实验研究，如卫生政策的 可行性研究及管理与服务的评价研究等。

（1）实验性研究　又称干预研究，其基本性质是研究者在一定程度上掌握着实验的条件，主动对研究对象施加某种（些）干预措施，以评价干预措施的效果，属于前瞻性研究范畴。实验性研究包括临床试验、社区试验。

（2）诊断试验的评价研究　其相关概念如下。①筛检试验：试图将患者和可疑者与健康人区别开来；②诊断试验：试图将患者与可疑者区别开来；③诊断指标：尽量采用客观指标，少用或不用主观指标；④诊断标准：宜采用"金标准"或公认的标准。

3. 数理法

（1）理论流行病学研究　也叫数理流行病学研究，是利用流行病学调查所得到的数据，建立有关的数学模型或用电子计算机仿真，进行理论研究，又叫数理性研究。

（2）方法的研究　在着手一项特定研究之前，需要将研究中所使用的技术加以完善，发展收集数据资料的技术，改进疾病分类等。它是进行和完善流行病学研究所必需的，但其本身并不是直接的流行病学研究。

（二）研究范围及应用

由于几乎各种疾病及健康状况都存在着与流行病学有关的问题，因此，在临床各科日常工作中，都会遇到应用流行病学观点和方法的场合。

1. 描述疾病与健康状态的分布特点

所谓疾病（或健康状态）的分布是指它在不同时间、不同地区及人群（年龄、性别、种族、职业等）中的发生率、现患率或死亡率等。

2. 探讨病因与影响流行的因素及确定预防方法

有许多疾病的病因至今尚未阐明，流行病学可以探讨发病的危险因素，从而探讨制订预防或干预方法。根据传染病分布特点可探讨其散发、暴发或流行的因素，从而提出有效的控制措施。

3. 应用于诊断、疗效判断、选择治疗方案及预后的评价

应用流行病学方法可了解到各种类型的病例，从而可以了解个体和群体疾病的过程和结局，并可根据以上信息做出相应诊断、治疗方案及预后评价。

4. 疾病的预防与控制的对策与措施

应用流行病学可为制订疾病预防、控制对策提供数据参考。

5. 应用于医疗、卫生、保健服务的决策和评价

流行病学描述人群中有关疾病与健康状况，使有限的卫生资源发挥最好的效益，有助于确定优先的预防及保健项目的卫生规划和用于评价卫生服务的效果及效益。

第二节　医学统计学概述

医学统计学是以医学理论为指导，运用概率论和数理统计的原理和方法，研究医学

数据资料的收集、整理、分析和推断的一门应用学科。是进行医学科研、促进专业发展所必需的主要手段。医学统计学的研究对象主要是人和与其健康有关的各种影响因素。

一、相关概念及内涵

1. 同质与变异

（1）同质 指观察单位或研究个体间被研究指标的主要影响因素相同或基本相同。如研究儿童的生长发育，同性别、同年龄、同地区、同民族、健康的儿童即为同质儿童。

（2）变异 由于生物个体的各种指标所受影响因素极为复杂，同质的个体间各种指标存在差异，这种差异称为变异。如同质的儿童身高、体重、血压、脉搏等指标会有一定的差别。

2. 总体与样本

（1）总体 指根据研究目的而确定的同质观察单位（研究对象）某项指标测定值的集合。个体是构成总体的最基本的观察样本。

（2）样本 指从总体中随机抽取的部分观察单位变量值的集合。样本的例数称为样本含量。样本应具有代表性，即应该随机抽样并有足够的样本含量。

3. 参数与统计量

（1）参数 由总体计算或得到的统计指标称为参数。总体参数具有很重要的参考价值。如总体均数 μ、总体标准差 σ 等。

（2）统计量 由样本计算的指标称为统计量。如样本均数、样本标准差 s 等。

一般不容易得到参数，而容易获得样本统计量。

4. 变量与变量值

（1）变量 被观察单位的某项特征（或指标），亦称为随机变量。

（2）变量值 观察指标的测定结果。可分为定量变量和定性变量，也可以分为离散型变量、连续型变量、有序变量。

5. 抽样误差

由随机抽样所引起的样本统计量与总体参数之间的差异及样本统计量之间的差别称为抽样误差。需要注意的是，抽样误差是不可避免的。

6. 概率

是描述随机事件发生可能性大小的量值。用英文大写字母"P"来表示。概率的取值范围在 0~1 之间有以下情况：当 $P=0$ 时，称为不可能事件；当 $P=1$ 时，称为必然事件。当 $P \leq 0.05$ 或 $P \leq 0.01$ 时，称为小概率事件。

7. 医学统计学资料

医学统计学资料可分为定量资料、定性资料和等级资料。

（1）定量资料 亦称计量资料，是用定量的方法测定观察单位（个体）某项指标数值的大小所得的资料。如身高（cm）、体重（kg）等为数值变量，其组成的资料为定量资料。

（2）定性资料　亦称计数资料或分类资料，是将观察单位按某种属性或类别分组，清点各组的观察单位数所得的资料。如按男、女分组；按阳性、阴性分组。

（3）等级资料　亦称有序分类资料，是将观察单位按属性的等级分组，清点各组的观察单位数所得的资料。如治疗结果分为治愈、显效、好转、无效四个等级。

根据需要，各类变量可以互相转化。若按贫血的诊断标准将血红蛋白分为四个等级：重度贫血、中度贫血、轻度贫血、正常，可按等级资料处理，如分别用0、1、2等表示。

二、研究内容及步骤

（一）主要研究内容

（1）统计设计　包括实验设计和调查设计，可以合理地、科学地安排实验和调查工作，使之能较少地花费人力、物力和时间，取得较满意和可靠的结果。

（2）资料的统计描述和总体指标的估计　通过计算各种统计指标和统计图表来描述资料的集中趋势、离散趋势和分布特征状况（如正态分布或偏态分布），利用样本指标来估计总体指标的大小。

（3）假设检验　是通过统计检验方法（如t检验、u检验、F检验、卡方检验、秩和检验等）来推断两组或多组统计指标的差异。

（4）相关与回归　医学中存在许多相互联系、相互制约的现象。如儿童的身高与体重、胸围与肺活量、血糖与尿糖等，都需要利用相关与回归来分析。

（5）多因素分析　如Logistic回归、聚类分析、正交设计分析、Cox比例风险回归等，都是分析医学中多因素有效的方法，需借助计算机软件如SPSS、Stata、R语言等来完成。

（6）健康统计　研究人群健康的指标与统计方法，除了用上述的某些方法外，还有其特有的方法，如寿命表、生存分析、死因分析、人口预测等方法。

（二）医学统计基本步骤

医学统计工作可分为四个步骤：统计设计、搜集资料、整理资料和分析资料。

1. 统计设计

统计设计是对统计工作全过程的设想和计划安排。

调查计划的制订包括以下内容：

（1）明确调查目的并将其具体化到指标。

（2）确定调查对象和调查单位。

（3）确定并选择调查方法，有以下几种。

① 普查　对总体中所有的观察单位进行调查；

② 抽样调查　从总体中随机抽取一定数量具代表性的观察单位组成的样本进行调查；

③ 典型调查　有目的性选择典型的人和单位进行调查。

（4）确定资料的搜集方式。

① 直接观察法　直接观察、检查、测量。

② 采访法　调查者直接或间接与被调查者交谈（访谈、信访和开调查会）。

（5）估计统计所需样本含量。

（6）拟定调查项目和调查表　根据调查目的拟定预期分析指标（项目），按逻辑顺序列成表格即是调查表。

（7）制订调查的组织计划　包括组织领导、时间进度、分工与联系、经费预算等。

2. 搜集资料

搜集资料是根据设计的要求，获取准确可靠的原始资料，是统计分析结果可靠的重要保证。

医学统计资料的来源主要有以下三个方面：

（1）统计报表　是医疗卫生机构根据国家规定的报告制度，定期逐级上报的有关报表。如法定传染病报表、医院工作报表等，报表要完整、准确、及时。

（2）医疗卫生工作记录　如病例、医学检查记录、卫生监测记录等。

（3）专题调查或实验研究　是根据研究目的选定的专题调查或实验研究，搜集资料有明确的目的与针对性，是医学科研资料的主要来源。

3. 整理资料

整理资料的目的就是将搜集到的原始资料进行反复核对和认真检查，纠正错误，分类汇总，使其系统化、条理化，便于进一步计算和分析。

整理资料的过程如下：

（1）审核　认真检查核对，保证资料的准确性和完整性。

（2）分组　归纳分组方法有两种：①质量分组，即将观察单位按其类别或属性分组，如按性别、职业等类别分组；②数量分组，即将观察单位按其数值的大小分组，如按年龄大小、药物剂量大小。

（3）汇总　分组后的资料要按照设计的要求进行汇总，整理成统计表。原始资料较少时用手工汇总，当原始资料较多时，可使用计算机汇总。

4. 分析资料

根据设计的要求，对整理后的数据进行统计学分析，结合专业知识，作出科学合理的解释，包括统计描述和统计推断两大内容。

（1）统计描述　将计算出的统计指标与统计表、统计图相结合，全面描述资料的数量特征及分布规律。

（2）统计推断　使用样本信息推断总体特征。通过样本统计量进行总体参数的估计和假设检验，以了解总体的数量特征及其分布规律，才是最终的研究目的。

三、对健康管理服务与研究的作用

医学统计学的应用可以提高健康管理的科学性和效率，促进健康事业的发展和进步，体现在：

1. 提供标准化参考

健康管理的服务内容和流程必须依据循证医学标准和工作指南规范，包括指标定义的标准化、测量方法和工具的标准化、统计分析方法选择和结果表达的标准化等，这一要求极大程度需要医学统计学的参与。

2. 量化健康管理服务规律

健康数据一般通过初期的设计、收集、整理得到，然后再利用医学统计学工具进行分析，最终得到报告，健康数据的产生体现了健康管理定量化的特点。定量化也体现在健康 管理科研设计中。

3. 发现个性化差异

健康评估和风险干预的结果既要针对群体的特征及健康需求，又要注重服务的个体化，以实现对健康风险从个别到一般，从个性到共性的认识过程，在兼顾共性基础上尊重个性的需求。

4. 利于系统性分析问题

影响和决定人的健康因素是复杂多维的，因此对于健康评估和风险干预既要考虑系统内各子系统的相互影响，又要强调各子系统合作服务，形成统一的标准。统计学亦具有系统化思维。

（陈善霞、刘戈飞）

第七章
常见慢性病治疗原则及手段

第一节　高血压

高血压是心脑血管疾病的主要风险，易导致脑卒中、冠状动脉粥样硬化性心脏病（简称冠心病）等严重并发症，致残、致死率高。全国约27.5%的成年人患有高血压，北方和农村地区发病率较高。高钠低钾饮食、吸烟、体重超重等因素是主要风险。高血压不仅危害个人健康，还增加社会医疗负担。目前，高血压的知晓率、治疗率和控制率较低，防控工作亟待加强。

一、高血压的分类

高血压主要分为原发性和继发性两类。原发性高血压无明确病因，由遗传、生活方式和环境因素综合引起，长期影响心、脑、肾等器官功能。继发性高血压则源于肾、内分泌和神经系统疾病，多为暂时现象，治疗原发疾病后高血压症状可消失。

（一）血压水平的分级标准

依据2024年8月更新的《中国高血压防治指南》，高血压的定义如下：在未使用降压药的情况下，非同日3次测量诊室血压≥140/90mmHg；或连续5~7d测量家庭血压≥135/85mmHg；或24h动态血压≥130/80mmHg，白天血压≥135/85mmHg，夜间血压≥120/70mmHg。在此基础上，依据血压的数值将高血压分为三级。

一级高血压：收缩压140~159mmHg和/或舒张压90~99mmHg，通常无症状但存在心血管风险，建议调整生活方式。

二级高血压：收缩压160~179mmHg和/或舒张压100~109mmHg，可能需要药物治疗。

三级高血压：收缩压≥180mmHg和/或舒张压≥110mmHg，症状明显，需立即药物治疗。

按照血压升高的特点，又分为单纯收缩期高血压和单纯舒张期高血压：单纯收缩期高血压为收缩压≥140mmHg，但舒张压正常（低于90mmHg）；单纯舒张期高血压为收缩压正常（低于140mmHg），但舒张压≥90mmHg。

（二）高血压风险的分层

1. 心血管危险因素

（1）高血压（1~3级）；

（2）男性＞55 岁；女性＞65 岁；

（3）吸烟；

（4）糖耐量受损（2 小时血糖 7.8~11.0mmol/L）和/或空腹血糖异常（6.1~6.9mmol/L）；

（5）血脂异常：血清总胆固醇（TC）≥5.7mmol/L（220mg/dL）或低密度脂蛋白胆固醇（LDL-C）>3.4mmol/L（130mg/dL）或高密度脂蛋白胆固醇（HDL-C）<1.0mmol/L（40mg/dL）；

（6）早发心血管病家族史（一级亲属发病年龄<50 岁）；

（7）腹型肥胖（腰围：男性≥90cm，女性≥85cm）或肥胖（BMI≥28kg/m^2）；

（8）高同型半胱氨酸>10μmol/L。

2. 靶器官损害

长期的高血压如果得不到有效控制，会造成心脏、脑、肾脏、血管、视网膜等器官的损伤。

（1）心血管疾病　左心室肥厚、冠心病、心肌梗死等。

（2）脑血管疾病　包括脑卒中、短暂性脑缺血发作（TIA）等。

（3）肾脏疾病　肾动脉硬化、肾功能受损最终发展为肾衰竭。

（4）视网膜病变。

（5）主动脉夹层。

3. 风险分层

根据《中国高血压防治指南》，高血压风险分层（表 7-1）主要分为以下四个等级：

（1）低危　血压高但无其他危险因素，风险较低。

（2）中危　血压高且存在 1~2 个危险因素，风险中等。

（3）高危　血压高或存在多个危险因素或靶器官损害，风险较高。

（4）极高危　血压极高或已有心血管疾病或糖尿病，风险极高。

风险分层有助于医生为患者制订个性化的治疗方案，从生活方式调整到药物治疗，确保血压得到有效控制。

表 7-1　高血压分级分层标准及管理策略

高血压分级	血压/mmHg		危险因素及靶器官损害情况	风险分层	管理策略
	收缩压	舒张压			
正常血压	<130	<85	无	低危	生活方式干预，定期监测血压
正常高值	130~139	和/或 85~89	无或低危因素	低危	改善生活方式，定期随访，考虑药物治疗
一级高血压	140~159	和/或 90~99	无靶器官损害，有 1~2 个低危因素	中危	药物治疗与生活方式干预相结合
			靶器官损害或≥3 个危险因素	高危	早期开始药物治疗，积极控制危险因素
二级高血压	160~179	和/或 100~109	有靶器官损害或≥3 个危险因素	高危	强化药物治疗，多学科协作管理

续表

高血压分级	血压/mmHg		危险因素及靶器官损害情况	风险分层	管理策略
	收缩压	舒张压			
三级高血压	≥180	和/或≥110	任何数量危险因素和/或靶器官损害	极高危	紧急评估，强化药物治疗，多学科协作管理
			出现心血管事件等	极高危	紧急处理，专家团队治疗

二、高血压的临床表现

高血压的临床表现多样，与血压升高的程度和持续时间密切相关。

高血压常见的临床表现有：

（1）头部症状　头痛、头晕和头胀，晨起多见，可能与高血压直接相关。头痛部位多样，可随运动、情绪紧张或疲劳而加重。

（2）肢体缺血　手脚麻木、蚁走感，背部肌肉痛，对寒冷敏感，可能是血管收缩或动脉硬化导致供血不足。

（3）鼻出血　高血压病患者易出现鼻出血，尤其是在气候干燥、手挖鼻孔或低头活动时。

三、高血压的治疗原则

及时治疗，以避免长期的高血压对心、脑、血管、肾等靶器官造成损害；降低心血管并发症，防止脑卒中、冠心病、心力衰竭和肾病的发生和发展。药物治疗与非药物治疗，以及与防治各种心血管疾病危险因素等相结合。

1. 药物治疗原则

（1）个体化用药　应根据年龄、病程、血压水平、心血管病危险因素、靶器官损害程度、血流动力学状态及并发症等来选择合适药物。

（2）降压应逐步进行　除非是血压较高或高血压急症，降压药物应从小剂量开始，使血压逐渐下降，老年人尤应如此。

（3）药物治疗时，一般从一线药物、单种药物开始　药物的选择一般先单独应用利尿药或β受体阻断药，并同时配合非药物治疗；无效时可采用β受体阻断药与利尿药联合用药；仍无效时可加用肼屈嗪或哌唑嗪或硝苯吡啶；对有外周血管疾病、哮喘和传导阻滞等不适合β受体阻断药治疗者，可先用硝苯吡啶，无效时加用利尿药，仍无效时，加用可乐定。

（4）药物治疗需长期坚持　一般都要坚持长期甚至终身治疗。

2. 高血压常用药物

一线抗高血压药物主要包括利尿剂、血管紧张素转化酶抑制剂（ACEI）、血管紧张素Ⅱ受体拮抗剂（ARB）、钙通道阻滞剂（CCB）和β受体阻滞剂。这些药物的选择和应用，需要根据患者的具体情况和高血压的严重程度来决定。

（1）利尿剂　常见的利尿剂有氢氯噻嗪、吲达帕胺等。

（2）ACEI 和 ARB 类药物 ACEI 类药物如卡托普利、依那普利等，ARB 类药物如缬沙坦、厄贝沙坦等。

（3）钙通道阻滞剂 常见的钙通道阻滞剂有氨氯地平、非洛地平等。这类药物降压效果强，对老年患者和伴有心绞痛的患者效果较好。

（4）β 受体阻滞剂 常见的 β 受体阻滞剂有美托洛尔、阿替洛尔等。这类药物适用于伴有心绞痛、心肌梗死和心律失常的高血压患者。

3. 常见不良反应

（1）利尿剂不良反应 可能导致电解质紊乱，如低钾血症、低钠血症等，还可能引起血脂、血糖代谢紊乱。

（2）血管紧张素转化酶抑制剂（ACEI）和血管紧张素 II 受体拮抗剂（ARB）不良反应 可能导致刺激性干咳、血管性水肿等。此外，还可能引起肾功能损害、高钾血症等症状。

（3）钙通道拮抗剂不良反应 可能导致头痛、面部潮红、心悸等。此外，还可能引起踝部水肿、便秘等症状。

（4）β 受体阻滞剂不良反应 可能导致心动过缓、心力衰竭加重、支气管痉挛等。还可能引起疲劳、失眠、抑郁等症状。

4. 高血压健康管理

《中国高血压防治指南》提出，治疗高血压的核心目标是降低患者血压至正常范围，并减少高血压相关的心血管和脑血管疾病的风险。高血压治疗原则主要包括以下几个方面：

（1）个性化治疗 考虑到患者的年龄、性别、家族史、伴随疾病和药物耐受性等因素，为每个患者制订个性化的治疗方案。

（2）全面管理 除了药物治疗外，还注重非药物治疗，如生活方式调整、饮食控制、适量运动等，以及对患者进行健康教育，提高患者自我管理的能力。

（3）血压控制达标 指南明确了不同患者血压控制的目标值，强调在治疗过程中要定期监测血压，确保血压控制在目标范围内。

（4）持续治疗 高血压是一种慢性病，需要长期持续治疗。指南强调了定期随访和及时调整治疗方案的重要性，以确保患者血压长期保持稳定。

（5）安全性原则 在选择抗高血压药物时，要充分考虑药物的安全性，避免使用可能导致严重不良反应的药物。

（宋卉、鲍静）

第二节 血脂异常

一、血脂异常概述

以动脉粥样硬化性心血管疾病（ASCVD）为主的心血管疾病为我国城乡居民第一位死亡原因，占全因死亡的 40% 以上。现有证据表明，血脂异常，尤其是 LDL-C 水平升高，是导致 ASCVD 明确且最重要的危险因素。然而，数据显示，近几十年来我国≥18 岁人群血脂异常患病率明显升高，但其知晓率、治疗率和控制率均处于较低水平。因此，有必要进一步加强针对血脂的健康管理，以期做好 ASCVD 的一级和二级预防。

对于普通人群，建议<40 岁成年人每 2~5 年进行 1 次血脂检测（包括 TC、LDL-C、HDL-C 和 TG），≥40 岁成年人每年至少应进行 1 次血脂检测。采集静脉血，采血前至少 2 周内保持日常饮食习惯和体重稳定，24h 内不进行剧烈身体活动，禁食 8~12h，坐位休息至少 5min。

血脂检查的重点对象为：①有 ASCVD 病史者；②有多个 ASCVD 危险因素（如高血压、糖尿病、肥胖、吸烟）者；③有早发 ASCVD 家族史（男性一级亲属<55 岁或女性一级亲属<65 岁患 ASCVD）者或家族性高脂血症患者；④皮肤或肌腱黄色瘤及跟腱增厚者。

（一）血脂的组成

血脂，作为人体血液中的重要组成部分，是指血浆中脂质的总称，主要包括胆固醇、甘油三酯、磷脂和游离脂肪酸等。一般来说，成年人的血脂参考值范围为：TC 2.8~5.2mmol/L；TG 0.56~1.7mmol/L；HDL-C 男性：1.0~1.15mmol/L，女性：1.0~1.55mmol/L；LDL-C 0~3.4mmol/L。由于各种原因导致的 TC、TG 和 LDL-C 过高或 HDL-C 过低的情况统称为血脂异常。

高胆固醇水平会加速动脉粥样硬化的进程，导致血管壁增厚、变硬，从而增加心脏病、脑卒中等心血管事件的发生率。

（二）血脂异常的常见病因

1. 遗传因素

遗传因素在血脂异常中扮演着重要角色，其中家族性高胆固醇血症是最具代表性的遗传性疾病之一。据统计，约有 1% 的人口患有家族性高胆固醇血症，这些患者由于基因突变导致肝脏内胆固醇合成过多，从而引发血脂异常。除了家族性高胆固醇血症外，还有其他遗传性疾病如家族性混合型血脂异常等，这些疾病同样会对血脂水平产生显著影响。

除了基因变异外，环境因素和生活方式也对血脂异常产生重要影响。遗传与环境因素的交互作用使得血脂异常的治疗更具挑战性。因此，在血脂异常的管理中，需要综合考虑遗传因素、环境因素和生活方式等多个方面的因素，制订个性化的治疗方案。

2. 环境因素

环境因素显著影响血脂异常的发生。现代生活方式的改变，尤其是饮食习惯不良和体力活动减少，导致血脂水平上升。高脂肪、高糖、高盐饮食和快餐文化加剧了这一趋势。城市化带来的环境污染、工作压力增大和生活节奏加快，也间接影响血脂水平。

环境因素与社会经济因素紧密相连，社会经济地位较低的人群更易受环境压力影响，增加血脂异常风险。因此，在血脂异常防控中，需综合考虑环境因素，采取综合措施降低发病率。

3. 生活方式

生活方式对血脂的影响不容忽视。其中，饮食习惯和体力活动是两个关键因素。饮食习惯对血脂影响显著,过多摄入高脂肪、高热量食物会增加血脂异常风险。调整饮食结构,减少摄入此类食物,增加蔬果和全谷类摄入,是预防血脂异常的关键。同时,缺乏体力活动也是血脂异常的重要原因。现代人久坐不动,缺乏运动,导致代谢率下降,脂肪堆积。增加有氧运动如散步、跑步、游泳等,能有效促进脂肪消耗,改善血脂。

此外,不良生活习惯如吸烟、过量饮酒、长期精神压力和焦虑也会损害心血管健康,导致血脂异常。因此,保持健康生活方式,戒烟限酒,保持心情愉悦,同样重要。

二、血脂异常的分类

1. 原发性血脂异常

(1)家族性高胆固醇血症　这是一种遗传性血脂异常,特点为 LDL-C 水平高。其遗传方式多样,可能无症状,但心血管疾病风险大。常用他汀类药物治疗,但需个体化,同时关注心理健康。

(2)家族性混合型血脂异常　血液中多种血脂成分异常升高,心血管疾病风险高。治疗需结合生活方式调整和药物治疗,如他汀类和贝特类药物,同时定期监测和随访。

2. 继发性血脂异常

(1)糖尿病引起的血脂异常　糖尿病患者血脂异常发生率高,主要表现为 LDL-C 升高和 HDL-C 降低。治疗需综合改善生活方式和药物治疗,定期监测血脂和心血管风险。糖尿病患者应同时关注血糖和血脂的控制。

(2)甲状腺功能减退引起的血脂异常　甲状腺功能减退是一种常见的内分泌疾病,它会导致甲状腺激素分泌不足,影响身体的代谢和调节功能。其中,甲状腺功能减退引起的血脂异常是一种常见的临床表现。甲状腺功能减退会导致胆固醇和甘油三酯等血脂水平升高,增加心血管疾病的风险。

(3)药物引起的血脂异常　这是一种常见的继发性血脂异常类型。许多药物在治疗其他疾病的同时,可能对血脂水平产生不良影响。

三、血脂异常的治疗原则

血脂异常治疗主要目的是预防动脉粥样硬化及冠心病的发生,可分为药物治疗及非药物治疗两个方面,非药物治疗主要指生活方式调整。

1. 生活方式调整

(1)饮食调整　控制总热量摄入,避免肥胖。增加膳食纤维摄入,如全谷类、豆类、蔬菜和水果。减少饱和脂肪和反式脂肪摄入,如红肉、全脂奶制品和部分氢化植物油。制订个性化饮食方案,针对不同血脂异常类型调整。

(2)增加体力活动　每周至少 150 分钟中等强度有氧运动,如快走、骑自行车或游泳。提高心血管健康,降低心血管疾病风险。逐步增加活动量和寻找适合的运动方式,确保运动安全。通过饮食调整和增加体力活动,可以有效降低血脂水平,减少心血管疾病风险。这需要患者长期坚持和保持耐心,养成良好的生活习惯。

（3）心理干预　心理健康对血脂控制至关重要。心理压力、焦虑和抑郁可能升高血脂水平，增加心血管疾病风险。心理社会支持有助于减轻压力，提高自我管理能力，利于血脂控制和生活质量提升。

（4）健康教育与行为疗法　"知信行"健康教育模式在血脂异常防控中作用显著。提升公众对血脂异常及其危害的认知，引导建立正确健康信念并提供行为指导至关重要。利用名人效应推广教育项目效果更佳。

认知行为疗法通过改变思维模式和行为习惯影响血脂水平，强调患者与医疗团队的合作与沟通，提高治疗依从性，改善血脂状况。

血脂异常筛查与干预的公共政策对公众健康至关重要。通过有效公共政策，可早期发现血脂异常并干预，降低心血管疾病风险，提升公众健康水平。

2. 药物治疗

调脂药物在血脂异常治疗中占据重要地位，其分类与作用机制对于临床医生和患者都至关重要。调脂药物主要分为他汀类、贝特类、烟酸类、胆固醇吸收抑制剂和 PCSK9 抑制剂等几大类。

他汀类药物是目前临床上最常用的调脂药物之一，主要通过抑制肝脏内胆固醇的合成来降低血脂水平。据统计，他汀类药物能够降低 LDL-C 水平 20%~50%，显著降低心血管疾病的风险。然而，他汀类药物也存在一定的副作用，如肌肉疼痛、肝功能异常等，因此在使用时需根据患者的具体情况进行个体化调整。

（1）他汀类药物

① 药物作用及机制　他汀类药物的作用机制主要是通过竞争性抑制内源性胆固醇合成限速酶 HMG-CoA 还原酶，阻断细胞内甲羟戊酸代谢途径，使细胞内胆固醇合成减少，从而反馈性刺激细胞膜表面 LDL-C 受体数量和活性增加，使血清胆固醇清除增加、水平降低。

② 不良反应　他汀类药物的常见不良反应与用药剂量密切相关，主要需要警惕肌病和肝脏不良反应，其他还有胃肠反应、皮肤潮红、头痛等。

他汀类药物相关性肌病临床表现包括肌痛、肌炎和横纹肌溶解。出现肌炎及严重横纹肌溶解的病例是比较罕见的，且多发生在合并多种疾病和（或）联合使用多种药物的患者。横纹肌溶解常表现为（肌酸激酶 CK）显著升高（高于正常值上限 10 倍），可能伴有血肌酐升高，且常伴有肌球蛋白尿和肌球蛋白血症，并可引起急性肾衰竭。

肝功能受损的表现为血清谷丙转氨酶（ALT）及谷草转氨酶（AST）水平升高，在接受他汀治疗的患者中，仅 1%~2%出现肝酶水平较高幅度升高（超过正常值上限 3 倍），肝酶增高多为一过性，多发生在开始治疗或增加剂量的前 3 个月，一般停药后肝酶水平即可下降。据统计，约有 5%的患者在使用他汀类药物后会出现肌肉疼痛的不良反应，而肝功能异常的发生率约为 1%。

为了有效监测和应对这些不良反应，医生需要密切关注患者的症状变化，定期进行肝功能和肌肉功能的检查。患者在使用调脂药物时也应遵循医生的建议，不要自行增减剂量或改变用药方式。同时，对于已经出现不良反应的患者，医生应及时调整药物剂量或更换药物，以避免不良反应的进一步加重。

③ 药物相互作用　本类药物不宜与心血管类药物中的华法林、维拉帕米、氯吡格雷、

地高辛、吉非罗齐等贝特类降脂药，以及胺碘酮等药物同用。他汀类药物与其他药物一种常见的相互作用是他汀类药物与某些抗生素的联合使用。例如，当与某些大环内酯类抗生素（如红霉素）合用时，他汀类药物的血药浓度可能会显著增加，从而增加肌肉毒性的风险。这种相互作用是由于大环内酯类抗生素抑制了他汀类药物在肝脏中的代谢，导致药物在体内积累。

他汀类药物与某些抗心律失常药物（如胺碘酮）的相互作用也可能导致不良反应。胺碘酮可以抑制他汀类药物在肝脏中的代谢，从而增加他汀类药物的血药浓度和潜在的不良反应。这种相互作用可能导致肌肉毒性、肝功能异常等不良反应的发生。

为了降低这种相互作用的风险，医生在开具他汀类药物处方时应仔细评估患者的用药史，特别是是否有与其他药物的联合使用。定期监测患者的肝功能和肌肉状况也是非常重要的。在必要时，医生可能需要调整他汀类药物的剂量或更换其他药物，以避免潜在的相互作用和不良反应。

④ 用药指导

a. 代表药物　他汀类药物的种类比较多，常见的有阿托伐他汀钙片、辛伐他汀片、瑞舒伐他汀钙片、匹伐他汀钙片、洛伐他汀等。

b. 给药途径　口服给药是最常见的方式，因为口服药物方便、经济且易于患者接受。然而，对于某些特殊情况，如急性心血管疾病发作或严重的高脂血症，可能需要通过注射给药以迅速达到治疗效果。

c. 服药剂量　剂量调整需要根据患者的具体情况进行。医生通常会根据患者的血脂水平、心血管风险及其他相关因素来制订个性化的治疗方案。

d. 注意事项　他汀类药物禁用于活动性肝病或原因不明的转氨酶持续升高。用药期间应定期监测肝功能。如果 ALT 或 AST 持续升高超过正常值上限 3 倍，建议减低用药剂量或停止用药。禁用于孕妇和哺乳期妇女。用药过程中出现肌痛、乏力或不能解释的疲劳，应及时停药，并去医院做必要的检查。

e. 患者用药前评估与教育　在患者开始使用他汀类药物之前，对患者进行全面的评估与教育至关重要。评估过程不仅涉及患者的身体状况，还包括其生活习惯、家族病史、药物过敏史等多个方面。例如，对于严重肝脏疾病或肾功能不全的患者，他汀类药物的使用可能需要特别谨慎，因为这些疾病可能影响药物的代谢和排泄，增加药物不良反应的风险。

教育患者了解他汀类药物的作用机制、适应证、不良反应及预防措施也是用药前评估的重要环节。通过向患者解释药物如何降低血脂、预防心血管疾病，以及可能出现的不良反应如肌肉疼痛、肝脏功能异常等，可以帮助患者更好地理解和配合治疗。此外，还应教育患者如何监测自己的身体状况，如定期检测血脂水平、肝功能等，以便及时调整药物剂量或更换药物。

患者在使用他汀类药物的同时，还需要注意生活方式的调整，如控制饮食、增加运动等。另外他汀类药物与其他药物的相互作用也需要引起关注，以避免潜在的药物不良反应。

总体而言，他汀类是最重要的基础治疗药物，欧洲心脏病学会（ESC）充分肯定了他汀类药物安全有效和抗动脉粥样硬化的主导作用。然而，其使用需要综合考虑患者的具体情况和药物的安全性、有效性等因素。针对高危（或极高危）患者，可联合其他药物，以达到协同效应。

（2）贝特类药物　在血脂异常治疗中占有重要地位，它们主要通过增强脂蛋白脂酶的活性，加速脂蛋白的分解，从而降低血浆中甘油三酯和极低密度脂蛋白（LDL-C）的水平。这类药物对于治疗以甘油三酯升高为主的高脂血症尤为有效，如家族性高胆固醇血症和混合型血脂异常。

（3）其他调脂药物　除了他汀类药物和贝特类药物，还有其他多种调脂药物在市场上被广泛使用。这些药物通过不同的机制来降低血脂水平，从而帮助患者控制血脂异常。其中，一些新型调脂药物如 PCSK9 抑制剂和胆固醇吸收抑制剂等，近年来在临床应用中取得了显著的效果。

除了这些新型调脂药物外，还有一些传统药物如胆酸螯合剂和烟酸类药物等也在临床上得到应用。这些药物虽然降脂效果较为温和，但价格相对较低，适合一些经济条件有限的患者使用。然而，这些药物的不良反应较多，如胃肠道不适、皮肤潮红等，因此在使用时需要权衡利弊。

3. 特定人群的血脂目标建议　[《中国血脂管理指南（基层版 2024 年）》]

（1）糖尿病患者

① 糖尿病合并 ASCVD：LDL-C1.4mmol/L，且降低幅度>50%。

② ASCVD 风险为高危的糖尿病患者：LDL-C<1.8mmol/L，且降低幅度>50%（ASCVD 风险为高危的糖尿病患者指年龄≥40 岁，或 20~39 岁有≥3 个危险因素，或合并靶器官损害，或 1 型糖尿病病程≥20 年。主要危险因素包括高血压血脂异常、吸烟、肥胖、早发冠心病家族史；靶器官损害包括蛋白尿、肾功能损害、左心室肥厚或视网膜病变）。

③ ASCVD 风险为低、中危的糖尿病患者：LDL-C2.6mmol/L。

④ 糖尿病患者以非高密度脂蛋白胆固醇为次要目标，目标值为相应的 LDL-C 目标值+0.8mmol/L。

（2）卒中患者

① 对于单纯动脉粥样硬化性缺血性脑梗或短暂性脑缺血发作（TIA）患者，建议 LDL-C<1.8mmol，非高密度脂蛋白胆固醇<2.6mmol/L。

② 对于动脉粥样硬化性缺血性卒中或 TIA 患者推荐他汀类药物作为首选治疗。

③ 对于动脉粥样硬化性缺血性卒中或 TIA 患者经他汀类药物治疗后 LDL-C 不达标者可加用胆固醇吸收抑制剂。

④ 对于动脉粥样硬化性缺血性卒中或 TIA 患者，经他汀类药物+胆固醇吸收抑制剂治疗后 LDL-C 不达标者可加用 PCSK9 抑制剂。

总之，在选择调脂治疗方案时，应根据患者的具体情况和药物特点进行综合考虑。对于严重血脂异常患者，可以优先选择新型调脂药物以快速控制血脂水平；对于经济条件有限或轻度血脂异常患者，则可以选择传统药物进行长期治疗。同时，无论使用何种药物，都需要以生活方式调整并长期坚持作为基础，同时定期监测血脂水平和肝功能等指标，以确保药物的安全性和有效性，最终达到治疗效果的确定性。

第三节　冠状动脉粥样硬化性心脏病

冠心病广义上是冠状动脉性心脏病的简称，狭义上是冠状动脉粥样硬化性心脏病的简称，即指供给心脏营养物质的血管冠状动脉发生严重粥样硬化或痉挛，使冠状动脉狭窄或阻塞，以及血栓形成造成管腔闭塞，导致心肌缺血缺氧或梗死的一种心脏病，亦称缺血性心脏病。

一、冠心病分类

冠心病的 WHO 分型为：①无症状性心肌缺血型；②心绞痛型；③心肌梗死型；④缺血性心肌病型；⑤猝死型。

但近年来，临床上倾向根据病情缓急和治疗重要性分为：①稳定型冠状动脉疾病，包括无症状性心肌缺血型、稳定型心绞痛和缺血性心肌病。②急性冠脉综合征（acute coronary syndrome，ACS）是指在冠状动脉粥样硬化的基础上，发生斑块糜烂或破裂，使冠状动脉内血小板激活、血栓形成和血管痉挛，导致冠状动脉内血流显著减少或完全中断而引发的临床综合征，包括不稳定型心绞痛（UA）、非 ST 段抬高型心肌梗死（NSTEMI）和 ST 段抬高型心肌梗死（STEMI），是冠心病不稳定状态，导致各种心血管事件，如心律失常、心力衰竭，甚至死亡。

二、冠心病临床表现

（一）稳定型心绞痛的临床表现

1. 稳定型心绞痛

稳定型心绞痛发作的诱因、性质、部位、持续时间、缓解方式及发作频度等在数月甚至更长时间内保持稳定。

2. 稳定型心绞痛发作特点

（1）诱因　体力活动，情绪激动，寒冷、饱餐、快速性心律失常、发热等也可诱发心绞痛。

（2）部位　不同患者心绞痛的部位和范围有较大的差异，最常见的部位是胸骨后及心前区，范围约手掌大小；也可发生在颈部、咽喉、下颌部、肩胛间区及上腹部，并可向肩部及左臂内侧放射。

（3）性质　患者多描述为压迫感、紧缩感、憋闷感，或烧灼样、胀满样疼痛或不适，但通常不像针刺样或刀割样的锐痛。程度可轻可重，症状较重时，患者紧张甚至有濒死感。

（4）持续时间　一般持续数分钟至 10 余分钟，很少超过半小时。

（5）缓解方式　疼痛通常在休息数分钟后缓解，舌下含服硝酸甘油片可迅速缓解或明显缩短发作时间。发作时患者往往停止正在进行的活动，直到症状缓解。

（6）发作频度　稳定型心绞痛在较长时间内发作频度保持大致稳定。若发作频度增加，则提示为不稳定型心绞痛。

（二）非 ST 段抬高型急性冠脉综合征的临床表现

不稳定型心绞痛（UA）和非 ST 段抬高型急性心肌梗死（NSTEMI）合称为非 ST 段抬高型急性冠脉综合征（non-ST segment elevation acute coronary syndrome，NSTE-ACS）。UA 和 NSTEMI 的区别在于 NSTEMI 有心肌损伤标志物显著增高。UA 可能发展成 NSTEMI 或 STEMI，也可能自然或经过治疗转归稳定。

症状如下：

（1）UA　稳定型心绞痛恶化，心绞痛更容易诱发，程度更重，发作时间更长，或静息心绞痛，用药不易缓解。或最近 1~3 个月新发生的心绞痛。

（2）NSTEMIN　胸痛或不适症状更严重。或出现大汗淋漓、呼吸困难、恶心、呕吐等症状。部分患者症状不典型，表现为颈部、胸背部和上腹部不适或疼痛，不明原因的呼吸困难和心功能不全。

（三）ST 段抬高性心肌梗死的临床表现

STEMI 通常是在冠状动脉粥样硬化基础上，继发斑块破裂，血栓形成，完全阻塞冠状动脉，导致较大面积心肌严重缺血并迅速坏死。

症状如下：

（1）疼痛　疼痛或不适往往是最先出现的症状，常于清晨发生，部位和性质与心绞痛相似，但程度较重、范围更大，持续时间长达半小时以上，休息和含服硝酸甘油片不能缓解；少数人无疼痛，仅出现胸闷胀感，也有人以急性心衰或心源性休克为首发症状。

（2）全身症状　多数伴有乏力、头晕、烦躁不安、恐惧和濒死感；部分患者出现上腹部、颈部或下颌部不适和疼痛；24 小时后可出现吸收热，可持续数日，程度与梗死范围相关。

（3）胃肠道症状　可出现恶心、呕吐、腹胀等症状；偶有腹泻和呃逆。

（4）心律失常　包括快速性或缓慢性心律失常，常见频发室性早搏、多元多形性室性早搏等，表现为乏力、心悸、头昏、晕厥等症状；R-on-T 室性早搏和短阵室性心动过速等易导致患者发生心室颤动和猝死。

（5）心力衰竭　常见为急性左心衰，表现为呼吸困难、烦躁不安、咳嗽喘息和口唇发绀等，发生急性肺水肿时，咯粉红色泡沫痰；右心室心肌梗死患者一开始即可出现右心衰表现，表现为血压快速下降。

（6）低血压和休克　若心肌梗死范围广泛（坏死心室肌达 40%以上），患者血压可持续下降，收缩压低于 80mmHg 时可出现烦躁不安、面色苍白、皮肤湿冷、大汗淋漓、脉搏细数、神志淡漠，甚至出现昏厥等休克表现。

三、冠心病的治疗原则

由于冠心病的形成是个相当漫长的过程，其病变甚至可以从幼儿期开始，故消除冠心病的危险因素是防止冠心病发生的重要措施。

冠心病的治疗主要包括非药物治疗、药物治疗、介入治疗及外科手术治疗几种方式。

（一）非药物治疗

采用健康的生活方式对预防冠心病非常重要，是治疗冠心病必不可少的部分。世界卫生组织提出了四大健康基石，即戒烟限酒、合理膳食、适量运动、心理健康。为此应做到：不吸烟、不喝酒；多吃植物油，少吃动物脂肪，少吃盐，口味清淡，荤素同食，少吃甜食，避免过饱，多吃蔬菜、水果；参加运动，如散步、慢跑、骑自行车、练气功、登山、打太极拳等；保持情绪轻松愉快，避免精神刺激和过度疲劳等。

（二）药物治疗

主要是通过降低心肌耗氧量、扩张血管、改善心肌供血、预防血栓形成，从而控制症状的发作，提高患者的生活质量。治疗药物的选用如下：

1. 心绞痛

（1）稳定型心绞痛的治疗　治疗的目的是防止或减轻心肌缺血、缓解症状。常用的药物有四类：β受体阻断药、硝酸酯类药物、钙通道阻滞药、抗血小板药物和 ACEI 类药物。

① β受体阻断药　可以阻断或干扰肾上腺素和去甲肾上腺素对心脏的作用。能降低静息时的心率，而在运动时，能限制心率增加，因而可降低心肌需氧量。

β受体阻断药不良反应：a.停药反应，长期服药患者在突然终止服药后会加剧心绞痛的发作，甚至引起心肌梗死或突然死亡；b.可引起血脂升高，大量服用易引起中枢神经系统反应，如失眠、做噩梦和疲劳感；c.急性左心衰；d.窦房、房室传导阻滞；e.支气管痉挛；f.掩盖糖尿病的低血糖反应；此外还可引起末端循环障碍、阳痿和皮疹。

其防治办法：久用停药时，应逐渐减量，以防止停药反应出现。用药过程中应监察血脂、心电图等，如出现异常应更换其他药物。当出现支气管痉挛时应停止服用该类药物，并及时给予β受体激动药物进行治疗。糖尿病患者需服用β受体阻断药时应注意维持血糖浓度，以防低血糖反应出现。有报道阿替洛尔可引起多梦、失眠，与卡托普利或尼群地平联合应用可减轻，且能使心率更加稳定。

② 硝酸酯类药物　如硝酸甘油，能产生扩血管作用。短效或长效硝酸盐制剂都可应用。舌下含化硝酸甘油片能在 1~3 分钟之内缓解心绞痛；这种短效硝酸盐制剂的作用可以持续约 30 分钟。慢性稳定型心绞痛患者应随身携带硝酸甘油片剂或喷雾剂。在进行一些预先知道会诱发心绞痛发作的活动前服用一片硝酸甘油片可能有一定的预防作用。各种用药方式中以舌下含化最为常用。长效硝酸盐制剂每日服用 1~4 次。硝酸盐的贴剂和糊剂经由皮肤吸收，作用持续时间可长达数小时。经常在使用长效硝酸盐制剂后不久药效就可能减弱，大多数专家建议为维持长效硝酸盐制剂的疗效必须间歇停药 8~12 小时。

由于硝酸酯类药物能引起血管扩张，可引起头痛、眩晕、昏厥、面颈潮红，严重时可出现恶心、呕吐、心动过速、视力模糊、皮疹等。过量时可出现口唇指甲青紫、气短、头胀、脉速而弱、发热、虚脱、抽搐。一旦出现上述不良反应，轻者可减量或停用，应及时送医治疗。预防硝酸酯类药物耐药性产生的最有效策略是安排无硝酸酯类药物或低硝酸酯类药物的间期。患者心绞痛发作不频繁的时段，可不使用硝酸酯类药物，而这一段时间采用其他抗心绞痛药物（如美多洛尔等）。硝酸甘油贴剂每天使用 10~12 小时或使用缓释剂型的 5-单硝酸异山梨酯均有助于解决耐药性的问题。有研究发现，卡托普利可部分逆转硝酸酯类药物的耐药性。

③ 钙通道阻滞药　根据其化学结构的不同可以分为二氢吡啶类和非二氢吡啶类。二氢吡啶类主要有氨氯地平、非洛地平、依拉地平、尼卡地平、硝苯地平和尼索地平等；非二氢吡啶类，主要有地尔硫䓬和维拉帕米。钙通道阻滞药可以防止血管的收缩并能解除冠状动脉痉挛，对变异性心绞痛也有效。与 β 受体阻断药合用能防止心动过速发作。

二氢吡啶类可引起眩晕、头痛、外周水肿（主要是踝水肿，女性更易发生）、潮红、心悸、皮疹和齿龈增生。非二氢吡啶类可出现眩晕、头痛、水肿（较二氢吡啶类少见）、房室阻滞、心动过缓、心力衰竭和便秘（维拉帕米更易发生），地尔硫䓬还可引起狼疮样综合征。另外，钙离子通道阻滞剂用于糖尿病人时比 ACEI 更易发生心肌梗死。

④ 抗血小板药物　如阿司匹林，也可用于心绞痛患者。血小板是血液循环中的一种细胞碎片，它在血凝块形成及血管损伤的反应中有重要作用。但当血小板在动脉壁的粥样斑块上发生积聚时可导致血栓形成，使动脉变得更为狭窄并导致心肌梗死的发生。阿司匹林可与血小板不可逆结合，阻止血小板在动脉壁上积聚。因此，阿司匹林能够降低冠状动脉疾病的死亡危险。对大多数的冠状动脉疾病患者推荐使用小儿剂量或半成人剂量或成人剂量阿司匹林。对阿司匹林过敏者，可另选用其他替代品如噻氯匹定等。

⑤ ACEI 类药物　如卡托普利、依那普利等，通过抑制肾素-血管紧张素-醛固酮系统而扩张血管，改善心室重构及心功能，减少心绞痛的发作。

（2）不稳定型心绞痛的治疗　不稳定型心绞痛患者应入院治疗。住院期间能对药物治疗密切监护。如有必要还可以进行其他治疗。

药物可以降低血栓形成的倾向。可选用肝素（一种抗凝剂）或阿司匹林。另外，β 受体阻断药和静脉使用硝酸甘油可以降低心脏的工作负荷。如药物治疗无效，可进行冠状动脉搭桥术和经皮冠状动脉成形术。

2. 心肌梗死

心肌梗死是由于供给某部分心肌的血管突然闭塞，导致血流急剧减少或完全中断，而致心肌细胞发生缺血、缺氧而坏死。50%的心肌梗死死亡病例发生在症状出现后的 3~4 小时内。因此，治疗开始越早，患者存活的机会越大，发病 6 小时内溶栓，可降低病死率 30%；在发病 1~2 小时内溶栓，可降低病死率 50%。

但下述情况不宜药物溶栓：①发病 12 小时，尤其 24 小时以上。②存在禁忌证。脑出血或者未控制的出血；6 个月内颅内病变；未得到控制的高血压（血压≥180/110mmHg）；10 天内做过外科手术或有严重创伤；活动性胃肠道出血等。③不稳定型心绞痛和非 Q 波型急性心肌梗死亦不推荐溶栓疗法。

溶栓疗法根据用药途径可分为冠状动脉内溶栓及静脉内溶栓两种。冠状动脉内溶栓是先用导管经动脉插入冠状动脉再注射尿激酶或链激酶，使冠状动脉内的血栓溶解，其成功率为 68%~89%。静脉内溶栓治疗不需插管，而且可在一般医院内进行，甚至可在救护车中进行，因此使用更为广泛。它是在短时间内，一般为 30 分钟内，将 50 万~150 万单位（U）链激酶，或尿激酶 150 万 U（少数患者为 200 万 U）由静脉滴入，有效率为 50%~90%。

所有患者于溶栓剂滴注之前嚼服阿司匹林 0.3g，以后 150mg 每日 1 次。溶栓开始后 12 小时，大多数患者给予肝素钙 7500U 每日两次皮下注射，维持 4~10 日，平均 6 日，个别应用肝素或低分子肝素抗凝。

溶栓疗法的主要缺点是剂量掌握不准可造成出血。此外可能会出现冠状动脉再通后的心律失常，但这种心律失常发生时间较短，只要及时处理，不会危及生命。

（宋卉）

第四节　慢性阻塞性肺疾病

慢性阻塞性肺疾病（COPD）简称慢阻肺，是一种以气流受限为特征的，常见、多发、高致残率和高致死率的慢性呼吸系统疾病。气流受限不完全可逆，呈进行性发展，与肺部对有害气体或有害颗粒的异常炎症反应有关。

COPD 与慢性支气管炎、阻塞性肺气肿密切相关，但又不完全相同。慢性支气管炎是指在排除慢性咳嗽等其他已知原因后，患者每年咳嗽、咳痰 3 个月以上，并连续 2 年者。肺气肿则指肺部终末细支气管远端气腔出现异常持久的扩张，并伴有肺泡壁和细支气管的破坏而无明显的肺纤维化。当慢性支气管炎、肺气肿患者肺功能检查出现气流受限，并且不能完全可逆时，则能诊断 COPD。如患者只有"慢性支气管炎"和（或）"肺气肿"，而无气流受限，可视为 COPD 的高危期。支气管哮喘是一种特殊的气道炎症性疾病，虽有气流受限但具有可逆性，故不属于 COPD。

COPD 在世界范围内常见、多发，并呈逐年增高趋势。世界范围内慢阻肺的致死率居第 4 位或第 5 位。2022 年《中国成人肺部健康研究》显示，我国慢阻肺患者近 1 亿，其中 40 岁以上慢阻肺发病高达 13.7%，已跃升继心脑血管疾病、恶性肿瘤外的第三大死因。

一、COPD 的分期和分级

（一）COPD 的分期

COPD 病程漫长，可根据症状是否稳定分为两期：

（1）急性加重期　患者呼吸道症状超过日常变异范围的持续恶化，并需改变药物治疗方案。在疾病过程中，患者常有短期内咳嗽、咳痰、气短和（或）喘息加重，痰量增多，脓性或黏液脓性痰，可伴有发热等炎症明显加重的表现。

（2）稳定期　患者的咳嗽、咳痰和气短等症状稳定或症状轻微，病情基本恢复到急性加重前的状态。

（二）COPD 的分级

肺功能检查可以评估慢阻肺患者气流受限的严重程度，参考的主要指标为第一秒最大用力呼气容积（FEV_1），是指在深吸气后用最大力气、最快速度所能呼出的最大气体量。

表 7-2 为慢性阻塞性肺疾病全球倡议（global initiative for chronic obstructive lung disease，GOLD）的分级标准。

表 7-2　慢性阻塞性肺疾病肺功能 GOLD 的分级标准

分级	严重程度	FEV$_1$ 值
GOLD1 级	轻度	FEV$_1$≥80%
GOLD2 级	中度	50%≤FEV$_1$<80%
GOLD3 级	重度	30%≤FEV$_1$<50%
GOLD4 级	极重度	FEV$_1$<30%

二、COPD 的临床表现

1. COPD 的主要临床症状

（1）慢性咳嗽　通常为首发症状。初起咳嗽呈间歇性，晨起明显，后早晚或整日均有咳嗽，但夜间咳嗽多不明显。少数病例咳嗽不伴咳痰，也有少数病例虽有明显气流受限但无咳嗽症状。

（2）咳痰　咳嗽后通常咳少量黏液性痰，在清晨较多，合并感染时痰量增多，常有脓性痰。

（3）气短或呼吸困难　这是 COPD 的标志性症状，是使患者焦虑不安的主要原因，呈进行性、持续性，早期仅于劳力时出现，后逐渐加重，以致日常活动甚至休息时也感气短。

（4）喘息和胸闷　不是 COPD 的特异性症状。部分患者特别是重度患者有喘息；胸部紧闷感通常于劳力后发生，与呼吸费力、肋间肌等容性收缩有关。

（5）其他症状　晚期患者常有体重下降、食欲减退、精神抑郁和（或）焦虑等，合并感染时可咳血痰或咯血。少数患者，仅有不可逆气流受限改变而无慢性咳嗽、咳痰症状。

2. COPD 的体征

早期体征可无异常，随疾病进展出现以下体征：

（1）视诊　胸廓前后径增大，肋间隙增宽，剑突下胸骨下角增宽，称为桶状胸。部分患者呼吸变浅，频率增快，严重者可有缩唇呼吸等。

（2）触诊　双侧语颤减弱。

（3）叩诊　肺部过清音，心浊音界缩小，肺下界和肝浊音界下降。

（4）听诊　两肺呼吸音减弱，呼气延长，部分患者可闻及湿性啰音和（或）干性啰音。

3. COPD 的诊断

COPD 诊断主要依据病史和症状。有暴露于危险因子的历史；慢性咳嗽、咳痰和气促；肺功能检查提示有不完全可逆的气流受限者可明确诊断。作为 COPD 诊断的金标准，肺功能检查是 COPD 诊断、严重程度、预后、疗效评价的主要指标，不完全可逆的气流受限是 COPD 诊断的必备条件。吸入支气管扩张剂后第一秒最大用力呼气容积（FEV$_1$）/用力肺活量（FVC）<70%及 FEV$_1$<80%预计值，可确定为不完全可逆气流受限。对有暴露于危险因子的历史的咳嗽、咳痰的患者即使无呼吸困难症状也应该作肺功能检查。

持续存在的气流受限是诊断慢阻肺的必备条件。肺功能检查是诊断慢阻肺的金标准。凡具有吸烟史和（或）环境职业污染及生物燃料接触史，临床上有呼吸困难或咳嗽、咳痰病史者，均应进行肺功能检查。慢阻肺患者早期轻度气流受限时可有或无临床症状。胸部X线检查有助于确定肺过度充气的程度及与其他肺部疾病鉴别。

三、COPD 的治疗原则

COPD 是无法治愈的，但可以通过不吸烟、避免空气污染和接种疫苗来改善症状。可以通过药物、氧气和肺部康复进行治疗。

（一）药物治疗原则

药物治疗用于预防和控制症状，减少急性加重的频率和严重程度，提高运动耐力和生命质量。根据疾病的严重程度，逐步增加治疗，如没有出现明显的药物不良反应或病情恶化，则应在同一水平维持长期的规律治疗。根据患者对治疗的反应及时调整治疗方案。

（二）COPD 常用药物

（1）支气管舒张剂　支气管舒张剂可松弛支气管平滑肌、扩张支气管、缓解气流受限，是控制慢阻肺症状的主要治疗措施。与口服药物相比，吸入剂的不良反应小，因此多首选吸入治疗。

（2）β 受体激动药　主要有沙丁胺醇和特布他林等，为短效定量雾化吸入剂，数分钟内起效，15~30min 达到峰值，疗效持续 4~5h，每次剂量 100~200μg（每喷 100μg），24h 内不超过 8~12 喷。主要用于缓解症状，按需使用。主要的不良反应为震颤和心动过速。

（3）抗胆碱药　主要品种有异丙托溴铵气雾剂，可阻断 M 胆碱受体，定量吸入时开始作用时间较沙丁胺醇等短效 β_2 受体激动剂慢，但其持续时间长，30~90min 达最大效果，可维持 6~8h，使用剂量为 40~80μg（每喷 20μg），每日 3~4 次，该药不良反应小，长期吸入可改善慢阻肺患者的健康状况。

（4）茶碱　茶碱可改善中重度 COPD 患者的呼气流量、肺活量、动脉血氧和二氧化碳的水平。恶心是常见的不良反应，心动过速、震颤等也有报道。

（5）激素　主要为吸入型糖皮质激素，长期规律的吸入激素适用于 FEV_1 占预计值（%）＜50%（Ⅲ级和Ⅳ级）且有临床症状及反复加重的慢阻肺患者。不推荐对 COPD 患者采用长期口服激素及单一吸入激素治疗。

（三）氧疗

慢性呼吸衰竭的患者进行长期氧疗（LTOT）可以提高静息状态下严重低氧血症患者的生存率，对血流动力学和血液学特征、运动能力、肺生理和精神状态都会产生有益的影响。LTOT 一般经鼻导管吸入，流量 1.0~2.0L/min，>15h/d。接受 LTOT 的稳定期患者应有如下之一特征：①动脉血氧分压（PaO_2）≤7.3kPa（55mmHg），或动脉血氧饱和度（SaO_2）≤88%，伴或不伴有 3 周发生 2 次高碳酸血症的情况。②PaO_2 为 7.3~8.0kPa（55~60mmHg），患者出现肺动脉高压，外周水肿（有充血性心力衰竭迹象），或红细胞增多症（红细胞比容>55%）。开始 LTOT 后，在 60~90d 期间内，应对患者的疗效进行重新评估，以判断氧疗是否有效及是否需要继续治疗。长期氧疗的目的是使患者在海平面水平，静息状态下，达到 $PaO_2 \geqslant 60mmHg$ 和（或）使 SaO_2 达到 90%，以维持重要器官的功能，保证周围组织的氧气供应。同时也有新的研究证实，患者从运动训练中获益并不需要补充氧气来纠正 SaO_2 降低。因此，对于慢阻肺患者，他们在休息时 SaO_2 正常，但在运动过程中出现 SaO_2 下降，可以在没有补充氧气的地方提供运动训练计划，便于在社区开展肺康复计划。

（四）呼吸康复治疗

呼吸康复的定义是，在全面评估基础上，为患者提供个体化的综合干预措施，包括但不限于运动锻炼、教育和行为改变，目的是改善慢性呼吸疾病患者的生理及心理状况，并促进健康行为的长期保持。呼吸康复可减轻患者呼吸困难症状、提高运动耐力、改善生活质量、减轻焦虑和抑郁症状、减少急性加重后 4 周内的再住院风险。对于有呼吸困难症状的患者，呼吸康复应作为常规推荐。

相对禁忌证包括：不稳定型心绞痛、严重的心律失常、心功能不全、未经控制的高血压等，或存在影响运动的神经肌肉疾病、关节病变、周围血管疾病等，或严重的认知功能或精神障碍等。

康复运动治疗可以使进行性气流受限、严重呼吸困难而很少活动的患者改善活动能力、提高生活质量，是 COPD 患者一项重要的治疗措施。康复运动治疗包括呼吸生理治疗、肌肉训练、营养支持、精神治疗与教育等多方面措施。在呼吸生理治疗方面包括帮助患者咳嗽，用力呼气以促进分泌物清除，使患者放松，进行缩唇呼吸以及避免快速浅表的呼吸以帮助克服急性呼吸困难等。在肌肉训练方面有全身性运动与呼吸肌锻炼。适量的全身性运动有助于 COPD 患者提高机体抵抗力，可以采用耐力训练和力量训练联合的运动训练方式，运动形式有步行、登楼梯、踏车等。对于不能耐受持续运动的患者，可用间歇运动替代。运动强度为达到目标心率（最高心率的 70%~85%），或最大耗氧量的 60%。目前，关于 COPD 患者运动的时间和频率尚无固定标准，美国胸科学会建议运动训练计划应持续 8~12 周，每周 2~5 次，每次至少 20~30min。呼吸肌锻炼是 COPD 患者重要的康复措施，通过指导患者进行缩唇呼吸、腹式呼吸，以加强胸、膈呼吸肌肌力和耐力，改善呼吸功能。每天训练 3~4 次，每次重复 8~10 次，10~15min/次。具体方法如下。①缩唇呼吸：缩唇呼吸的技巧是通过缩唇形成的微弱阻力来延长呼气时间，增加气道压力，延缓气道塌陷。患者经过缩唇（吹口哨样），缓慢呼气，同时收缩腹部。吸气与呼气时间比为 1：2 或 1：3。缩唇大小程度与呼气流量，以能使距离口唇 15~20cm 处，与口唇等高点水平的蜡烛火焰随气流倾斜又不至于熄灭为宜。②腹式呼吸：患者可取立位、平卧位或半卧位，两手分别放于前胸部和上腹部。用鼻缓慢吸气时膈肌最大程度下降，腹肌松弛，腹部凸出，手感到腹部向上抬起。呼气时用口呼出，腹肌收缩，膈肌松弛，膈肌随腹腔内压增加而上抬，推动肺部气体排出，手感到腹部下降。

（五）COPD 健康管理

1. 管理目标

COPD 稳定期的管理目标主要基于症状和未来急性加重风险：①减轻当前症状，包括缓解呼吸系统症状、改善运动耐量和健康状况；②降低未来风险，包括防止疾病进展、防治急性加重及减少病死率。

2. 教育与危险因素管理

（1）教育　通过医务人员的教育和患者的自我教育，可以提高患者和有关人员对慢阻肺的认识及自身处理疾病的能力，更好地配合管理，加强疾病预防，减少急性加重，提高生活质量，维持病情稳定。教育的主要内容包括：①戒烟宣教；②慢阻肺的病理生理与临床基础知识；③长期规律使用药物的重要性；④吸入药物和吸入装置的正确使用；⑤缓解呼吸困难的技巧；⑥了解需到医院就诊的时机；⑦呼吸康复相关知识；⑧急性加重的处理方式；⑨终末期慢阻肺的伦理问题。

（2）危险因素的管理

① 戒烟及烟草依赖的治疗。戒烟是所有吸烟慢阻肺患者的关键干预措施，应该强烈鼓励和支持所有吸烟者戒烟。医务人员应掌握控烟知识、方法和技巧，将戒烟与日常临床工作结合，首诊询问吸烟史，及时进行戒烟劝诫，合理使用戒烟药物，推广戒烟热线，积极推动戒烟门诊建设及临床戒烟工作的开展。对所有就医的吸烟者应进行简短戒烟干预，对烟草依赖患者进行诊治。对于愿意戒烟的吸烟者采取"5A"戒烟干预方案，"5A"包括：询问（ask）并记录所有就医者的吸烟情况。建议（advise）所有吸烟者必须戒烟。评估（assess）吸烟者的戒烟意愿。提供戒烟帮助（assist），向吸烟者提供实用的戒烟咨询，向吸烟者提供戒烟资料，介绍戒烟热线，推荐有戒烟意愿的吸烟者使用戒烟药物。安排（arrange）随访，吸烟者开始戒烟后，应安排随访至少 6 个月，6 个月内随访次数不宜少于 6 次。随访的形式可以是要求戒烟者到戒烟门诊复诊或通过电话了解其戒烟情况。对于暂时没有戒烟意愿的吸烟者采取"5R"干预措施增强其戒烟动机，"5R"包括：相关（relevance），使吸烟者认识到戒烟与其自身和家人的健康密切相关。危害（risk），使吸烟者认识到吸烟严重危害健康。益处（rewards），使吸烟者充分认识到戒烟的健康益处。障碍（roadblocks），使吸烟者知晓和预估戒烟过程中可能会遇到的问题和障碍，并让他们了解现有的戒烟干预方法（如咨询和药物）可以帮助他们克服这些障碍。反复（repetition），反复对吸烟者进行上述戒烟动机干预。目前我国临床戒烟指南推荐的一线戒烟药物包括尼古丁替代疗法（简称 NRT）、盐酸安非他酮缓释片及酒石酸伐尼克兰。NRT 类药物可以非处方购买（包括贴片和咀嚼胶），盐酸安非他酮缓释片及酒石酸伐尼克兰为处方药，应该在戒烟医生的指导下使用。药物治疗和行为支持相结合可以提高戒烟成功率。

② 控制职业性或环境污染。针对职业暴露，建议患者在条件许可时避免持续暴露于潜在的刺激物中。有效的通风、无污染炉灶和类似的干预措施有助于减少燃料烟雾暴露。减少室内外空气污染的暴露需要公共政策支持、地方和国家资源投入、生活习惯改变和患者个人保护等。

3. 慢阻肺稳定期药物治疗的随访及流程

对所有慢阻肺患者，都应建立"评估-回顾-调整"长期随访的管理流程。给予初始治疗后，应注意观察患者对治疗的反应，重点评估呼吸困难和急性加重发生情况是否改善，然后根据情况调整治疗方案。在调整药物治疗前，需要评估患者的吸入技术、用药依从性和其他非药物治疗方法（包括肺康复和自我管理教育），识别任何可能影响治疗效果的因素并加以调整，考虑或升级、或降级、或更换吸入装置及药物，然后重复以上"回顾-评估-调整"管理流程。如果起始治疗的效果较好，则维持原治疗方案。如果起始治疗的疗效不佳，则先考虑其疗效不佳是呼吸困难没有改善还是急性加重发生率仍较高，然后针对性调整治疗方案。

4. 非药物干预

非药物干预是稳定期慢阻肺治疗的重要组成部分，与药物治疗起到协同作用，包括：患者管理、呼吸康复治疗、家庭氧疗、家庭无创通气、疫苗、气道内介入、外科治疗等。

（蔡琳）

第五节　糖尿病

一、糖尿病的分类

（一）按发病原因分型

目前仍采用世界卫生组织 1999 年的病因学分型体系将糖尿病分为 4 种类型：即 1 型糖尿病（T1DM）、2 型糖尿病（T2DM）、特殊类型糖尿病和妊娠期糖尿病。T1DM、T2DM和妊娠期糖尿病是临床常见类型，且以 T2DM 为主。

T1DM 病因与遗传自身免疫反应调控失常有关，其显著的病理学和病理生理学特征是胰岛 β 细胞数量显著减少乃至消失所导致的胰岛素分泌显著下降或缺失。可出现多种自身特异抗体如抗谷氨酸脱羧酶（GAD65）、抗胰岛细胞抗体（ICA）、抗胰岛素抗体（IAA）、抗蛋白酪氨酸磷酸酶抗体（IA2）阳性。

T2DM 病因与遗传、年龄、肥胖、肠道菌群相关的慢性炎症、胰岛素抵抗等皆相关，为多种因素共同作用的结果。其显著的病理生理学特征为胰岛素调控葡萄糖代谢能力的下降（胰岛素抵抗）伴胰岛 β 细胞功能缺陷所导致的胰岛素分泌减少（相对减少）。

特殊类型糖尿病是病因学相对明确的糖尿病，包括胰岛 β 细胞功能缺陷、胰岛素作用单基因缺陷、免疫介导性糖尿病，以及药物、胰腺疾病和其他内分泌疾病所致的继发性糖尿病。特殊类型糖尿病发病率并不高，临床少见。

妊娠期糖尿病是妊娠期间首次发生或发现的糖尿病，大多于产后能恢复正常，但将来患 2 型糖尿病机会增加。病因与妊娠母体对葡萄糖的利用增加、肾血流量及肾小球滤过率增加，而胰岛素抵抗和胰岛素分泌相对不足有关。妊娠期糖尿病对母儿均有较大危害，可能会造成流产、并发妊娠期高血压等疾病、胎儿畸形等。需要注意的是妊娠期糖尿病不包括孕前已诊断糖尿病的患者。

（二）按血糖水平分类

由于血糖升高是逐渐的过程，许多患者在确诊为糖尿病之前已有血糖异常的情况，临床上称为糖调节受损（impaired glucose regulation，IGR），又称糖尿病前期。应根据不同的血浆葡萄糖水平对血糖异常者进行分类确诊不同的糖代谢状态（表 7-3）。IGR 包括两种情况：空腹血糖受损（impaired fasting glucose，IFG）和糖耐量减低（impaired glucose tolerance，IGT）。IFG 诊断为空腹血糖≥6.1mmol/L，但又未超过 7.0mmol/L，餐后或口服葡萄糖耐量试验（oral glucose tolerance test，OGTT）正常。IGT 为空腹血糖正常，但餐后或 OGTT 2h 超过 7.8mmol/L，但又未达到 11.1mmol/L。

糖尿病的诊断标准：对于有典型的"三多一少"症状的患者，空腹血糖＞7.0mmol/L，餐后两小时血糖＞11.1mmol/L 即可明确诊断；对于无典型症状的患者，应重复检测一次血糖，若空腹血糖＞7.0mmol/L，餐后两小时血糖＞11.1mmol/L 即可诊断为糖尿病。

表 7-3 糖代谢状态分类（WHO 1999 年）

糖代谢状态	静脉血浆葡萄糖/（mmol/L）	
	空腹血糖	糖负荷后 2h 血糖
正常血糖	＜6.1	＜7.8
IFG	6.1~6.9	＜7.8
IGT	＜6.1	7.8~11.0
IFG+IGT	6.1~6.9	7.8~11.0
糖尿病	≥7.0	≥11.1

注：1.血浆葡萄糖采用葡萄糖氧化酶法测定静脉血浆葡萄糖。

2．OGTT 的方法：无任何热量摄入 8h 后，清晨空腹将 75g 无水葡萄糖溶于 250~300mL 水内，5min 喝完。

二、糖尿病的治疗原则

（一）健康教育

主要措施是健康教育，包括在一般人群中宣传糖尿病的防治知识，如宣传糖尿病的定义、症状、体征、常见的并发症以及危险因素，提倡健康的行为，以降低糖尿病发病率。

（二）药物治疗

糖尿病患者需要在医生指导下使用药物控制血糖，同时可能还会需要血管紧张素转化酶抑制剂，或者血管紧张素受体阻滞剂类的药物，不仅能够降低血压，还能减少蛋白尿，延缓肾损害进展，有利于糖尿病患者的治疗。

目前降糖药物主要分为三大类，口服降糖药、胰岛素、胰高血糖素样肽-1 受体激动剂（GLP-1RA）。每大类又有不同小类，药物的使用方法各有不同，患者常因无法掌握正确的使用方法，出现血糖控制不良、低血糖急症等各种突发情况，产生心理困扰，导致依从性下降。健康管理师应熟悉药物的使用方法，尤其是一些特殊用法，指导患者正确用药，以期达到良好疗效。因糖尿病病程漫长，患者除使用药物治疗高血糖外，如产生并发症或合并其他疾病需要相应药物治疗，本篇不做详述。

根据作用效果的不同，口服降糖药可分为主要以促进胰岛素分泌为主要作用的药物和通过其他机制降低血糖的药物。

1. 促进胰岛素分泌的药物

主要包括磺脲类、格列奈类、二肽基肽酶Ⅳ抑制剂（DPP-4i）三类。磺脲类为促胰岛素分泌剂，有普通片、缓释片的剂型，餐前 15~30min 口服。格列奈类药物为非磺脲类胰岛素促泌剂，多为短效制剂，需在餐前即刻服用。DPP-4i 通过抑制二肽基肽酶Ⅳ（DPP-4）而减少胰高血糖素样肽-1（GLP-1）在体内的失活，使内源性 GLP-1 水平升高，每日 1 次口服，服药与进食无关。磺脲类和格列奈类药物的常见不良反应是低血糖和体重增加。

2. 通过其他机制降低血糖的药物

主要包括双胍类、噻唑烷二酮类（TZD）、α-糖苷酶抑制剂、钠 - 葡萄糖共转运蛋白 2 抑制剂（SGLT2i）四类。双胍类药物是通过减少肝脏葡萄糖的输出和改善外周胰岛素抵抗而降低血糖，有普通片、缓释片，餐前 15~30min 口服。TZD 主要通过增加靶细胞对胰岛素作用的敏感性而降低血糖，每日 1 次口服，服药与进食无关。α-糖苷酶抑制剂通过抑制碳水化合物在小肠上部的吸收而降低餐后血糖，适用于以碳水化合物为主要食物成分的餐后血糖升高的患者，每日 2~3 次，餐前即刻吞服或与第一口食物一起嚼服。SGLT2i 是一类近年受到高度重视的新型口服降糖药物，可抑制肾脏对葡萄糖的重吸收，降低肾糖阈，从而促进尿糖的排出，每日 1 次晨服，不受进食限制。α-糖苷酶抑制剂和二甲双胍的主要不良反应为胃肠道反应（如腹胀、排气等）。TZD 常见不良反应为体重增加和水肿。SGLT2i 常见不良反应为泌尿系统和生殖系统感染及与血容量不足相关的不良反应。

3. 胰岛素

T2DM 虽不需要胰岛素来维持生命，但当口服降糖药效果不佳或存在口服药使用禁忌时，仍需使用胰岛素，以控制高血糖，并减少糖尿病并发症的发生风险。健康管理师应对开始胰岛素治疗的患者进行宣教，包括胰岛素注射技术，以及低血糖发生的危险因素、症状和自救措施等。

（1）胰岛素的种类　胰岛素的种类非常多，根据来源和化学结构的不同，胰岛素可分为动物胰岛素、人胰岛素和胰岛素类似物。根据作用特点的差异又分为超短效胰岛素类似物、短效胰岛素、中效胰岛素、长效胰岛素、长效胰岛素类似物、预混胰岛素、预混胰岛素类似物及双胰岛素类似物。胰岛素类似物与人胰岛素相比控制血糖的效能相似，但在模拟生理性胰岛素分泌和减少低血糖发生风险方面优于人胰岛素。

（2）胰岛素的使用方法　胰岛素的注射部位为皮下，主要选择的部位为腹部、上臂及大腿外侧。注射前部位需酒精消毒，不能在同一部位反复注射胰岛素，容易产生结节，或脂肪萎缩。超短效胰岛素类似物、短效胰岛素、预混胰岛素、预混胰岛素类似物的注射时间为餐前 15~30min，每日 2~3 次。预混胰岛素注射前需摇匀。超短效胰岛素类似物、短效胰岛素还可以多次皮下注射和持续皮下胰岛素输注（CSII）。中效胰岛素的注射时间为早晚各 1 次，时间间隔最好为 12h。长效胰岛素、长效胰岛素类似物的注射时间为每日 1 次，睡前注射。双胰岛素类似物的注射时间为每日 1 次，主餐前注射。初次使用胰岛素的患者应增加监测血糖的次数，了解血糖波动情况，及时调整胰岛素剂量。

4. 胰高血糖素样肽-1受体激动剂

GLP-1RA 通过激活 GLP-1 受体以葡萄糖浓度依赖的方式刺激胰岛素分泌和抑制胰高血糖素分泌，增加肌肉和脂肪组织葡萄糖摄取，抑制肝脏葡萄糖的生成而发挥降糖作用，此外还可抑制胃排空，抑制食欲。因其不仅可降低血糖，还可有效降低体重，尤适用于肥胖的 2 型糖尿病患者。GLP-1RA 有短效和长效制剂，每日 1~2 次皮下注射。治疗初期容易出现轻~中度的胃肠道不良反应，包括腹泻、恶心、腹胀、呕吐等，随着药物使用时间延长，不良反应可逐渐减轻。

（三）自我监测

糖尿病患者需要定期检查血糖水平，可以帮助控制血糖水平，了解糖尿病的情况并调整治疗方案。可以考虑选购家用血糖仪，自我监测血糖，以了解血糖随饮食和运动的变化情况。糖尿病患者自我血糖监测的频率：①血糖控制未达标或血糖控制不佳的患者，空腹血糖大于 16.7mmol/L，糖化血红蛋白大于 10.0%，有糖尿病典型的"三多一少"症状，对该类患者应该增加监测次数，可监测血糖 4~7 次/天。②采用单纯饮食控制或口服降糖药治疗的患者，血糖控制相对稳定时，每月监测 2~4 次；血糖控制未达标者，每周不同时间监测至少 4 次。③病情稳定的胰岛素治疗的 2 型糖尿病患者，提倡每周监测 1~2 天，每天测 4 次。④尝试一种新的饮食方法，运动前后，旅行时，调整胰岛素剂量或次数，有低血糖症状时，均应对血糖进行监测。

（四）合理膳食

建议患者遵循适宜的饮食规划，包括限制碳水化合物摄入、控制饮食中的脂肪和盐摄入量、增加新鲜蔬菜水果的摄入量等，有利于自身健康，避免引起餐后血糖剧烈波动。控制盐的摄入量主要是因为少盐饮食可帮助控制血压、水肿，补充铁质、钙质，则有助于肾脏功能的恢复。

（五）体育锻炼

运动可以帮助增强身体代谢的能力，控制血糖水平，改善血液循环和免疫功能。但要注意每次运动的时间和强度，避免过度运动导致血糖过低，可以适当进行散步、瑜伽等。

如果在治疗过程中出现明显不适症状，及时与医生沟通，对治疗方法进行调整。

（江丹）

第六节　痛风

一、高尿酸血症与痛风

高尿酸血症（HUA）者往往无临床表现，常常在健康体检或因其他疾病就医时发现，且仅有波动性或持续性高尿酸血症。无症状高尿酸血症和痛风是连续性的病理过程，从血尿酸增高至症状出现的时间可达数年，有些可终身不出现症状。部分无症状高尿酸血症患者进行影像学检查可发现尿酸钠晶体沉积和（或）痛风性骨侵蚀，有学者提出可诊断为亚临床痛风。

（一）痛风的典型症状

（1）急性关节炎表现　突然起病，关节剧痛，数小时内到达高峰，受累关节出现红、肿、热、痛和功能障碍，发作呈自限性，多于数天或 2 周内自行缓解。首次发作累及单一关节，典型部位在第一跖趾关节，足背、足跟、踝、膝、腕和肘等关节也是常见发病部位。

（2）痛风石　是痛风的特征性临床表现，外观为大小不一的黄白色赘生物，皮肤表面菲薄，破溃后排出白色粉状或糊状物。典型部位在耳廓，也常见于关节周围以及鹰嘴、跟腱、髌骨滑囊处。

（3）慢性关节炎表现　急性关节炎发作通过治疗往往会进入缓解期，其后因为饮食等原因导致再次急性关节炎发作。不规范治疗的患者因反复急性关节炎发作，受累关节出现非对称性不规则肿胀、疼痛，关节内大量沉积的痛风石可造成关节骨质破坏，出现关节畸形。

（4）肾脏病变症状　痛风病程较长者，尿酸盐晶体沉积于肾间质，导致慢性肾小管-间质性肾炎，如果血尿酸水平不能达标，可致肾小球滤过功能下降，出现肾功能不全，可见血尿、夜尿增多、排尿困难、水肿等症状。

（二）分型

根据尿酸排泄、尿酸清除率两个指标判断，高尿酸血症可分为尿酸排泄不良型、尿酸生成过多型和混合型。见表 7-4。

表 7-4　HUA 分型

分型	尿酸排泄不良型	尿酸生成过多型	混合型
尿酸排泄/［mg/（kg·h）］	<0.48	>0.51	>0.51
尿酸清除率/（mL/min）	<6.2	≥6.2	<6.2

（三）高尿酸血症与痛风的诊断

1. 高尿酸血症的诊断标准

正常嘌呤饮食情况下非同日 2 次空腹的血清尿酸（SUA）水平＞420μmol/L（不分性别）即可确诊。

2. 痛风的诊断标准

在实际工作中，常常发现有些患者可能并不表现为典型的痛风特征如突然出现的关节疼痛、肿胀和压痛，或有除跖趾关节以外的关节同时受累；或急性发作期检查时血尿酸浓度是正常的。故不能单纯以血尿酸是否升高作为诊断标准。《2016 中国痛风诊治指南》推荐 2015 年美国风湿病学会（ACR）和欧洲抗风湿病联盟（EULAR）制定的痛风分类标准，查表根据症状与否计算分数，总分≥8 分可诊断痛风。见表 7-5。

表 7-5　痛风诊断量化赋分建议（2015 年 ACR）

标准		分类	得分
临床表现	受累关节部位和数目	踝关节/足中段（单关节或寡关节）	1
		第一跖趾关节（单关节或寡关节）	2
	特异性症状数目（红肿、明显疼痛、活动受限）	1 个	1
		2 个	2
		3 个	3
	典型发作次数 （符合 2~3 条为典型发作；1.疼痛达峰时间<24h；2.症状缓解时间<14d；3.间歇期）	单次典型发作	1
		多次典型发作	2
	痛风石	有	4
实验室指标	血尿酸水平 （未使用降尿酸药物；急性发作 4 周后；任意时间的最高值）	360~479μmol/L	2
		480~599μmol/L	3
		≥600μmol/L	4
影像学	超声或双能计算机断层扫描（CT）发现尿酸盐沉积	有	4
	X 线显示痛风骨侵蚀表现	有	4

二、痛风的治疗原则

一般情况下，当血尿酸水平>540μmol/L，或有心血管疾病/危险因素或代谢性疾病者血尿酸>480μmol/L，或痛风患者血尿酸>420μmol/L 就应开始使用降尿酸药物治疗。痛风治疗目的是尽可能降低血尿酸水平，使无合并症者血尿酸<420μmol/L，有合并症者<360μmol/L，尽可能接近 300μmol/L。痛风患者病情较为复杂，急性发作期应在 24h 内开始消炎止痛治疗，终止急性发作，此期使用药物包括非甾体类抗炎药（NSAIDs）、秋水仙碱和糖皮质激素等。痛风缓解期治疗目的则是降低血尿酸，此期使用药物包括抑制尿酸生成药物、促进尿酸排泄药物等。

（1）抑制尿酸生成药物　为黄嘌呤氧化酶抑制剂，代表药物是别嘌醇或非布司他，每日 1~3 次口服。不良反应主要包括发热、皮疹、食欲缺乏、全身倦怠、皮肤及巩膜黄染、尿黄和皮肤瘙痒、血转氨酶升高。

（2）促尿酸排泄药物　通过抑制肾小管对尿酸的再吸收达到降尿酸的目的，代表药物是丙磺舒和苯溴马隆。每日 1~2 次口服。苯溴马隆治疗 SUA 效果更好，且不良反应发生较丙磺舒少。需注意服药期间增加饮水量，且对于尿酸性肾结石和重度肾功能不全的患者慎用。

（3）转运蛋白抑制剂　是治疗 HUA 的一种新方法，通过抑制肾脏尿酸盐转运体 1 和有机阴离子转运蛋白 4 功能来降低 SUA。代表药物是雷西奈德，目前我国还未上市，通常作为降尿酸的二线用药联合使用。

（4）其他辅助降尿酸药物　降压药中的血管紧张素受体拮抗剂（如氯沙坦）和钙通道阻滞剂有兼具降尿酸的作用，是合并高血压者的首选药物。非诺贝特、阿托伐他汀钙可以促进肾脏尿酸排泄，是合并高甘油三酯血症、高胆固醇血症者的首选调脂药物。

（江丹）

第七节　肿瘤

一、恶性肿瘤的流行病学

正常细胞经过多次基因突变之后可以变成无限增殖的细胞群，进而形成异常生长的新生物，称之为肿瘤（tumor）。肿瘤包括良性肿瘤和恶性肿瘤，而我们日常提到的癌症（cancer）则泛指所有的恶性肿瘤。各种肿瘤的命名比较复杂。良性肿瘤的命名往往在其脏器和组织来源之后加一个"瘤"字，例如乳腺纤维瘤。恶性肿瘤若是来自上皮组织者称为"癌"，例如肺癌；若是来自间叶组织者称为"肉瘤"，例如骨肉瘤。某些恶性肿瘤也可称"瘤"或"病"，例如淋巴瘤、精原细胞瘤、白血病、霍奇金淋巴瘤。从组织学和病理学的角度来看，癌症除了包括实体恶性肿瘤，还应该包括血液系统的白血病、多发性骨髓瘤、淋巴瘤。

恶性肿瘤与良性肿瘤的主要区别在于恶性肿瘤可以侵入邻近的正常组织并通过淋巴道或者血行转移到远处的脏器。癌细胞从原发灶向远处脏器播散的现象，称为癌细胞的远处转移（metastasis）。癌症转移病灶最常见的累及器官分别是：淋巴结、骨骼、肺脏、肝脏、脑组织（包括大脑、小脑、脑干）。良性肿瘤不会发生远处转移。恶性肿瘤导致患者死亡的直接原因包括：原发灶所在器官功能衰竭，例如肝癌导致肝衰竭；远处转移导致受累器官功能衰竭；癌灶侵犯邻近大血管导致大出血；消化道癌灶侵袭消化道全层导致肠道穿孔、急性腹膜炎；癌细胞播散到骨髓导致骨髓功能低下继而引发致命的感染；癌症可以诱发恶病质导致患者死亡；癌症还可以诱发大静脉血栓形成、血栓脱落导致肺梗死和脑梗死。远处转移是恶性肿瘤患者的主要死亡原因。癌症作为全球的主要死因，其发病率呈持续上升的趋势。癌症已成为全球共同面临的巨大医疗负担。全球癌症统计数据显示，2022年全球癌症新发病例数为2000万，癌症导致近970万人死亡（约占全球死亡人数的1/6），2022年全球新发病例数排名前位的癌症分别为：肺癌（248万例），乳腺癌（231万例），结直肠癌（192万例），前列腺癌（147万例）和胃癌（97万例）；而2020年因癌症死亡的最常见的癌症为：肺癌（182万人），结直肠癌（90万人死亡），肝癌（76万人死亡），乳腺癌（67万人死亡）和胃癌（66万人死亡）。每年约有40万名儿童患上癌症。

各个国家最常见的癌症和癌症流行病学特征均有不同。在中国，癌症发病率和死亡率持续上升，癌症已成为我国主要的死因及面临的重要公共卫生问题。国家癌症中心统计数据显示，2022年我国新发癌症病例数约482万例，死亡例数为257万例，排名前五位的新发肿瘤分别为肺癌、结直肠癌、甲状腺癌、肝癌和胃癌，占新发肿瘤病例的57.4%，而癌症致死率排前五位者分别为肺癌、肝癌、胃癌、结直肠癌和食管癌，约占全癌症死亡数的67.5%。鼻咽癌是我国南方的常见恶性肿瘤之一，其高发病区域是珠江三角洲地区和西江流域。

二、恶性肿瘤的高危因素

正常细胞经历了一系列的基因突变就有可能成为癌细胞。这些基因突变需要时间的积累，因此许多癌症的病灶都经历了从癌前病变发展为恶性肿瘤的过程。这些过程通常是个体的遗传因素与外部因素相互作用的结果，这些外部环境因素包括物理致癌物、化学致癌物和生物致癌物等。其中，物理致癌物包括电离辐射和紫外线等因素；化学致癌物包含石棉、烟草烟雾成分、酒精、黄曲霉毒素和砷等物质；而生物致癌物指能导致癌症发生发展的某些病毒、细菌或寄生虫感染。为将致癌物质进行分类，世界卫生组织设置国际癌症研究机构（International Agency for Research on Cancer，IARC），将不同的致癌物质划分为不同致癌等级。值得一提的是，成年人在 40 岁之前的癌症发生率极低；40 岁以后，随着年龄的增长，癌症的发病率急剧上升，这很可能是由于特定癌症的风险随着年龄的增长而增加，同时总体风险累积与细胞修复机制趋于低效相结合。年龄也因此常常作为制订防癌筛查策略的重要参考因素。

吸烟、酗酒、经常嚼槟榔、经常食用咸鱼和咸菜等腌制食品，以及空气污染等因素是常见的患癌危险因素。吸烟可以诱发至少 16 种癌症，包括：喉癌（吸烟导致的喉癌占全部喉癌病例的 84%）、肺癌（82%）、膀胱癌（50%）、口咽癌（49%）、食管癌（35%）、口腔癌（33%）、肝与胆管癌（25%）、胃癌（21%）、鼻咽癌（17%）、结直肠癌（14%）、卵巢癌（14%）、宫颈癌（14%）、胰腺癌（13%）、急性髓细胞性白血病（13%）、鼻腔副鼻窦癌（11%）、肾与肾盂癌（8%）。嚼槟榔可以诱发口腔癌。2018 年全球确诊的癌症中约有 13% 归因于致癌感染，其中包括幽门螺杆菌（Hp）诱发胃癌、人乳头瘤病毒（HPV）诱发子宫颈癌、乙型肝炎病毒（HBV）和丙型肝炎病毒（HCV）诱发肝癌，以及 Epstein-Barr 病毒（EBV）诱发淋巴瘤。而在低收入和中低收入国家，这个数据可达约 30%。

三、恶性肿瘤的诊断和分期

诊断恶性肿瘤的金标准是病理学诊断。对于某个肿物，为了明确诊断以便制订合理的治疗方案，人们往往需要用钳取、穿刺、部分切取等方式去获得足够用于病理诊断的组织。这个过程被称为活体组织检查，简称"活检"。不同大小的肿瘤需要使用不同的治疗手段，因此人们在制订治疗方案之前需要准确判断肿瘤累及的范围，此时就需要使用各种影像学检查手段。在精准医学时代，为了能够给予合适的患者最佳的靶向治疗药物，人们还需要针对肿瘤组织或患者的周围血里的细胞进行基因检测，由此可以找到适合治疗该肿瘤的靶向药物。

为了制订合理的治疗方案，人们把恶性肿瘤的大小分成 T1~T4 期（T 表示 tumor），把有转移瘤的淋巴结的数目、范围即受累淋巴结的大小分成 N0~N3 期（N 表示 lymph node），把有无其他远处脏器转移的情况分成 M0 或 M1 期（M 代表 metastasis）；再综合 T、N、M 的分期，最后确定为临床分期中的 Ⅰ~Ⅳ期。Ⅰ期为最早期，Ⅳ期为最晚期。但是，随着精准医学的发展，人们还不满足于这样的临床分期，因而进一步发展出各种更加细致的分期，例如：0 期大肠癌 [原位癌，黏膜内癌（指肿瘤仅侵犯黏膜固有层，未突破黏膜肌层）]；肺癌的 Ⅰ A 和 Ⅰ B 期，Ⅰ A 期进一步分为 Ⅰ A1、Ⅰ A2、Ⅰ A3 期。

四、肿瘤的预防

WHO 将癌症预防划分为三级预防。一级预防（primary prevention）是针对病因明确的癌症，从源头上去除病因，从而防止癌症的发生。例如通过接种 HPV 疫苗可以降低宫颈癌的发生率。二级预防（secondary prevention）为早期诊断、早期治疗，主要的途径为健康体检和防癌筛查。对于众多的病因不明的癌症，只有通过二级预防去减少死亡率。三级预防（tertiary prevention）是针对就诊时已经是中晚期的肿瘤患者，医生们通过各种手段去防止病情恶化、减少治疗并发症和后遗症，从而提升患者的生存质量。人们推测，如广泛实施现有基于循证医学证据的预防策略和减低肿瘤的高危因素，可预防 30%~50%的癌症死亡率。

（一）减少癌症高危因素（一级预防）

癌症的一级预防通常是指癌症的病因学预防。癌症的发生发展是机体与环境致癌因素长期作用的结果，针对消除致癌因素所采取的策略均属于一级预防。可以通过以下方式降低患癌风险。

（1）保持健康的生活方式　包括戒烟限酒，保持健康的体重，饮食健康（包括多吃水果和蔬菜）；定期进行体育活动；值得一提的是，有些人群即使有多年的吸烟史，及时戒烟后亦能降低发生肺癌的风险。

（2）预防或治疗癌症相关的生物感染　包括接种 HPV 和乙型肝炎（简称乙肝）疫苗，根除幽门螺杆菌感染。

（3）避免或减少致癌物理或化学因素的暴露　其中包括避免紫外线辐射和使用防晒措施，确保在医疗保健中安全和适当地使用辐射（用于诊断和治疗目的），尽量减少电离辐射的职业暴露，减少暴露于室外空气污染和室内空气污染（包括氡污染）。

（二）筛查和早期诊断（二级预防）

癌症的二级预防即通过早期发现和早期治疗癌症，降低癌症死亡率。

1. 筛查

筛查的目的是在患者出现症状之前识别出癌症或癌前病变。当在筛查过程中发现异常时，应做进一步检查以明确诊断。如果证实为癌症，应及时进行治疗。癌症的筛查对象主要是具有高危因素但是尚无临床症状的人群，例如 40 岁以上人群，或者是 40 岁以下但长期吸烟者。筛查的手段可包括具有合适特异性和灵敏性的筛查手段，包括常规的体格检查，如乳腺的自我检查；实验室检测，如一些特殊的肿瘤标志物的检查；影像学检查或内镜的手段；基因检测等。值得一提的是，筛查结果往往包含一定的概率的假阳性和假阴性，需通过进一步的诊断试验来确诊癌症，通常需要活检来进行病理确诊。

2. 早期诊断

当早期出现症状时，如及时确诊则可为治疗争取时机且可提高生存率，节省治疗的成本。实现早诊早治往往需要完成如下三步：

① 了解不同癌症的症状且观察到异常症状后寻求医疗建议；

② 获得临床评估和诊断；

③ 及时转诊至医疗机构接受规范化的治疗。

（三）常见肿瘤的筛查策略

1. 乳腺癌筛查

乳腺癌筛查项目包括：乳腺癌知识宣教、乳腺自我检查（BSE）、临床乳腺查体（CBE）以及乳腺影像检查。乳腺影像检查主要包括乳腺超声、乳腺 X 线检查以及乳腺磁共振成像（MRI）。乳腺 X 线检查是欧美国家乳腺癌筛查的主要手段，然而 X 线检查对致密型腺体的敏感度低，而亚洲女性乳腺以致密型腺体多见。乳腺超声是一种具有无创、无辐射、费用低、操作简便等优点的检查方法，且乳腺超声检查不受腺体密度影响。乳腺 MR 成像（MRI）通过对自然状态的乳腺进行三维扫描，对病灶的形态特征进行立体评估。对于携带 *BRCA*1/2、*TP*53 突变基因的高风险人群，乳腺 MRI 敏感度高，有助于发现早期微小病灶。基于我国的国情，乳腺超声检查常常作为筛查的首选方案。

乳腺癌一般风险人群是指除乳腺癌高风险人群以外的所有适龄女性。根据《中国女性乳腺癌筛查指南》（2022 年版），对于大于 18 岁的一般风险人群，建议进行乳腺癌的防治知识宣教和 1 次/月的乳腺自我检查；对于 26 岁以上年龄段的人群，建议开展 1 次/年的临床乳腺查体；对于 40 岁以上女性，建议开展 1 次/年乳腺影像检查，结合中国国情，检查首选乳腺超声，必要时可以考虑辅助乳腺 X 线检查；对于 70 岁以上女性，有症状或可疑体征时可进行影像学检查。

2. 肺癌筛查

目前全球发布的肺癌筛查指南均推荐采用低剂量 CT 扫描（LDCT）用于肺癌筛查，建议使用 16 排及以上的多排螺旋 CT。国内外多项研究均显示，与胸部 X 线比较，LDCT 可显著提高肺癌的检出率并降低肺癌相关死亡率，具有较高的灵敏度和特异度。对于可疑的气道病变，建议采用支气管镜进一步检查。辅助检测手段和 LDCT 筛查的联合应用可以减少假阳性结果。

目前根据《肺癌筛查与早诊早治方案》（2024 年版），肺癌筛查对象为高风险人群，无肺癌病史，年龄一般在 50~74 岁之间。建议肺癌高风险人群原则上每年进行一次 LDCT 检查。

3. 结直肠癌筛查

根据国家卫生健康委员会发布的《结直肠癌筛查与早诊早治方案》（2024 年版），对于结直肠癌筛查工具选择方面，推荐结肠镜检查作为一线筛查方法。对于不耐受或不依从一线筛查方法者，可选择免疫法或化学法的大便潜血检测、乙状结肠镜、结肠 CT 成像、多靶点粪便 DNA 检测等替代方法。

推荐综合年龄、性别、一级亲属结直肠癌家族史、吸烟和体重指数（BMI），对散发性结直肠癌风险进行评分，各项累计评分≥4 分者，认定为高风险人群，同时具有林奇综合征或患有家族性腺瘤性息肉病等的人群也属于结直肠癌的高风险人群。对于散发性结直肠癌高风险人群，无结直肠病史，推荐筛查起止年龄在 40~74 岁之间。常规每 5~10 年进行 1 次结肠镜检查，无病变检出者，结肠镜复查间隔可为 10 年；每年进行 1 次大便潜血检查。其中，有 1 个一级亲属小于 60 岁时确诊为结直肠癌，或者 2 个及以上一级亲属确诊结直肠癌，推荐从比一级亲属中最早确诊结直肠癌者诊断年龄提前 10 岁开始进行结直肠癌筛查，不对筛查起始年龄做限制。

4. 宫颈癌筛查

依据 WHO 的最新指南，人乳头瘤病毒-脱氧核糖核酸（HPV-DNA）检测作为首选筛查方法。HPV-DNA 检测可以检测出导致宫颈癌的几乎所有的高危型人乳头瘤病毒毒株。与依赖肉眼观察的涂片检查法不同，HPV-DNA 检测是一种客观诊断，具有较高的敏感性和特异性，且操作更简单，成本也不高。在我国，宫颈/阴道细胞学涂片检查及 HPV 检测是现阶段发现早期宫颈癌及癌前病变（CIN）的初筛手段。根据中国优生科学协会阴道镜和子宫颈病理学分会等7 个专委会于 2023 年提出《中国子宫颈癌筛查指南》，子宫颈细胞学筛查用于不具备 HPV 核酸检测条件的地区，当条件成熟后，采用基于 HPV 核酸检测的筛查方法。联合筛查用于医疗卫生资源充足地区、机会性筛查人群以及部分特殊人群女性的子宫颈癌筛查。

免疫功能低下的妇女，例如感染人类免疫缺陷病毒（HIV）的妇女，特别容易患上宫颈疾病。这类人群更有可能持续感染 HPV，并更迅速地发展为癌前病变和癌症。这导致感染人类免疫缺陷病毒的女性患宫颈癌的风险较普通女性高出 6 倍。25 岁女性为筛查起始年龄，25~64 岁女性，采用每 5 年 1 次的 HPV 核酸单独检测/联合筛查；或每 3 年 1 次细胞学检查。65 岁以上女性，如既往有充分的阴性筛查记录，可终止筛查。感染 HIV 的女性在阳性检测和治疗后，重新检测的时间间隔也更短。比如，对于 HPV 阳性和醋酸目视筛查（visual inspection with acetic acid，VIA）阴性的 HIV 感染女性，需要每年随访。对一般女性的具体筛查建议可以咨询专业人士。

五、肿瘤的治疗手段

（一）外科治疗

良性肿瘤以局部膨胀性生长为主，其边界清楚，多数有完整的薄膜，不会发生淋巴道和血道侵袭和转移，其治疗以手术为主。对于恶性肿瘤而言，手术的目的可有不同，包括：根治性外科治疗、预防肿瘤复发、明确诊断肿瘤及器官功能重建。

在开展根治性外科手术时，其基本要求就是要对癌灶、受累器官、区域淋巴结进行连续整块的切除（en bloc resection），杜绝术中切开肿瘤组织而导致癌细胞脱落到术野的正常组织上，也尽量减少对癌组织的挤压以防癌细胞沿血管播散。

肿瘤外科治疗，尤其是各种根治术对机体的破坏性较大，故在决定采用外科治疗前必须明确诊断。晚期癌症（Ⅳ期）也需要做姑息性手术来缓解患者的症状，减轻痛苦。部分外科手术也可以协助患者进行术后重建与康复，例如乳腺癌根治后的乳房再造手术、喉癌根治术后的喉重建。

（二）放射治疗

放射治疗（简称放疗）可以用于良性疾病或恶性肿瘤的治疗，它与外科治疗、化疗、靶向治疗和免疫治疗构成了恶性肿瘤的主要治疗手段。50%~70%的恶性肿瘤患者需要接受放疗，其中约有一半的患者为根治性放疗。放疗作为一种局部治疗手段与手术相比具有保留器官的完整性和功能的优势，这也是早期喉癌、中高危前列腺癌等采用放疗作为主要治疗手段的原因。放疗的方式包括外照射（光子、电子线、质子、重离子等）和腔内或体表照射（腔内的近距离治疗或放射性核素）。

根据治疗的目的，放疗分为根治性放疗、辅助或新辅助放疗、姑息放疗和挽救性放疗。根治性放疗在多种肿瘤的治疗中发挥了重要作用，其适应证包括：头颈部肿瘤如鼻咽癌、早期喉癌；胸部肿瘤如颈段或胸上段食管癌；不可手术的局部晚期食管癌、早期非小细胞肺癌、局部晚期非小细胞肺癌；局限性小细胞肺癌；腹部肿瘤如伴有门静脉癌栓的原发性肝癌；不可手术切除的胰腺癌、肝内胆管癌；泌尿系统肿瘤如中高危局部晚期前列腺癌；淋巴瘤如 NK/T 淋巴瘤、早期霍奇金或弥漫大 B 细胞淋巴瘤，以及妇科肿瘤如不可手术局部晚期宫颈癌。

辅助放疗则提高了局部控制率、降低了手术的复发风险，可用于高级别胶质细胞瘤的术后放疗、IIIa（N2）非小细胞肺癌的术后放疗、胃癌 D1 根治术后放疗、胰腺癌或前列腺癌的术后放疗等。对于某些消化系统肿瘤，可进行新辅助放疗，譬如胸段食管癌、食管-胃接合部肿瘤、胰腺癌、低位直肠癌。

姑息放疗可以迅速缓解肿瘤引起的某些症状，如骨转移疼痛、上腔静脉压迫综合征、神经压迫、肿瘤引起的出血、脑转移引起的头痛以及肢体无力或偏瘫，从而改善患者生存质量。除了缓解症状的姑息作用之外，放疗对于部分寡转移患者也有延长生存作用。

对于术后复发肿瘤，如果不能再次手术，挽救性放疗则是其主要的治疗方式。挽救性放疗也是前列腺癌术后生化复发的主要治疗手段。

放射治疗的全身反应包括：消化系统的症状，如食欲不振、恶心、呕吐、上腹部不适感；血液系统的症状，如白细胞计数减少；以及其他系统的症状，如疲乏、头痛、眩晕。

（三）药物治疗

化学药物治疗（简称化疗），也称内科治疗，是利用化学药物阻止肿瘤细胞的增殖、浸润、转移，直至最终杀灭肿瘤细胞或者抑制其生长的治疗方式。与手术治疗和放疗相比，化疗是一种全身性的治疗手段。抗肿瘤药物的发展经历三个阶段。早期的抗肿瘤药物也称细胞毒性药物，由于选择性差导致有较大的毒副作用，尤其是对造血系统、胃肠道器官等自身更新比较快的毒副作用大，且容易产生耐药。目前在临床上使用的传统抗肿瘤药高达150 余种，其中大部分为细胞毒性药物，根据化学结构和来源分为：烷化剂，铂类配合物，抗代谢物，抗肿瘤抗生素，以及抗肿瘤植物药。如根据其作用途径则又可分为干扰核酸合成的药物（主要是抗代谢物），直接影响 DNA 结构和功能的药物（烷化剂、蒽环类和铂类化合物），干扰转录过程和阻止 RNA 合成的药物，以及抑制蛋白合成与功能的药物（高三尖杉酯碱、紫杉类、长春碱、鬼臼碱类等）。这些药物成为肿瘤治疗的主要方法之一，是肿瘤综合治疗手段的重要组成部分。

20 世纪随着分子肿瘤学、分子药理学研究的飞速进展，研究者逐步阐明恶性肿瘤细胞内的信号转导、细胞与细胞外基质相互作用、肿瘤内新生血管生成、肿瘤细胞与肿瘤微环境的相互作用等肿瘤发生发展的过程，发现与肿瘤细胞增殖、运动相关的细胞信号转导通路上的关键酶可作为抗肿瘤药物的特定靶点，从而研发和筛选一批可选择性作用于这些特定靶点的高活性高特异性的新型抗肿瘤药物。这些药物被称为分子靶向药，在临床上的治疗也称为靶向药物治疗，包括：酪氨酸激酶通路抑制剂、细胞周期蛋白依赖性激酶抑制剂、表观遗传调控抑制剂、泛素蛋白酶体抑制剂、聚腺苷二磷酸核糖聚合酶抑制剂、凋亡诱导剂、肿瘤治疗光敏剂。

通过免疫系统攻击肿瘤的研究进展，人类研发了一批可用于免疫治疗的药物。例如，具有免疫抑制功能的蛋白分子 CTLA-4 和 PD-1，被称为免疫检查点抑制蛋白，在生理状态下抑制 T 细胞的杀伤活性。而人们研发的抗免疫检查点抑制蛋白的抗体药物，能活化 T 细胞，刺激人体发挥免疫功能，清除肿瘤细胞。基于该疗法的药物已经被广泛运用于多种恶性肿瘤的治疗，包括：①抗程序性死亡蛋白 1（PD-1）和程序性死亡分子配体-1（PDL-1）抗体。②细胞毒性 T 淋巴细胞抗原 4 抑制剂（CTLA-4）。③免疫治疗药物包括干扰素、白介素等，另外检查点抑制剂也有抗 TIM3 抗体、STING 激动剂等。

化疗是治疗肿瘤疾病的基石，但因化疗药物靶向性相对较弱，对人体内生长速度较快的正常细胞也有杀伤作用，带来诸多不良反应，比如：

1. 传统药物不良反应

（1）近期毒性包括骨髓抑制、胃肠道反应所导致的呕吐、心肺毒性、肝脏毒性、肾和膀胱毒性、神经毒性、过敏性反应、脱发和局部毒性。

（2）远期毒性包括致癌作用，致畸作用和其他迟发性的心脏毒性，迟发型的精神发育异常等远期的不良反应。

2. 靶向药物不良反应

如下的不良反应往往在停药之后可以消失。这些不良反应包括：过敏反应，贫血，致畸，乏力，脱发，心脏损害，关节或肌肉疼痛，消化道反应（恶心、呕吐、腹泻、食欲降低、体重减轻），口腔溃疡，神经损伤（手和足出现麻刺感或疼痛感），皮疹或皮肤损伤，皮肤癌或急性髓细胞性白血病的发生率升高。

3. 免疫检查点抑制剂常见不良反应

在免疫检查点抑制剂的临床试验或应用过程中总的来说耐受良好，治疗出现的最常见的不良反应均可逆且可管理。但由于免疫检查点抑制剂的不良反应有其特点，相关不良事件几乎涉及所有的器官。所引发的毒性事件严重程度也不一样，有的症状较轻，易于管理，也有的症状严重，能够危及生命。因此免疫治疗过程中应做好免疫相关不良反应的预防、评估、检查、治疗和监测。

（四）介入治疗

肿瘤介入治疗可大致分为血管性与非血管性两大类型。血管性微创介入治疗是在数字减影血管造影设备的导引下经皮动脉血管穿刺进行选择性或超选择性血管插管到靶血管，通过导管将化疗药物或栓塞剂经肿瘤供血动脉到达肿瘤组织内，实施肿瘤及肿瘤相关病变的治疗，主要包括经导管动脉灌注化疗（TAI）、经导管动脉栓塞治疗（TAE）和经导管动脉化疗栓塞（TACE）等。

肿瘤非血管性微创介入治疗除在数字减影血管造影设备导引下经皮肝胆道引流术（PTCD）、胆管内支架植入术、食管狭窄扩张成形术、经皮胃造瘘术、椎体成形术等传统介入技术外，随着 CT、MR、超声等影像导引设备与消融、放射性粒子治疗设备的普及，以及细小器械的应用，经皮穿刺肿瘤消融治疗（tumora blation）和放射性粒子植入组织内照射治疗（radioactive seeds implantation）得到快速发展。

微创介入治疗已广泛运用于肺部肿瘤、腹部肿瘤和盆腔肿瘤的治疗,以其精准、高效、微创、安全、并发症少、适应证广等突出优点,成为肿瘤治疗中有效的治疗手段。

(五)综合治疗

纵观恶性肿瘤治疗方法的不断演变,肿瘤外科治疗、肿瘤内科治疗、肿瘤放射治疗手段各具特色,互为补充。应综合运用局部治疗与全身治疗,遵循循证医学理论,获得最佳诊疗证据支持,以期达到最佳治疗效果,提高患者的生活质量。肿瘤综合治疗往往需要组建多学科综合治疗协作组(MDT),其基本组成包括:肿瘤内科医生、肿瘤外科医生、肿瘤放疗科医生、病理科医生、影像科医生、肿瘤基础研究人员、护士、社会工作者等。通过提前了解患者的全部资料并在同一时间讨论,进一步明确患者分期和临床评估,制订最佳的治疗方案,并在治疗过程中监测疗效及调整治疗方案,同时制订支持治疗方案,使得患者生存和生活质量达到最大获益。肿瘤综合治疗的常规方式如下。

(1)辅助放化疗 对于比较局限的肿瘤先行手术治疗,之后再根据手术情况加用放疗及(或)化疗。由于综合治疗,使Ⅱ、Ⅲ期乳腺癌的治愈率有了提高,而且改善了患者生活质量。

(2)术前放化疗(新辅助放疗/化疗) 对于肿瘤局部病灶较晚期或已有区域性转移的患者可先做化疗或放疗,以后再行手术。有些局部较晚期但尚无远处转移的肿瘤患者,施行较小的手术和放疗可取得良好疗效和较好生活质量。对晚期的乳腺癌患者先行化疗,局限以后再做手术,术后再根据情况进行放疗及(或)化疗,在相当程度上可以提高治愈率。

(3)术中放疗 为保护肿瘤周围对放射敏感的脏器,通过手术将肿瘤与周围脏器隔开,然后利用专门的照射仪器进行直接照射治疗。术中放疗也可以作为手术无法切除或切除不完全的补充治疗手段。

(4)化疗和放疗的联合 利用化疗和放疗的互补作用,即放疗可以控制局部病变,化疗可以控制全身转移灶,同时某些药物可以增加肿瘤细胞的放疗敏感性,放疗亦可以消灭化疗耐药株或增加特定部位的细胞毒作用。

(5)手术、放疗、化疗三者联合+/-靶向治疗 三种方案的联合运用越来越多运用于恶性肿瘤的临床治疗。利用手术切除原发病灶和邻近组织及淋巴结转移灶,放射治疗消灭局部的微小转移灶和区域淋巴结转移灶,而化疗消灭全身转移灶,三者互为补充。

(六)姑息治疗和支持治疗

姑息治疗(palliative care)是为了减轻癌症引起的症状和痛苦并改善患者及其家人的生活质量的治疗,其目的并非为了治愈癌症。姑息治疗可以帮助患者及照护者生活得更舒适。因为尽管生存和无病生存对肿瘤治疗而言是重要的考虑因素,但是生存质量对于患者而言至关重要。

所有癌症患者都应全程接受姑息医学的症状筛查、评估和治疗。筛查的症状既包括疼痛、呼吸困难、乏力、厌食、恶病质、恶心呕吐、便秘、腹泻等常见躯体症状,也应包括睡眠障碍、焦虑抑郁、谵妄等心理问题。姑息治疗包括对癌症患者机体、精神、心理和社会需求的处理。以肺癌为例,姑息治疗包括采取姑息手术、化疗、放疗、内分泌治疗、靶向治疗、免疫治疗和（或）其他可缓解患者症状（如疼痛和呼吸困难）的手段。患者的舒适度是各治疗阶段需要优先考虑的问题。

超过 80%的晚期癌症患者遭受疼痛，提供基于社区和家庭护理的疼痛缓解和姑息治疗对于患者及其家人而言极其重要。一般建议口服吗啡来治疗中度乃至重度癌症疼痛。如果医师和患者都认为治疗已不能延缓或阻止癌症的进展，则可考虑临终关怀（hospice care）。

六、常见恶性肿瘤

（一）肺癌

1. 流行特征和高危因素

肺癌是最常见的恶性肿瘤之一，其发病率和死亡率均位居全球及中国恶性肿瘤的首位，且肺癌的发病率仍呈逐年上升趋势。肺癌可大致分为非小细胞肺癌和小细胞肺癌两大类，其中非小细胞肺癌占 80%~85%。目前公认的肺癌最重要的危险因素是吸烟，除此之外被动吸烟也是肺癌发生的危险因素。肺癌的发病风险随着吸烟时长和吸烟量的增加而升高。其他与肺癌关系密切的危险因素包括：慢性阻塞性肺疾病史，多种特殊职业暴露（包括因职业原因暴露于石棉、氡、铬、镍、铍、镉、硅、煤烟和煤烟尘等物质），家族史和遗传易感性。

2. 临床表现

根据发病部位的不同，肺癌可分为中央型肺癌和周围型肺癌。根据国家卫生健康委员会和中华医学会公布的《肺癌临床诊疗指南（2023 年版）》，中央型肺癌的常见临床症状包括：咳嗽、咳痰、咯血、喘鸣、胸闷、气急、胸痛、声音嘶哑、吞咽困难、上腔静脉综合征、膈肌麻痹、胸腔和心包积液、Pancoast 综合征等。肺癌的远处转移灶依据该器官的功能不同而呈现不同的临床表现。如骨转移则通常出现较为剧烈而且不断进展的疼痛症状，脑转移则出现头痛、恶心、呕吐等症状。周围型肺癌的早期症状不明显，但随着病情的发展，周围型肺癌可逐渐出现呼吸道症状或转移相关症状。少数肺癌患者可出现胸腔以外的其他脏器的症状。

3. 诊断

肿瘤的诊断往往分为定性诊断和分期诊断。定性诊断需进行病变部位活检及病理检查等明确病变是否为恶性、肿瘤的分化程度以及特殊分子表达情况等。在临床上往往通过内镜钳取活检，或影像学手段引导的穿刺活检，或直接切除活体组织去获取病灶组织或细胞标本用于完成病理诊断。而分期诊断是为了确认肿瘤大小、位置、浸润范围、淋巴结转移程度以及远处转移存在与否等方面信息来合理制订治疗方案，以及判断患者的预后。此外，肿瘤标志物异常升高可以协助诊断、疗效评价、病情监测和治疗后的随访监测，尤其在随访监测中具有重要作用。

肺癌的影像学检查主要用于肺癌诊断、分期与再分期、疗效监测及预后评估等。肺癌的医学影像学检查方法主要包括 X 线摄影、CT、磁共振成像（MRI）、正电子发射计算机断层扫描（PET-CT）、核素显像、超声等，根据不同的诊断目的选择合适的影像学检查方法。其中低剂量 CT 亦作为肺癌筛查的常用手段。同时，在 CT 或超声引导下，可经胸壁肺穿刺取得组织进行细胞学和组织学诊断。对于肺部占位怀疑肺癌者，如发现浅表皮下病灶或浅表淋巴结肿大，可通过超声等引导进行浅表淋巴结活检以获得病理学诊断。

支气管镜检查对于肺癌的定位诊断和获取组织学诊断具有重要价值，是诊断肺癌最常用的方法。通过超声支气管镜还可以对邻近支气管的肺门和纵隔淋巴结进行穿刺活检，用于肺癌的定性诊断和纵隔淋巴结分期诊断。纵隔镜检查用于肺癌的定性诊断和区域淋巴结分期诊断。若影像学发现肺部病变，如通过其他诊断手段未能明确诊断且临床上高度怀疑肺癌，可通过胸腔镜甚至开胸肺活检来获得肺癌定性诊断。此外，痰脱落细胞学检查也是肺癌定性诊断的简便有效的方法之一，其简单、无创，易于为患者接受，但该检查有一定的假阳性率和假阴性率，且难以确定肺癌的组织分型。

若条件允许，可采取患者的组织进行基因检测，用于确定靶向药物治疗的靶点是否存在。此外，血清学检查有助于肺癌的辅助诊断、疗效判断和随访监测。目前推荐常用的原发性肺癌标志物有癌胚抗原（CEA）、神经元特异性烯醇化酶（NSE）、细胞角蛋白19片段抗原21-1（CYFRA21-1）、鳞状上皮细胞癌抗原（SCCA）、胃泌素释放肽前体（ProGRP）等。

4. 治疗原则

肺癌的治疗应采取综合治疗与个体化治疗相结合的原则。以非小细胞肺癌的治疗原则为例：外科手术根治性切除是早期（Ⅰ和Ⅱ期）非小细胞肺癌的推荐优选局部治疗方式。根据国际肺癌研究协会肺癌TNM分期第8版，ⅢA期和少部分ⅢB期非小细胞肺癌的治疗模式分为不可切除和可切除两大类。对于可切除者，治疗模式为以外科为主的综合治疗；对于不可切除者，治疗以根治性同步放化疗为主。ⅢC期和绝大部分ⅢB期为不可切除者，治疗上选择以根治性同步放化疗为主要。在明确患者非小细胞肺癌病理类型（鳞状细胞癌或非鳞状细胞癌）和驱动基因突变状态并进行美国东部肿瘤协作组功能状态评分的基础上，Ⅳ期非小细胞肺癌患者应选择适合患者的全身治疗方案。

（二）乳腺癌

1. 流行特征和高危因素

乳腺癌是女性最常见的恶性肿瘤之一，乳腺癌的发生发展与遗传、生殖生育史、性激素水平改变、肥胖、长期使用避孕药物、长期处于紧张的精神压力下等多重因素密切相关。在遗传因素方面，家族遗传性乳腺癌常常发现有BRCA1、BRCA2、p53等单基因或多基因突变。此外激素替代治疗也能增加乳腺癌的患病风险。和生殖及生育相关的因素如初潮早、月经周期短、停经晚、晚生育或者不生育、未母乳喂养等均和乳腺癌的发病密切相关。

2. 临床表现

早期乳腺癌因不具备典型症状和体征，不易引起患者重视。近年来随着乳腺癌筛查的普及，越来越多的早期乳腺癌被及时发现。乳腺癌的典型体征多在癌症中期和晚期才出现。根据国家卫生健康委员会《乳腺癌诊疗指南（2022年版）》，乳腺癌的典型临床表现为：①乳腺肿块，常为单发、质硬、边缘欠规则、活动欠佳，大多数为无痛性肿块，仅有少数为不同程度的隐痛或刺痛；②乳头溢乳，多为血性溢乳，可为单侧或双侧；③皮肤改变，可出现典型的"酒窝征""橘皮样改变""皮肤卫星结节"；④乳头、乳晕异常，包括乳头回缩、抬高、糜烂、破溃等；⑤腋窝淋巴结肿大，同侧腋窝出现肿大淋巴结，质硬、散在、可推动。随着病情发展，淋巴结可逐渐融合，并与皮肤和周围组织粘连、固定。晚期可在锁骨上和对侧腋窝摸到转移的淋巴结。

3. 诊断

临床上应当结合患者的临床表现、体格检查、影像学检查、组织病理学检查结果等信息进行乳腺癌的诊断和鉴别诊断。常规的乳腺影像学检查主要包括乳腺超声、乳腺钼靶 X 线摄影检查、乳腺 MRI 检查。其中超声检查适用于所有疑诊乳腺病变的人群，具有简便易行、灵活直观、无创无辐射等特点。钼靶 X 线摄影检查是乳腺疾病的最基本检查方法，在检出钙化灶方面，具有其他影像学方法无可替代的优势，但对致密型乳腺、近胸壁肿块的显示不佳。乳腺 MRI 检查的优势在于能显示多病灶、多中心或双侧乳腺癌病灶，并能同时显示肿瘤与胸壁的关系、腋窝淋巴结转移情况等，可为制订手术方式提供依据。基于我国的国情，乳腺 B 超可作为乳腺筛查的常规手段。影像学如发现可疑或有恶性征象，需通过切除病灶或针对病灶行活检以便获得足够的样本去完成后续的组织学或细胞学检验，最终明确诊断。

此外，晚期累及其他脏器时，乳腺癌可出现相应的生化指标的变化。如多发骨转移时，可出现血液中的碱性磷酸酶水平升高。血液中的肿瘤标志物 CA15-3、癌胚抗原可用于转移性乳腺癌患者的病程监测。

4. 治疗原则

根据肿瘤的生物学行为和患者的身体状况，联合运用多种治疗手段，以期提高疗效和改善患者的生活质量。早期乳腺癌（Ⅰ期和Ⅱ期）以手术治疗为主。目前Ⅰ期趋向于保乳手术加放射治疗，对具有高危复发倾向的患者可考虑术后给予辅助化疗。Ⅱ期乳腺癌往往先行外科手术治疗，术后再根据病理和临床情况进行辅助化疗。对肿块较大、有保乳倾向的患者，可考虑新辅助化疗（术前化疗）。对肿块较大、淋巴结转移数目多的病例可选择性给予放疗。局部晚期的乳腺癌（Ⅲ期）新辅助化疗后再做手术治疗，术后再根据情况和病理情况做放疗、化疗。以上各期患者如果受体阳性，应再化放疗结束后给予内分泌治疗。晚期的乳腺癌（Ⅳ期）进行以药物治疗为主的综合治疗。

（三）胃癌

1. 流行特征和高危因素

2020 年全球新发胃癌病例约 120 万，中国约占其中的 40%，足以显示在我国胃癌的疾病负担之重。胃癌的高危因素包含幽门螺杆菌感染、吸烟、重度饮酒等。同时我国部分区域居民的特殊饮食习惯，如食用高盐、腌制食品等原因，使得我国胃癌的发病呈地理聚集趋势，如西北地区和东南沿海地区发病率较高。此外，我国早期胃癌占比仅约 20%，大多数胃癌被发现时已是进展期，使得总体 5 年生存率不足 50%。近年来随着胃镜检查及无痛胃镜的普及，早期胃癌的比例逐年增高，患者的生存时间也越来越长。

2. 临床表现

根据《胃癌诊疗指南》（2022 年版），早期胃癌患者常无特异的临床症状，但随着病情的进展可出现类似胃炎、胃溃疡的症状，主要有：①上腹饱胀不适或隐痛，以饭后为重；②食欲减退、嗳气、反酸、恶心、呕吐、黑便等。进展期胃癌除上述症状外，常出现：①体重减轻、贫血、乏力。②胃部疼痛，胃癌一旦穿孔，可出现剧烈腹痛的胃穿孔症状。③恶心、呕吐。贲门部癌可出现进行性加重的吞咽困难及反流症状，胃窦部癌引起幽门梗阻时可呕吐宿食。④出血和黑便，肿瘤侵犯血管，可引起消化道出血。⑤其他症状如腹泻（患者因胃酸缺乏、胃排空加快）、转移灶的症状等。晚期患者可出现严重消瘦、贫血、水肿、发热、黄疸和恶病质。

3. 诊断

纤维内窥镜（简称"内镜"）检查及内镜下活检并取得病理诊断是目前诊断胃癌的金标准，有助于明确病变是否为癌、肿瘤的分化程度以及特殊分子表达水平。目前，内镜检查亦已应用于胃癌高危人群的筛查。

常规推荐的胃癌的影像检查包括：X 线气钡双重对比造影，其定位诊断优于常规 CT 或MRI，可指导临床医师手术方式及胃切除范围的选择。超声检查可作为胃癌患者的常规影像学检查方法，具有简便易行、灵活直观、无创无辐射等特点。CT 检查应为首选的临床分期手段，特别推荐胸腹盆腔联合大范围扫描。此外，对高度怀疑骨转移的患者可行骨扫描检查。

为动态观察肿瘤发生发展及评价临床疗效和患者的预后，可联合检测肿瘤标志物，进而提高检出率和鉴别诊断的准确度。常规推荐检测周围血中的 CA72-4、癌胚抗原（CEA）和 CA19-9 水平作为胃癌的肿瘤标志物。同时可在部分患者中进一步检测甲胎蛋白（AFP）和 CA125；AFP 对于特殊病理类型的胃癌，CA125 对于腹膜转移，均具有一定的诊断和判断预后的价值。

4. 治疗原则

与其他肿瘤类似，胃癌的治疗亦应当采取综合治疗的原则，即根据肿瘤病理学类型及临床分期，结合患者的全身状况和器官功能状态，采取多学科综合治疗（MDT）模式，有计划、综合合理地应用手术、化疗、放疗和靶向治疗等手段，达到根治或最大幅度地控制肿瘤、延长患者生存期、改善患者的生活质量的目的。根据《胃癌诊疗指南》（2022 年版），胃癌的治疗原则为：早期胃癌且无淋巴结转移证据，可根据肿瘤侵犯深度，考虑内镜治疗或手术治疗，术后无需辅助放疗或化疗。局部进展期胃癌或伴有淋巴结转移的早期胃癌，应当采取以手术为主的综合治疗。根据肿瘤侵犯深度及是否伴有淋巴结转移，可考虑直接行根治性手术或术前先行新辅助化疗，再考虑根治性手术。成功实施根治性手术的局部进展期胃癌，需根据术后病理分期决定辅助治疗方案（辅助化疗，必要时考虑辅助化放疗）。复发/转移性胃癌应当采取以药物治疗为主的综合治疗手段，在恰当的时机给予姑息性手术、放疗、介入治疗、射频治疗等局部治疗，同时也应当积极给予镇痛、支架置入、营养支持等最佳支持治疗。

（四）原发性肝癌

1. 流行特征和高危因素

原发性肝癌（简称肝癌）是我国第二大恶性肿瘤死因，仅次于肺癌。肝癌的主要危险因素包括乙型肝炎病毒感染、长期接触黄曲霉毒素、饮用水污染和酒精性肝硬化等。

2. 临床表现和诊断

肝癌早期无特殊症状，当发现肝痛、腹胀、腹包块、黄疸、消瘦等症状时，多处于中晚期。血清甲胎蛋白（AFP）是肝癌诊断和疗效监测的常见且重要的指标。肝脏超声影像结合血清 AFP 可用于肝癌的早期筛查，对于肝癌的高危人群建议至少每 6 个月筛查一次。当患者肝脏超声成像异常和/或血清 AFP 筛查异常时，动态增强 CT 和多参数 MRI 扫描是明确诊断的首选成像方法。肝脏 MRI 是肝癌临床诊断、分期和疗效评估的首选成像技术。

肝癌的诊断是目前唯一可以临床诊断（即无需病理诊断）的恶性肿瘤。结合肝癌发生的高危因素、影像学特征以及血清学分子标志物，依据如下步骤对肝癌进行临床诊断。有 HBV 或 HCV 感染背景，或有任何原因引起肝硬化者：①如发现肝内直径≤2cm 结节，多参数 MRI、动态增强 CT、超声造影或肝细胞特异性对比剂 Gd-EOB-DTPA 增强 MRI 等 4 项检查中至少有 2 项显示肝癌典型特征，则可以做出肝癌的临床诊断；对于发现肝内直径＞2cm 结节，则上述 4 种影像学检查中只要有 1 项典型的肝癌特征，即可以临床诊断为肝癌。②若不符合如上诊断要求且仍不能排除肝癌的患者，则需进行肝病灶穿刺活检或每 2~3 个月的影像学检查随访并结合血清 AFP 水平以明确诊断。③如血清 AFP 升高，特别是持续升高，应进行影像学检查以明确肝癌诊断；若上述 4 种影像学检查中只要有 1 项检查有典型的肝癌特征，即可以临床诊断为肝癌。

3. 治疗原则

① Ⅰ~ⅡA 期肝癌应尽量手术切除或消融治疗。因故不能切除者，宜行肝移植，其中ⅠB 期和ⅡA 期可考虑给予肝动脉化疗栓塞术（TACE）。

② ⅡB 期的病例可在 TACE、消融手术的基础上辅以全身药物治疗。

③ ⅢA 期的肝癌可综合考虑在 TACE、消融手术和全身药物治疗基础上再辅以放疗。

④ ⅢB 期的肝癌以全身药物治疗和放疗为主，但仍然可以从 TACE 治疗中获益。

⑤ Ⅳ期肝癌的治疗主要是舒缓治疗和对症支持或者肝移植。

（五）结直肠癌

1. 流行特征和高危因素

结直肠癌（colorectal carcinoma）又称大肠癌，包括结肠癌（colon carcinoma），和直肠癌（rectal carcinoma），是常见的恶性肿瘤。大肠癌的发病部位的发病率依次为直肠、乙状结肠、盲肠、升结肠、降结肠及横结肠。大肠癌的高危因素包括高脂肪高蛋白且缺少纤维素的饮食、大肠炎症、大肠腺瘤（大肠息肉多数属于腺瘤）、遗传易感基因及环境放射等因素。慢性溃疡性结肠炎（Crohn 病）的患者发生大肠癌的风险较正常人高 4~20 倍。出血性溃疡性结直肠炎患者也有较高的大肠癌发病风险。

2. 临床表现和诊断

凡是有大便规律改变、便血、腹痛等症状，应提高警惕，及时检查，以免延误；结肠癌以钡剂双重对比造影及纤维结肠镜检查为主，直肠则以肛门指检最为简单实用，以上检查均可早期发现大肠癌。超声显像、CT、MRI 等检查，对了解肿瘤外侵、有无转移灶都颇有帮助。近年来，正电子发射断层扫描（PET）和 PET-CT 可作为补充诊断的重要手段。血清癌胚抗原（CEA）的水平升高为非特异性的指标，但在对大肠癌的判断中，其阳性率达 70%，可作为术后监测复发和转移的手段。此外，对于部分合并 CA19-9 升高的大肠癌患者，CA19-9 可作为诊断和监测的肿瘤标志物。

3. 治疗原则

结肠癌和直肠癌的治疗原则：0 期的结肠癌和直肠癌均行术后定期观察即可，无需辅助治疗。

对于结肠癌而言：①Ⅰ期肿瘤手术后一般不需要辅助化疗，但有血管/淋巴管侵犯（脉管瘤栓）者应行辅助化疗。②Ⅱ期肿瘤有下列因素之一者应行术后辅助化疗：淋巴结取样不足 12 个，T4（ⅡB 期），淋巴管/血管侵犯、病理分化程度差，分子生物学检测（免疫组化等）有预后不良因素；术前有穿孔或（和）肠梗阻；患者要求辅助治疗。③Ⅲ期肿瘤术后常规行辅助化疗。

对于直肠癌而言：①Ⅰ期肿瘤在手术后一般不需要辅助化疗，但有血管/淋巴管侵犯（脉管瘤栓）者应行辅助化疗，视情况亦可予以同步放化疗或放疗。②ⅡA 期肿瘤有血管/淋巴管侵犯（脉管瘤栓）者应行术后同步放化疗或放疗，随后应行辅助化疗。分化差及分子生物学检测有预后不良因素者应行术后辅助化疗。③ⅡB 及Ⅲ期者应行术前同步放化疗或放疗，如术前未做者应行术后同步放化疗或放疗，术后常规行辅助化疗。

Ⅳ期结肠癌和直肠癌均以全身化疗为主，必要时辅助以其他局部治疗手段。

（六）宫颈癌

1. 流行特征和高危因素

宫颈癌是常见的妇科恶性肿瘤之一，发病率在我国女性恶性肿瘤中居第二位。宫颈癌的危险因素分为两类：一是生物学因素，即高危型的人乳头状病毒（HPV）持续感染；二是外源性的行为危险因素，包括初始性行为年龄小、高危性行为等增加 HPV 感染风险的行为、早婚、早育、多孕多产、经期或产褥期卫生不良、长期口服避孕药等生殖和孕产相关因素。

2. 临床表现

根据国家卫生健康委员会《宫颈癌诊疗指南》（2022 年版），宫颈癌前病变和早期宫颈癌可以没有任何症状，随着病变严重程度的增加，会出现接触性阴道出血（即性交之后的出血），异常白带如血性白带、白带增多，不规则阴道出血或绝经后阴道出血。晚期宫颈癌还可出现阴道大量出血，可合并有水样甚至米汤样白带，另外可能出现由于肿瘤侵犯其他器官所导致的相应症状，如侵犯膀胱可出现血尿，侵犯直肠可出现血便，肿瘤侵透膀胱、直肠可出现瘘，侵犯宫旁压迫输尿管导致肾盂积水可能出现腰疼，肺转移可能导致咳嗽、咯血等相关症状；肿瘤合并感染可出现发热症状；也可有肾功能衰竭及恶病质情况。

3. 诊断

宫颈/阴道细胞学涂片检查及 HPV 检测是现阶段发现早期宫颈癌及癌前病变（CIN）的初筛手段。阴道镜检查对发现宫颈癌前病变、早期宫颈癌、确定病变部位有重要作用，可提高活检的阳性率，阴道镜或直视下的宫颈组织学活检病理检查是最终确诊的金标准。由于解剖部位表浅，绝大多数宫颈癌经妇科检查及细胞病理学检查即可被确诊。妇科检查是临床分期最重要手段。在宫颈癌诊断中，影像学检查的价值主要是对肿瘤转移、侵犯范围和程度的了解，以指导分期及临床决策。用于宫颈癌的影像检查方法包括：腹盆腔超声、盆腔 MRI、腹盆腔 CT、胸部射线摄影及胸部 CT 检查。临床上怀疑膀胱或直肠受侵的患者应对其进行相应腔镜检查。鳞状细胞癌相关抗原，常常作为宫颈癌诊治过程中最常被检测的血清学肿瘤标志物。宫颈腺癌可以有癌胚抗原（CEA）、糖类抗原（carbohydrate antigen，如 CA-125）或 CA19-9 的升高。

4. 治疗原则

根据国家卫生健康委员会《宫颈癌诊疗指南》（2022 年版），宫颈镜下浸润癌（微小浸润癌）即 I A 期的肿瘤患者，分为 I A1 和 I A2。 I A1 期者如无生育要求则可行筋膜外全子宫切除术；如患者有生育要求，可行宫颈锥切术，切缘阴性则定期随访。如淋巴脉管间隙受侵可行宫颈锥切术（切缘阴性）或改良根治性子宫切除术并实施盆腔淋巴结切除术。 I A2 期宫颈癌可行次广泛子宫切除术加盆腔淋巴结切除术。对于宫颈浸润癌：

（1） I B1、 I B2、 II A1 期 采用手术或放疗，预后均良好。

（2） I B3、 II A2 期 可选择的治疗方法有：①同步放化疗；②根治性子宫切除及盆腔淋巴清扫、腹主动脉淋巴结取样、术后个体化辅助治疗；③新辅助化疗后手术；④同步放化疗后辅助子宫切除术。目前认为局部晚期患者的标准治疗仍是同步放化疗。

（3） II B~IV A 期 同步放化疗。

（4）IV B期 以全身药物治疗为主，支持治疗相辅助，部分患者可联合局部手术或个体化放疗。

七、常用缩写

乳腺影像报告及数据系统（breast imaging reporting and data system，BI-RADS）

多学科综合治疗协作组（multidisciplinary team，MDT）

经导管动脉灌注化疗（transcatheter arterial infusion chemotherapy，TAI）

经导管动脉化疗栓塞术（transcatheter arterial chemoembolization，TACE）

磁共振成像（magnetic resonance imaging，MRI）

正电子发射计算机断层扫描（positron emission tomography-computed tomography，PET-CT）

癌胚抗原（carcino embryonic antigen，CEA）

神经元特异性烯醇化酶（neuron-specific enolase，NSE）

细胞角蛋白 19 片段抗原 21-1（cytokeratin 19 fragment antigen21-1，CYFRA21-1）

胃泌素释放肽前体（pro-gastrin-releasing peptide，ProGRP）

鳞状上皮细胞癌抗原（squamous cell carcinoma antigen，SCCA）

超声检查（ultrasonography，US）

糖类抗原（carbohydrate antigen，CA）

经支气管镜针吸活检术（transbronchial needle aspiration，TBNA）

超声支气管镜引导下经支气管针吸活检术（endobronchial ultrasound-guided trans-bronchial needle aspiration，EBUS-TBNA）

肝动脉插管化疗栓塞术（transcatheter arterial chemoembolization，TACE）

乳腺自我检查（breast self-examination，BSE）

临床乳腺查体（clinical breast examination，CBE）

乳腺影像报告及数据系统（breast imaging reporting and data system，BI-RADS）

（钱朝南、聂娟）

第八节　体检项目及报告解读

一、常见慢性病的物理检查项目

（一）高血压

高血压作为一种常见的慢性疾病，其并发症多样且严重，因此除了常规血压测量外，还需要关注眼底检查、心电图检查、超声心动图检查。

（1）血压测量　通常采用袖带式血压计，包括水银血压计和电子血压计，测量时要遵循一定的规范，如袖带松紧合适（可容下 1~2 指），放置位置为肘部上方 2~3 厘米处，测量前保持安静，避免剧烈运动和情绪波动等，以确保结果准确性，参考值范围收缩压 90~140mmHg，舒张压 60~90mmHg。

（2）眼底检查　是高血压相关并发症物理检查中的重要一环。高血压可能导致视网膜病变，如视网膜动脉狭窄、出血等。通过眼底镜检查，医生可以观察到视网膜血管的变化，从而评估高血压对眼部的影响。

（3）心电图检查　有助于发现高血压可能引发的心脏问题，记录心脏的电活动，如左心室肥厚、心律失常等。高血压患者中心电图异常的比例较高，因此心电图检查对于高血压患者的心脏健康评估具有重要意义。

（4）超声心动图检查　可以评估心脏的结构和功能。通过超声心动图，医生可以观察到心脏的肌肉厚度、心室腔大小、心脏瓣膜功能等指标，从而全面了解心脏的健康状况。在高血压患者中，超声心动图常用于评估左心室肥厚和心脏功能。

除了以上几种物理检查方法外，高血压患者还需要定期进行肾功能检查、脑血管检查等，以评估高血压对全身各系统的影响。这些检查方法的综合运用，可以帮助医生全面了解高血压患者的病情，从而制订更为精准的治疗方案。

（二）血脂异常

血脂异常是心血管疾病的重要风险因素之一，其相关并发症的物理检查对于预防和早期发现心血管疾病具有重要意义。常用的血脂异常检查手段包括血脂水平测定、脂蛋白电泳分析、动脉粥样硬化斑块检测等。

（1）血脂水平测定　通过抽取静脉血，测定血清中的 TC、TG、HDL-C 和 LDL-C 等指标，可以全面了解血脂水平。全面血脂检查含七项，即血脂四项+载脂蛋白 A1（Apo A1）、载脂蛋白 B（Apo B）和脂蛋白 a [Lp（a）]。

（2）脂蛋白电泳分析　可以分离和测定不同种类的脂蛋白，有助于了解脂蛋白的分布和比例，从而评估心血管疾病的风险。

（3）动脉粥样硬化斑块检测　通过超声检查、磁共振成像等技术，可以检测动脉壁上的斑块形成和狭窄程度，从而评估心血管疾病的严重程度。研究表明，血脂异常患者动脉粥样硬化的发生率较高，因此及时检测并控制血脂水平对于预防心血管疾病具有重要意义。

除了以上检查手段外，血脂异常相关并发症的物理检查还包括血压、血糖、体重指数等多项指标的综合评估。

（三）糖尿病

血糖监测在糖尿病管理中具有至关重要的意义。通过定期监测血糖水平，医生和患者能够及时了解病情控制情况，从而调整治疗方案，减少并发症的发生。血糖监测的方法包括指尖血糖监测、糖化血红蛋白测定、尿糖检测、胰岛素和 C 肽测定等。

（1）指尖血糖监测　通过检查试纸和血糖仪、用酒精消毒手指、进行测试这三个步骤正确采集，具有简便快捷的优点。但存在频繁采血、疼痛不适等缺点。

（2）糖化血红蛋白测定　抽静脉血送到检验室，通过高效液相色谱法测定糖化血红蛋白的浓度，反映红细胞 3 个月平均血糖水平，是反映血糖控制情况的直接证据。

（3）尿糖检测　通过检测尿液中的葡萄糖含量来评估血糖控制情况。尿糖检测的结果通常以"+"或"-"表示。尿酮体检测与尿糖检测相似，通过检测尿液中的酮体含量来评估糖尿病患者的酮症酸中毒风险。

（4）胰岛素和 C 肽测定　通过空腹抽取静脉血，测定静脉血糖、空腹 C 肽，可同步测定空腹胰岛素，有助于评估患者的胰岛功能，预测糖尿病的发展进程。

除了上述基本检查外，糖尿病相关并发症的物理检查还包括眼底检查、神经传导速度测定、下肢血管超声检查等。眼底检查可以及早发现糖尿病视网膜病变，神经传导速度测定可以评估糖尿病周围神经病变的严重程度，下肢血管超声检查则可以发现糖尿病下肢血管病变，从而预防糖尿病足的发生。

（四）超重与肥胖

超重与肥胖的物理检查项目不仅有助于确定是否存在超重或肥胖问题，还能为制订个性化的减重计划提供重要依据。

（1）体重和身高测量　可以计算出体重指数（BMI），是最基本的物理检查项目之一。WHO 提供的分类标准：BMI 在 25~29.9 之间为超重，而 BMI≥30 则为肥胖。我国的标准：BMI 在 24~27.9 之间为超重，BMI≥28 为肥胖。

（2）腰围和臀围测量　通过比较腰围和臀围的比例，即腰臀比（WHR），可以更全面地了解个体脂肪分布情况。

（3）体脂肪百分比测定　通过生物电阻抗分析（BIA）或水下称重等方法，可以精确地测量体脂肪百分比，以反映个体在减重过程中脂肪和肌肉的变化情况。

（4）肌肉力量与耐力的测试　通过测量个体的肌肉力量和耐力水平，可以了解它们在日常生活中的活动能力和身体功能状况。

（五）高尿酸血症

高尿酸血症是一种常见的代谢性疾病，其发生与尿酸代谢和排泄异常密切相关。因此，通过定期监测尿酸水平，医生和患者能够及时了解病情控制情况，从而调整治疗方案，减少并发症的发生。

（1）尿酸水平测定　通过血液或尿液样本的检测，可以准确了解体内尿酸的排泄和代谢情况。尿酸水平测定的正常参考值范围：男性为150~416μmol/L，女性为89~357μmol/L。超出这个范围，就可能意味着高尿酸血症的存在。

（2）尿酸排泄功能评估　通过收集患者24小时尿液，测定其中尿酸的排泄量，并结合血尿酸水平计算得出。而尿酸排泄分数则是通过测定患者一定时间内的尿量和尿中尿酸浓度，计算尿酸排泄量与尿量的比值。

（3）关节液的检查和影像学检查　能够帮助医生发现患者是否存在痛风性关节炎等并发症。

（六）冠心病

冠心病，即冠状动脉粥样硬化性心脏病，其发病机制涉及多种因素，诊断方法也需要综合运用多种手段。

（1）心电图检查　通过记录心脏电位随时间的变化曲线，能够反映心脏电活动的变化，具有无创、简便、经济等优点。然而有时心电图的异常改变可能并不明显，或者与其他心脏疾病的表现相似，导致诊断困难。因此，在进行心电图检查时，医生需要结合患者的临床症状、体征和其他检查结果进行综合判断。

（2）超声心动图检查　通过高频声波在心脏结构上的反射来生成心脏内部结构的图像，在冠心病的诊断、病情监测和预后评估中发挥着重要作用。

（3）心脏磁共振成像（MRI）　利用强磁场和射频脉冲来生成心脏内部结构的详细图像，能够清晰地显示心脏的肌肉、瓣膜、血管等结构，为医生提供丰富的诊断信息。

（4）冠状动脉造影　向冠状动脉内注入造影剂，利用X线透视技术，医生可以清晰地观察到冠状动脉的形态、走向以及是否存在狭窄或阻塞，具有高度的准确性和可靠性，被誉为冠心病诊断的"金标准"。

（5）运动负荷试验　让患者逐渐增加运动强度，观察其心脏的反应和耐受能力，可用于诊断冠心病、评估心脏康复效果以及预测运动相关的心脏风险。

（七）慢阻肺

慢阻肺，即慢性阻塞性肺疾病（COPD），是一种慢性进展性的呼吸系统疾病，其发病机制涉及多种因素。慢阻肺的诊断方法有以下几种。

（1）肺功能检查　测量患者的肺活量、气流速度和气体交换能力等指标，可以准确评估肺部功能状况。常见的肺功能检查包括肺活量测定、一秒用力呼气容积（FEV_1）和用力肺活量（FVC）等。

（2）胸部 X 线检查　具有操作简便、费用相对较低、结果直观等优点，在多种疾病的诊断中发挥着重要作用，特别是在慢阻肺等呼吸系统疾病的诊断中，胸部 X 线检查更是不可或缺的诊断方式。

（3）动脉血气分析　测定血液中氧气和二氧化碳的含量以及酸碱平衡等指标，为医生提供患者呼吸和代谢状态的关键信息。

（4）呼吸功能监测　监测患者的呼吸频率、呼吸深度、肺活量等指标，医生可以及时了解患者的呼吸功能状况，为制订治疗方案提供重要依据。在实际应用中，呼吸功能监测不仅可以帮助医生判断病情的严重程度，还可以评估治疗效果和预后情况。

（5）分钟步行试验　要求患者在平坦的地面上尽可能快地行走 12 分钟，记录其行走的距离，能够反映患者的心肺功能状况和运动耐力水平，是慢阻肺等呼吸系统疾病患者常用的评估指标之一。

（八）肿瘤的影像学检查

肿瘤影像学检查在现代医学中扮演着至关重要的角色，目前常见有以下几种：

（1）X 线检查　具有操作简便、费用低廉等优点，常用于肺部、骨骼等部位的肿瘤筛查，为肿瘤的早期诊断提供重要线索。

（2）计算机断层扫描（CT）　不仅能够清晰显示肿瘤的位置、大小、形态，还能通过增强扫描评估肿瘤的血供情况，为临床治疗方案的制订提供重要依据。

（3）磁共振成像（MRI）　能够提供肿瘤的解剖学信息，还能通过功能成像技术反映肿瘤的生理和代谢特征，具有无辐射、多参数成像等特点。

（4）超声成像　通过超声检查，医生能够实时观察肿瘤的内部结构和血流情况，为肿瘤的诊断和治疗提供重要信息。此外，超声引导下的穿刺活检技术还能够实现精准取样，为肿瘤的病理学诊断提供有力支持。

（5）正电子发射断层扫描成像（PET）　与单光子发射计算机断层扫描（SPECT）等核医学检查技术通过检测肿瘤细胞的代谢活性，为肿瘤的诊断和疗效评估提供独特视角，反映肿瘤细胞的代谢状态，从而帮助医生判断肿瘤的恶性程度和治疗效果。

综上所述，常见的肿瘤影像学检查项目各具特色，相互补充，为肿瘤的诊断和治疗提供了全面、准确的信息。随着医学影像技术的不断发展，未来肿瘤影像学检查将在肿瘤的早期诊断、精准治疗和预后评估中发挥更加重要的作用。

（九）肿瘤标志物检测

肿瘤标志物的异常表达或释放可以为医生提供关于肿瘤存在、发展及预后的重要信息。常见的肿瘤标志物检测样本类型包括血液、尿液、组织样本等。其中，血液样本因易于获取和检测敏感性高而广泛应用于临床实践中。

（1）酶类肿瘤标志物　如前列腺特异性抗原（PSA），是前列腺癌的特异性标志物。

其水平升高可能提示前列腺癌的存在或复发。

（2）激素类肿瘤标志物 如人绒毛膜促性腺激素（hCG），在绒毛膜上皮癌、睾丸癌等癌症中可显著升高。

（3）蛋白质类肿瘤标志物 如癌胚抗原（CEA），在多种消化道肿瘤中均可升高，但其特异性相对较低。

（4）糖蛋白类肿瘤标志物 如 CA125，是卵巢癌的重要标志物。其水平升高可能提示卵巢癌的存在或病情进展。

（5）癌基因产物类肿瘤标志物 如 p53 蛋白，是多种癌症中常见的突变基因产物，其表达水平可反映肿瘤的恶性程度和预后。

（6）肿瘤相关抗原类肿瘤标志物 如黑色素瘤抗原（MAGE）、GAGE 等，是肿瘤特异性抗原，其表达与肿瘤的发生、发展密切相关。这些标志物的检测有助于发现早期肿瘤和评估治疗效果。

值得注意的是，肿瘤标志物的检测并非绝对准确，其特异性、敏感性以及临床应用价值因肿瘤类型、分期、个体差异等因素而异。因此，在肿瘤标志物的检测过程中，应结合患者的临床表现、影像学检查以及其他实验室检查，进行综合分析和判断。

二、血液生化检查项目

（一）血常规检查

血常规检查的内容包括白细胞、红细胞、血红蛋白及血小板等检查。

1. 白细胞（white blood cell，WBC）计数

白细胞是无色有核细胞，正常的外周血液中常见有中性粒细胞、嗜酸性粒细胞、嗜碱性粒细胞、淋巴细胞和单核细胞。

（1）参考值 成人末梢血：$(4.0\sim10.0)\times10^9/L$；成人静脉血：$(3.5\sim10.0)\times10^9/L$；新生儿：$(15.0\sim20.0)\times10^9/L$；6 个月~2 岁儿童：$(5.0\sim12.0)\times10^9/L$。

（2）临床意义（表 7-6） 影响白细胞计数的因素较多，其总数高于或低于正常值均为异常现象，必要时应结合白细胞分类计数和白细胞形态等指标综合判断。

表 7-6 白细胞计数临床意义

白细胞减少	白细胞增多
① 主要见于流行性感冒、麻疹、粒细胞缺乏症、再生障碍性贫血、白血病等疾病。	① 生理性主要见于月经前、妊娠、分娩、哺乳期妇女，以及剧烈运动、兴奋激动、饮酒、餐后等。新生儿及婴儿明显高于成人。
② 应用磺胺药、解热镇痛药、部分抗生素、抗甲状腺制剂、抗肿瘤药物时会导致白细胞减少。	② 病理性主要见于各种细菌感染（尤其是金黄色葡萄球菌、肺炎链球菌等化脓性感染）、慢性白血病、恶性肿瘤、尿毒症、糖尿病酮症酸中毒，以及有机磷农药、催眠药等化学药物的急性中毒
③ 特殊感染如革兰阴性菌感染（伤寒、副伤寒）、结核分枝杆菌感染、病毒感染（风疹、肝炎）、寄生虫感染（疟疾）亦会出现白细胞减少	

2. 红细胞（red blood cell，RBC）计数

红细胞是血液中数量较多的有形成分，其能在携带和释放氧气至全身各个组织的同时运输二氧化碳，协同调节维持酸碱平衡和免疫黏附作用。

（1）参考值 成年男性：$(4.0\sim5.5)\times10^{12}/L$；成年女性：$(3.5\sim5.0)\times10^{12}/L$；新生儿：$(6.0\sim7.0)\times10^{12}/L$；儿童：$(3.9\sim5.3)\times10^{12}/L$。

（2）临床意义 见表 7-7。

表 7-7 红细胞计数临床意义

红细胞减少	红细胞增多
① 见于造血物质缺乏：由营养不良或吸收不良引起，如慢性胃肠道疾病、酗酒、偏食等，引起铁、叶酸等造血物质不足，或蛋白质、铜、维生素 C 不足。 ② 骨髓造血功能低下：原发性或药物、放射等多种理化因素所致的再生障碍性贫血、白血病、癌症骨转移等。 ③ 红细胞破坏或丢失过多：先天失血或后天获得性溶血性贫血、急慢性失血性贫血、出血。 ④ 继发性贫血：如各种炎症、结缔组织病、内分泌病	① 相对性增多：连续性呕吐、反复腹泻、排汗过多、休克、多汗、大面积烧伤，大量失水，血浆量减少，血液浓缩，使血液中的各种成分浓度相应增多，仅为一种暂时的现象。 ② 绝对性增多：生理性增多，如机体缺氧和高原生活、胎儿、新生儿、剧烈运动或体力劳动、骨髓释放红细胞速度加快等；病理代偿性和继发性增多，常继发于慢性肺源性心脏病、肺气肿、高山病和肿瘤患者；真性红细胞增多症

3. 血红蛋白（hemoglobin，Hb）计数

血红蛋白是组成红细胞的主要成分，其增减的临床意义基本上与红细胞增减的意义相同，但血红蛋白能更好地反映贫血的程度。

（1）参考值 成年男性：$120\sim160g/L$；成年女性：$110\sim150g/L$；新生儿：$170\sim200g/L$。

（2）临床意义（表 7-8） 血红蛋白量减少是诊断贫血的重要指标，但不能确定贫血的类型，需结合其他检测指标综合分析。

表 7-8 血红蛋白计数临床意义

血红蛋白减少	血红蛋白增多
① 见于出血、再生障碍性贫血、类风湿关节炎，以及急、慢性肾炎所致的出血。 ② 其他疾病如缺铁性贫血、胃溃疡、胃肠肿瘤、月经过多、痔疮出血亦会导致血红蛋白量减少	① 见于慢性肺源性心脏病、紫绀型先天性心脏病、真性红细胞增多症、高原病和大细胞高色素性贫血等疾病。 ② 大量失水、严重烧伤会导致血红蛋白量急剧增多。 ③ 应用对氨基水杨酸钠、伯氨喹、维生素 K、硝酸甘油等

4. 血小板（blood platelet，PLT）计数

血小板是由骨髓中成熟巨核细胞的细胞质脱落而来，具有对毛细血管的营养和支持作用、凝血止血作用。

（1）参考值 $(100\sim300)\times10^9/L$。

（2）临床意义 见表 7-9。

表 7-9　血小板计数临床意义

血小板减少	血小板增多
① 见于骨髓造血功能障碍、再生障碍性贫血、各种急性白血病、全身性红斑狼疮、恶性贫血、巨幼红细胞性贫血等疾病。 ② 血小板破坏过多：特发性血小板减少性紫癜、肝硬化、脾功能亢进、体外循环等。 ③ 血小板分布异常：脾肿大、各种原因引起的血液稀释。 ④ 其他疾病：弥散性血管内凝血（DIC）、阵发性睡眠血红蛋白尿症、某些感染（如伤寒、黑热病、麻疹、出血热多尿期前、传染性单核细胞增多症）、出血性疾病（如血友病、坏血病、阻塞性黄疸、过敏性紫癜）。 ⑤ 药物中毒或过敏引起。抗血小板药阿司匹林、噻氯匹定可引起血小板减少；应用某些抗肿瘤药、抗生素、磺胺药、细胞毒性药可引起血小板减少	① 见于原发性血小板增多症、慢性粒细胞性白血病、真性红细胞增多症、多发性骨髓瘤、骨髓增生病、类白血病反应等。 ② 急性失血性贫血，脾摘除术后，骨折、出血等创伤

（二）尿液检查

尿液是人体泌尿系统排出的代谢废物，正常人每日排出尿液 1000~2000mL。尿液检查可用于泌尿系统、血液及代谢系统疾病，以及职业病、药物安全性监测。

1. 尿液酸碱度

定性检测结果多为中性或弱酸性，参考值为 pH5~8。

临床意义（表 7-10）：

表 7-10　尿液酸碱度临床意义

尿液酸碱度降低	尿液酸碱度升高
由代谢性或呼吸性酸中毒、糖尿病酮症酸中毒、痛风、尿酸盐和胱氨酸结石、严重腹泻及饥饿状态引起。用药方面，应用酸性药物如维生素 C、氯化铵等	由代谢性或呼吸性碱中毒、感染性膀胱炎、长期呕吐、草酸盐和磷酸盐结石症、肾小管性酸中毒疾病引起。应用碱性药物，如碳酸氢钠、乳酸钠等药物，可使尿液 pH 升高

2. 尿比重

尿比重是指 4℃时尿液与同体积纯水的重量之比。成人尿比重参考值为 1.015~1.025，新生儿为 1.002~1.004。

临床意义（表 7-11）：

表 7-11　尿比重临床意义

尿比重降低	尿比重增高
慢性肾炎、慢性肾功能不全、慢性肾盂肾炎、肾小球损害性疾病、急性肾功能衰竭多尿期、蛋白质营养不良、恶性高血压、低钙血症等疾病	见于急性肾小球肾炎、心力衰竭、糖尿病、高热、休克、腹水、周围循环衰竭、泌尿系梗阻等

3. 尿蛋白

正常人 24 小时尿液中的尿蛋白含量极微，定性检测结果多为阴性或弱阳性。但当人体肾脏的肾小球通透能力亢进（肾炎）或血浆中低分子蛋白质过多，蛋白质进入尿液中，超过肾小管的重吸收能力，便会出现蛋白尿。

临床意义（表 7-12）：

表 7-12 尿蛋白临床意义

生理性蛋白尿	病理性蛋白尿
由剧烈运动、发热、低温刺激、精神紧张导致。或妊娠期妇女也会有轻微蛋白尿	见于肾小球性、肾小管性或肾小球、肾小管同时受损的混合性蛋白尿。当应用氨基糖苷类抗生素、多肽类抗生素、抗真菌等药物，亦会出现蛋白尿

4. 尿葡萄糖

尿液中的糖类主要为葡萄糖，定性检测结果多呈阴性。当血糖阈值超过肾阈值或肾阈降低时，肾小球滤过葡萄糖量超过肾小管重吸收的最大值，则出现糖尿。

临床意义（表 7-13）：

表 7-13 尿葡萄糖临床意义

生理性尿糖	病理性尿糖
健康成人短时间内如过量进食糖类，妊娠末期或哺乳期妇女可有一过性生理性尿糖。剧烈运动后、头部外伤、脑出血、癫痫发作、各种中毒也会出现暂时性尿糖	内分泌疾病、糖尿病，垂体和肾上腺疾病如肢端肥大症、肾上腺皮质功能亢进、甲状腺功能亢进、心肌梗死、肥胖、肝脏疾病、肿瘤等。烧伤、骨折，应用肾上腺皮质激素、避孕药也可引起尿糖阳性

5. 胆红素

胆红素是血红蛋白的降解产物，定性检测结果多为阴性，尿胆红素的检出是显示干细胞损伤和鉴别黄疸的重要指标，在诊断和预后上有重要意义。

尿胆红素阳性多见于肝细胞性黄疸（如病毒性肝炎、肝硬化、酒精性肝炎）和阻塞性黄疸（如化脓性胆管炎、胆囊结石、胆道肿瘤等）。

6. 尿酮体

酮体是体内脂肪酸氧化的中间产物，酮体在肝脏中产生，在血液中循环，在其他组织中氧化生成 CO_2 和 H_2O，但在正常人体中极少有酮体，定性检测结果为阴性。尿酮体增高多见于非糖尿病酮尿和糖尿病酮尿。

临床意义（表 7-14）：

7. 尿胆原

尿胆原是结合胆红素从肝脏排泄进入直肠后，在小肠下部和结肠经细菌的还原作用生成的物质。一部分尿胆原进入肝肠循环，其中仅有少量进入血液循环，又经肾脏排入尿液中，正常人体尿液含有少量的尿胆原，定性检测结果为阴性或弱阳性。

临床意义（表 7-15）：

表 7-14　尿酮体临床意义

非糖尿病酮尿	糖尿病酮尿
婴儿、儿童急性发热，伴随呕吐、腹泻、中毒，常出现酮尿；新生儿如有严重酮症酸中毒应疑为遗传性代谢性疾病；酮尿也可见于寒冷、剧烈运动后紧张性状态、妊娠期、食入低糖性食物、禁食、呕吐、甲状腺功能亢进等。伤寒、麻疹、猩红热、肺炎等疾病也可见尿酮体阳性反应	糖尿病尚未控制或未曾治疗，持续出现酮尿时，提示有酮症酸中毒，尿液中排出大量酮体，常早于血液中酮体的升高

表 7-15　尿胆原临床意义

尿胆原减少	尿胆原增多
见于肝细胞性黄疸、溶血性黄疸、顽固性便秘、肠梗阻、发热、溶血性贫血、充血性心衰等	见于阻塞性黄疸

8. 尿白细胞

正常成人的尿液中可有少数白细胞，超过一定数量时则为异常。参考值为 0~3 个/HPF。

临床意义：尿中白细胞增多见于泌尿系统感染、慢性肾盂肾炎、膀胱炎、前列腺炎，女性白带混入尿液时，也可发现较多的白细胞。另由药品所致的过敏反应，尿中会出现多量嗜酸性粒细胞。

9. 尿潜血

尿液中如混合含有 0.1% 以上血液时，肉眼可观察到血尿；血液量在 0.1% 以下时，仅能通过潜血反应发现。尿液潜血即反映尿液中的血红蛋白和肌红蛋白，正常人定性检测结果为阴性。

临床意义（表 7-16）：

表 7-16　尿潜血临床意义

尿血红蛋白阳性	尿肌红蛋白阳性
红细胞被大量破坏，产生过多的游离血红蛋白，经肾由尿液排出。主要见于创伤（如心瓣膜手术、严重烧伤）、阵发性血红蛋白尿及引起血尿的疾病（肾炎、肾结石、肿瘤、感染、疟疾）、微血管性溶血性贫血（溶血性尿毒症、肾皮质坏死）、用药（阿司匹林、磺胺药）	主要见于创伤（挤压综合征、电击伤、烧伤等）、原发性肌肉疾病（肌肉萎缩、皮肌炎、肌营养不良）、局部缺血性肌红蛋白尿（心肌梗死、动脉阻塞）、代谢性疾病（肌糖原类疾病、糖尿病酮症酸中毒）、中毒（酒精、药物中毒）

10. 尿沉渣管型

尿沉渣管型是由尿液中蛋白在肾小管内聚集而成，尿液中出现管型是肾实质病变的证据，参考值为 0 或偶见。常见的管型种类有：透明管型、细胞管型（白细胞、红细胞、上皮细胞）、颗粒管型、脂肪管型、蜡样管型和细菌管型等。

临床意义（表 7-17）：

表 7-17　尿沉渣管型临床意义

病因	临床意义
急性肾小球肾炎	可见较多透明管型及颗粒管型，还可见红细胞管型
慢性肾小球肾炎	可见较多细、粗颗粒管型，也可见透明管型，偶见脂肪管型、蜡样管型和宽大管型
肾病综合征	有脂肪管型，容易见细、粗颗粒管型，也可见透明管型
急性肾盂肾炎	少见白细胞管型，偶见颗粒管型
慢性肾盂肾炎	可见较多白细胞管型、粗颗粒管型
其他	可见于应用多黏菌素、磺胺嘧啶、磺胺甲噁唑、顺铂等药物所致

（三）粪便检查

人每日有 500~1000mL 食糜残渣进入结肠，其中含水分 3/4，剩余 1/4 为固体成分，水分和电解质大部分在结肠上半段吸收。

正常人的粪便色泽为黄褐色，婴儿为黄色，均为柱状软便。影响粪便颜色的因素如下：①饮食。肉食者粪便为黑褐色，绿叶菜食者粪便为暗绿色，食用巧克力、咖啡者粪便为酱色，食用西红柿、西瓜者粪便为红色，食用黑芝麻者粪便为无光泽的黑色。②药物。口服药用炭、铋制剂、铁制剂、中草药者粪便可呈无光泽的灰黑色；服用大黄、番泻叶等呈黄色。

1. 异常粪便临床意义

异常粪便临床意义见表 7-18。

表 7-18　异常粪便临床意义

异常粪便	临床意义
稀糊状或水样粪便	常由肠蠕动亢进、水分吸收不充分所致，见于各种肠道感染性或非感染性腹泻，或急性胃肠炎；若出现大量的黄绿色稀便并含有膜状物则应考虑伪膜性肠炎；大量稀水便也可见于获得性免疫缺陷综合征（简称艾滋病）患者肠道孢子虫感染
米泔水样便	由肠道受刺激，大量分泌水分所致，见于霍乱、副霍乱等
黏液便	由肠道受刺激分泌黏液过多所致，见于小肠炎症（黏液混于粪便中）、大肠炎症（黏液附着于粪便表面）
冻状便	主要见于过敏性肠炎、慢性细菌性痢疾等
脓血便	为下段肠道疾病的表现，主要见于细菌性痢疾、溃疡性结肠炎、直肠或结肠癌、阿米巴痢疾（暗红果酱样色）
乳凝块便	为脂肪或酪蛋白消化不良的表现，常见于儿童消化不良
鲜血便	主要见于痔疮、肛裂、息肉等下消化道出血等
柏油便	粪便黑色有光泽，为上消化道出血（>50mL）后，红细胞被消化液消化所致，如粪便隐血强阳性可确定为上消化道出血
白陶土便	由于胆汁减少或缺乏，粪胆素减少或缺乏，见于各种病因的阻塞性黄疸
细条便	为直肠狭窄的表现，主要见于直肠癌

2. 粪隐血

一般情况下，粪便中无可见红细胞，结果通常为阴性。

在病理情况下，粪隐血可见于以下情况。①消化道溃疡：胃、十二指肠溃疡患者的隐血阳性率可达 55%~77%，可呈间歇性阳性，虽出血量大但非持续性。②消化道肿瘤：胃癌、结肠癌患者的隐血阳性率可达 87%~95%，出血量小但呈持续性。③其他疾病：如肠结核、克罗恩病、溃疡性结肠炎；全身性疾病如紫癜、急性白血病、伤寒、回归热、钩虫病等；对老年人则有助于早期发现消化道恶性肿瘤。

3. 粪胆原

大部分粪胆原在结肠被氧化为尿胆素而被排出体外，正常粪便中检查呈阳性反应。

临床意义（表 7-19）：

表 7-19　粪胆原临床意义

粪胆原减少	粪胆原增多
在阻塞性黄疸时明显减少；在肝细胞性黄疸时可增加或减少	在溶血性黄疸时明显增加；也可见于阵发性睡眠性血红蛋白尿症

（四）生化检查

1. 肝功能检查

检测肝脏功能指标，如谷丙转氨酶、谷草转氨酶、总胆红素等，用于诊断肝脏疾病。

临床意义（表 7-20）：

表 7-20　肝功能检查临床意义

肝功能指标	临床意义
谷丙转氨酶（ALT）	反映肝脏损伤的敏感指标，升高常见于肝炎、肝硬化、肝癌等肝病
谷草转氨酶（AST）	反映肝脏损伤的指标之一，升高常见于肝病、心肌梗死等
总胆红素（TBIL）	反映黄疸的指标，升高常见于黄疸性肝炎、肝硬化等
直接胆红素（DBIL）	反映黄疸的指标，升高常见于梗阻性黄疸、肝炎等

2. 肾功能检查

检测肾脏功能指标，如尿素氮、肌酐、尿酸、尿蛋白等，用于诊断肾脏疾病。

临床意义（表 7-21）：

表 7-21　肾功能检查临床意义

肾功能指标	临床意义
尿素氮（BUN）	反映肾脏功能的指标之一，升高常见于肾功能不全、尿毒症等
肌酐（CREA）	反映肾脏功能的指标之一，升高常见于肾功能不全、尿毒症等
尿酸（UA）	反映肾脏功能的指标之一，升高常见于痛风、肾功能不全等
尿蛋白（PRO）	反映肾脏功能的指标之一，阳性常见于肾炎、肾病综合征等

3. 血脂检查

检测血脂指标，如总胆固醇、甘油三酯、高密度脂蛋白胆固醇等，用于评估心血管疾病风险。详细见"血脂异常"。

4. 血糖检查

检测血糖指标，用于诊断糖尿病和评估血糖控制情况。详细见"糖尿病"。

三、其他检查项目

1. 病理检查

病理检查包括胃镜检查、结肠镜检查、活组织检查、细胞学检查。

临床意义（表 7-22）：

表 7-22 病理检查临床意义

病理检查项目	临床意义
胃镜检查	胃镜检查是一种侵入性检查方法，可以直观地观察食管、胃和十二指肠的病变情况。使用一根带有摄像头的软管从口腔进入，经过咽喉到达食管、胃和十二指肠，医生会通过屏幕观察这些部位的情况并取样
结肠镜检查	结肠镜检查用于检测结肠内部的疾病，如息肉、炎症或癌症等。将一细长、柔软且带有微型照相机的纤维光束装置插入肛门，经由直肠、乙状结肠至盲肠止
活组织检查	活组织检查是获取组织样本以评估其是否异常或是否存在特定疾病的诊断手段。通常在内窥镜检查过程中采集，也可单独进行；具体方式取决于目标位置及医师判断
细胞学检查	细胞学检查主要是对身体内的细胞进行显微镜下的观察，从而判断是否有癌变的可能性。一般需要提取患者的体液或者分泌物，然后制成涂片进行染色处理，在显微镜下观察细胞形态来确定病情

2. 免疫学检查

免疫学检查项目包括乙型肝炎病毒表面抗原（HBsAg）、乙型肝炎病毒表面抗体（HBeAb）、乙型肝炎病毒 e 抗原（HBeAg）、乙型肝炎病毒 e 抗体（HBeAb）、乙型肝炎病毒核心抗体（HBcAb）、免疫球蛋白 G（IgG）、免疫球蛋白 A（IgA）、免疫球蛋白 M（IgM）、免疫球蛋白 D（IgD）、免疫球蛋白 E（IgE）、心肌肌钙蛋白 T（cTnT）、肌红蛋白（Mb）、类风湿因子（RF）。

临床意义（表 7-23）：

表 7-23 免疫学检查临床意义

免疫学检查项目	参考值	临床意义
HBsAg	阴性	阳性见于急性乙型肝炎、乙肝病毒（HBV）携带者，是乙肝病毒感染的指标，但不反映病毒复制情况及预后
HBsAb	阴性	为保护性抗体，阳性表示对乙肝病毒有抵抗力，是 HBV 感染恢复的标志
HBeAg	阴性	是病毒复制活跃及传染性较强的指标。如若持续为阳性，表明肝细胞损害较重，且可转为慢性乙型肝炎或肝硬化

免疫学 检查项目	参考值	临床意义
HBeAb	阴性	是病毒复制少、传染性减弱的指标。阳性表示大部分乙肝病毒被消除，复制减少，传染性减低，但并非无传染性
HBcAb	阴性	（1）乙型肝炎病毒核心抗体 IgG（HBcAb-IgG）：阳性见于慢性肝炎、乙肝病毒携带者和肝癌患者等。 （2）乙型肝炎病毒核心抗体 IgM（HBcAb-IgM）：阳性是乙型肝炎近期感染指标，也是 HBV 在体内持续复制的指标，并提示患者血液有传染性
IgG	7.0~16.6g/L	（1）IgG 增高： ① IgG、IgA、IgM 在机体的防御中发挥重要作用。若 IgG、IgA、IgM 几种不同的免疫球蛋白均增高称之为多克隆性增高，常见于各种感染，特别是慢性感染、自身免疫性疾病［如系统性红斑狼疮（SLE）］、淋巴瘤、肺结核、肝脏疾病和寄生虫病等； ② 单一的免疫球蛋白增高，又称单克隆性增高，主要见于免疫增殖性疾病，如多发性骨髓瘤等。 （2）IgG 降低：可见于各种先天性或获得性体液免疫缺陷病、联合免疫缺陷病等
IgA	0.7~3.5g/L	（1）IgA 增高：见于 IgA 型分泌型多发性骨髓瘤（MM）、系统性红斑狼疮、类风湿关节炎、肝硬化和肾脏疾病等。 （2）IgA 降低：多见于反复呼吸道感染、原发性和继发性免疫缺陷病及自身免疫性疾病等
IgM	0.5~2.6g/L	（1）IgM 增高：见于病毒性肝炎初期、系统性红斑狼疮、类风湿关节炎、肝硬化等。 （2）IgM 降低：可见于 IgA 型多发性骨髓瘤、先天性免疫缺陷病、免疫抑制疗法后、淋巴系统疾病和肾病综合征等
IgD	0.6~2.0mg/L	IgD 增高见于： （1）IgD 型多发性骨髓瘤病。 （2）流行性出血热、过敏性哮喘、特应性皮炎等也可见 IgD 升高。 （3）妊娠后期、大量吸烟也可见 IgD 生理性升高
IgE	0.1~0.9mg/L	（1）IgE 升高：见于变态反应性疾病、寄生虫感染、急慢性肝炎、系统性红斑狼疮、类风湿关节炎等。特别是 IgE 型多发性骨髓瘤患者，IgE 增高可作为临床确诊依据。 （2）IgE 降低：多见于先天性或获得性丙种球蛋白缺乏症、恶性肿瘤、长期使用免疫抑制剂等
cTnT	0.02~0.13μg/L	肌钙蛋白为发现的心肌蛋白标志物，具有高度心肌特异性。主要用于诊断心肌缺血性损伤，包括心绞痛、可逆性心肌组织损伤、不稳定型心绞痛、心肌梗死等
Mb	50~85μg/L	肌红蛋白是一项出现早、敏感性高而非特异性的诊断指标，对急性心肌梗死（AMI）早期诊断有一定价值。它存在于心肌和骨骼肌中，在急性心肌梗死时释放入血，症状出现后 1~3 小时升高，4~12 小时达到高峰，故在诊断急性心肌梗死和判断急性心肌梗死病情方面具有一定的价值。

续表

免疫学 检查项目	参考值	临床意义
Mb	50~85μg/L	（1）骨骼肌损伤：急性肌肉损伤和肌病。 （2）休克。 （3）急性或慢性肾衰竭
RF	阴性	（1）类风湿疾病时，RF阳性率可达70%~90%，类风湿关节炎的阳性率为70%。 （2）其他自身免疫性疾病均有较高的阳性率。 （3）微生物和寄生虫的感染及部分胶原性疾病也可出现类风湿因子阳性

（宋卉、陈善霞）

附表1

成年男性常规体检项目参考

[——2024年广东省直单位处级及以下干部职工体检项目（男性）]

项目分类		项目名称	检查意义
常规 （必做）	一般 检查	测身高、体重、腰围 常规检查：血压、心率	了解是否高血压，以便早期治疗，根据腰围和体重指数判断是否肥胖
	体格 检查	内科检查及评估	检查心、肺、肝、脾、颈部等处淋巴结，甲状腺，脊柱、四肢骨关节等疾病
		耳鼻喉科检查	鼻前庭、鼻中隔、鼻甲、鼻道、咽部、咽后壁、鼻咽部、耳廓、外耳道、鼓膜等部位的检查
		眼科检查	检查视力、辨色力，对结膜、巩膜、角膜及眼底进行检查
	仪器 检查	心电图检查	检查心律失常、传导阻滞、心室大小、有无缺血及心梗
		肝胆脾、胰腺彩超	观察脏器的形态大小，有无囊肿、胆结石、胆囊息肉、实性占位性病变
		泌尿系统彩超	观察脏器的形态大小，有无囊肿、结石、积水、肿瘤，有无输尿管、膀胱病变，男性包括前列腺病变
		甲状腺彩超	观察形态大小；有无肿大，甲状腺炎，囊性、实性占位，肿瘤
		颈动脉彩超	检测颈部动脉内中膜厚度及有无斑块形成，早期筛查心脑血管疾病
	化验 检测	血常规	检查有无炎症、病毒性感染、贫血及血液系统疾病
		肝功七项（ALT、AST、TP、ALB、TBIL、DBIL、GGT）	了解肝脏功能情况，是否有肝功能损害、胆道梗阻等
		肾功四项	检查肾脏疾病、尿路梗阻、尿路结石、痛风等疾病
		血脂四项	检查血脂指标是否正常，预测动脉粥样硬化及心脑血管疾病
		同型半胱氨酸	心血管病，尤其是冠状动脉粥样硬化和心肌梗死的危险指标

项目分类	项目名称		检查意义
常规（必做）	化验检测	空腹血糖测定	糖代谢紊乱相关疾病的诊断、鉴别与病情监测
		糖化血红蛋白	糖尿病筛查
		甲胎蛋白（AFP定量）	早期筛查肝脏肿瘤
		癌胚抗原（CEA定量）	早期筛查胃肠道肿瘤
		EB病毒衣壳抗原IgA定量	早期筛查鼻咽癌
		CA199	胰腺癌、胆道恶性肿瘤、胃肠道肿瘤的诊断和疗效监测
		前列腺特异性抗原（PSA）	早期筛查前列腺肿瘤
		尿常规+尿沉渣	检查肾脏、泌尿系有无炎症、结石等疾病
		尿微量白蛋白（或ACR）	反映早期肾小球损伤的敏感指标
		大便常规+大便潜血	了解大便性状、黏液、寄生虫卵、隐血试验
自选1（A、B二选一）	A	胸部低剂量CT（建议40岁以上选）	了解有无肺部病变，40岁以上建议选择此项代替DR胸部正侧片
	B	胸部X线检查（DR）	用于肺部疾病、心脏肥大等心脏疾病、外纵隔疾病的诊断
		心脏彩色超声心动图	观察各心房室腔、瓣膜及大血管形态大小、心内结构、血流情况及功能测定
自选2（C、D、E三选一）	C	甲功三项（FT3、FT4,TSH）	检测甲状腺功能亢进、甲状腺功能紊乱及甲状腺疾病
		FPSA	早期筛查前列腺肿瘤
	D	骨密度	检查骨质疏松情况
		彩色经颅多普勒（TCD）或颈部血流动力学检测	检测颅内各支主要动脉血流动力的一项无创性检查
	E	碳13尿素呼气试验（或者HP毒株分型抽血）	筛查胃部有无幽门螺杆菌感染或治疗后复查

附表2

成年女性常规体检项目参考

[——2024年广东省直单位处级及以下干部职工体检项目（女性）]

项目分类	项目名称		检查意义
常规（必做）	一般检查	测身高、体重、腰围	了解是否高血压，以便早期治疗，根据腰围和体重指数判断是否肥胖
		常规检查：血压、心率	
	体格检查	内外科检查及评估	检查心、肺、肝、脾、颈部等处淋巴结，甲状腺，脊柱、四肢骨关节等疾病
		耳鼻喉科检查	鼻前庭、鼻中隔、鼻甲、鼻道、咽部、咽后壁、鼻咽部、耳廓、外耳道、鼓膜等部位的检查

项目分类	项目名称		检查意义
常规（必做）	体格检查	眼科检查	检查视力、辨色力，对结膜、巩膜、角膜及眼底进行检查
	妇科检查	妇检（女已婚）	检查外阴、阴道、宫颈、子宫及附件盆腔是否异常
		阴道分泌物检查（女已婚）	检查念珠菌、滴虫、脓细胞，检查清洁度，是否有感染阴道炎
		液基薄层细胞制片术（显微摄影）（女已婚）	检查宫颈炎，重点筛查宫颈癌
	仪器检查	心电图检查	检查心律失常、传导阻滞、心室大小、有无缺血及心肌梗死
		肝胆脾、胰腺彩超	观察脏器的形态大小，有无囊肿、胆结石、胆囊息肉、实性占位性病变
		泌尿系统彩超	观察脏器的形态大小，有无囊肿、结石、积水、肿瘤，有无输尿管、膀胱病变
		甲状腺彩超	观察形态大小；有无肿大，甲状腺炎，囊性、实性占位，肿瘤
		颈动脉彩超	检测颈部动脉内中膜厚度及有无斑块形成，早期筛查心脑血管疾病
		子宫附件彩超	观察子宫卵巢形态大小、宫内膜厚度，有无囊性、实性、混合性、占位性病变
		乳腺彩超	观察乳腺有无增生，囊性、实性占位，肿瘤
	化验检测	血常规	检查有无炎症、病毒性感染、贫血及血液系统疾病
		肝功七项（ALT、AST、TP、ALP、TBIL、DBIL、GGT）	检查肝脏有无疾病、肝脏损害程度及鉴别与发生黄疸的病因
		肾功四项	检查肾脏疾病、尿路梗阻、尿路结石、痛风等疾病
		血脂四项	检查血脂指标是否正常，预测动脉粥样硬化及心脑血管疾病
		空腹血糖测定	糖代谢紊乱相关疾病的诊断、鉴别与病情监测
		糖化血红蛋白	糖尿病筛查
		甲胎蛋白（AFP定量）	早期筛查肝脏肿瘤
		癌胚抗原（CEA定量）	早期筛查胃肠道肿瘤
		EB病毒衣壳抗原IgA定量	早期筛查鼻咽癌
		CA199	胰腺癌、胆道恶性肿瘤、胃肠道肿瘤的诊断和疗效监测
		尿常规+尿沉渣	检查肾脏、泌尿系有无炎症、结石等疾病
		大便常规+大便潜血	了解大便性状、黏液、寄生虫卵、隐血试验

项目分类		项目名称	检查意义
自选1 （A、B 二选一）	A	胸部低剂量 CT（40 岁以上建议选）	了解有无肺部病变，40 岁以上建议选择此项代替 DR 胸部正侧片
	B	胸部 X 线检查（DR）	用于肺部疾病、心脏肥大等心脏病、外纵隔疾病的诊断
		心脏彩色超声心动图	观察各心房室腔、瓣膜及大血管形态大小、心内结构、血流情况及功能测定
自选2 （C、D、E 三选一）	C	HPV-DNA 分型（荧光 PCR 法）全套	联合筛查宫颈癌前病变和宫颈癌
	D	CA125	筛查卵巢癌等
		尿微量白蛋白（或 ACR）	反映早期肾小球损伤的敏感指标
	E	碳 13 尿素呼气试验（或者 HP 毒株分型抽血）	筛查胃部有无幽门螺杆菌感染或治疗后复查
		同型半胱氨酸	心血管疾病，尤其是冠状动脉粥样硬化和心肌梗死的危险指标

附表 3

成年男性升级体检项目参考

［——2024 年广东省直单位离休和厅级干部体检项目（男性）］

项目分类		项目名称	检查意义
常规（必做）		一般检查	同成年男性常规体检项目参考
		体格检查	
		仪器检查	
		化验检测	
自选1 （A、B 二选一）	A	血流	循环血流动力学检测（或无创动脉硬化检测）	用于高血压、心血管疾病、血管硬化、心律失常等高危分析和诊断
	B	肺肿瘤标志物	神经元特异性烯醇化酶（NSE）	用于小细胞肺癌、神经母细胞瘤等的诊断
			非小细胞肺癌相关抗原（CY-211）	用于非小细胞肺癌等肿瘤的诊断
自选2 （C、D 二选一）	C	胃肠镜检查	麻醉	减轻患者痛苦和不适感
			胃镜	主要用于上消化道异型增生诊断、慢性胃炎严重程度评估、食道裂孔疝诊断、幽门螺杆菌感染检测以及早期胃癌筛查
			肠镜	主要用于观察肠道是否有溃疡、炎症、肿瘤等情况
			凝血四项	主要检查血浆凝血酶原时间测定

项目分类			项目名称	检查意义
自选2（C、D二选一）	D	MRI及心血管	单部位 MRI（头颅 MRI/颈椎 MRI/胸椎 MRI/腰椎 MRI，任选一个部位）	筛查脑部/颈椎/胸椎/腰椎异常情况
			胃功能四项	胃癌早期筛查
			超敏 C 反应蛋白	心、脑血管疾病风险预测指标，用于心、脑血管疾病诊断、观察和预后
			同型半胱氨酸	心血管疾病，尤其是冠状动脉粥样硬化和心肌梗死的危险指标
			心肌酶谱（或高敏肌钙蛋白+CK+CK-MB）	用于急性心肌损伤的辅助诊断，反映心肌细胞受损的程度
			心脏彩色超声心动图	观察各心房室腔、瓣膜及大血管形态大小、心内结构、血流情况及功能测定
自选3（五选一）	1		电子鼻咽镜	检查鼻咽部增生、畸形、肿瘤等异常
	2		颈椎正侧位片（或腰椎正侧位片）（*选择自选2D项同样部位 MRI 项目的不选该项）	了解颈椎有无骨质增生、畸形等异常
	3		骨密度检测	检查骨质疏松情况
	4		彩色经颅多普勒（TCD）	检测脑底动脉环上的各支主要动脉血流动力的一项无创性检查
	5		颈部血流动力学检测	检测颈部血流情况，主要评估脑卒中风险程度

附表 4

成年女性升级体检项目参考

[——2024 年广东省直单位离休和厅级干部体检项目（女性）]

项目分类			项目名称	检查意义
常规（必做）			一般检查	同成年女性常规体检项目参考
			体格检查	
			妇科检查	
			仪器检查	
			化验检测	
自选1（A、B二选一）	A	血流	循环血流动力学检测（或无创动脉硬化检测）	用于高血压、心血管疾病、血管硬化、心律失常等高危分析和诊断
	B	肺肿瘤标志物	神经元特异性烯醇化酶（NSE）	用于小细胞肺癌、神经母细胞瘤等的诊断

续表

项目分类		项目名称		检查意义
自选1 （A、B 二选 一）	B	肺肿瘤标志物	非小细胞肺癌相关抗原（CY-211）	用于非小细胞肺癌等肿瘤的诊断
			鳞状细胞癌相关抗原（SCC）	用于肺鳞癌，宫颈癌，食管癌，肛门、皮肤、口腔癌等鳞状上皮细胞癌的诊断鉴别
自选2 （C、D 二选 一）	C	胃肠镜检查	麻醉	减轻患者痛苦和不适感
			胃镜	主要用于上消化道异型增生诊断、慢性胃炎严重程度评估、食管裂孔疝诊断、幽门螺杆菌感染检测以及早期胃癌筛查
			肠镜	主要是用于观察肠道是否有溃疡、炎症、肿瘤等情况
			凝血四项	主要检查血浆凝血酶原时间测定
	D	MRI及心血管	单部位MRI（头颅MRI/颈椎MRI/胸椎MRI/腰椎MRI，任选一个部位）	筛查脑部/颈椎/胸椎/腰椎异常情况
			胃功能四项	胃癌早期筛查
			超敏C反应蛋白	心、脑血管疾病风险预测指标，用于心、脑血管疾病诊断、观察和预后
			同型半胱氨酸	心血管疾病，尤其是冠状动脉粥样硬化和心肌梗死的危险指标
			心肌酶谱（或高敏肌钙蛋白+CK+CK-MB）	用于急性心肌损伤的辅助诊断，反映心肌细胞受损的程度
			心脏彩色超声心动图	观察各心房室腔、瓣膜及大血管形态大小、心内结构、血流情况及功能测定
自选3 （七选一）		1	双侧乳腺钼靶	乳腺专项检查
		2	HPV-DNA分型（荧光PCR法）全套	联合筛查宫颈癌前病变和宫颈癌
		3	颈椎正侧位片（或腰椎正侧位） （*选择自选2D项同样部位MRI项目的不选该项）	了解颈椎有无骨质增生、畸形等异常
		4	骨密度检测	检查骨质疏松情况
		5	电子鼻咽镜	检查鼻咽部增生、畸形、肿瘤等异常
		6	彩色经颅多普勒（TCD）	检测脑底动脉环上的各支主要动脉血流动力的一项无创性检查
		7	颈部血流动力学检测	检测颈部血流情况，主要评估脑卒中风险程度

第八章
职业与健康

第一节　职业性有害因素概述

职业性有害因素又称职业病危害因素,包括职业活动中存在的各种有害的化学、物理、生物因素以及在作业过程中产生的其他职业有害因素。2020 年全国工业企业职业病危害抽样调查的数据显示,存在职业病危害因素的企业超过 90%,接触职业病危害因素人数约为 2 亿。

《职业病危害因素分类目录》由国务院卫生行政部门制定、调整并公布。目前,按照国家卫生和计划生育委员会 2015 年颁布的《职业病危害因素分类目录》,职业病危害因素主要分为以下 6 大类 459 项。

(1)粉尘　如矽尘、石棉粉尘、煤尘、电焊烟尘、谷物粉尘等 52 项。

(2)化学因素　如铅、汞、苯、氨、氯气、一氧化碳、硫化氢等 375 项。

(3)物理因素　如噪声、高温、振动、激光、紫外线、工频电磁场、高气压和低气压等 15 项。

(4)生物因素　如炭疽芽孢杆菌、布鲁氏菌、森林脑炎病毒、伯氏疏螺旋体、人类免疫缺陷病毒(限于医疗卫生人员、人民警察)等 6 项。

(5)放射性因素　如 X 射线装置、加速器、密闭放射源产生的电离辐射,非密封放射性物质等 8 项。

(6)其他因素　如井下不良作业条件、刮研作业等 3 项。

长期在粉尘的环境中作业,可能引起尘肺病,如硅肺、煤工尘肺、石棉肺、石墨尘肺、水泥尘肺、铝尘肺等;短时间内大量暴露于化学性职业危害因素如有机磷农药、一氧化碳、硫化氢等,可能引起职业性急性化学物中毒,如急性有机磷农药中毒、急性一氧化碳中毒、急性硫化氢中毒等;长期低浓度暴露于汞及其化合物、苯、联苯胺等,劳动者可能会患上慢性汞中毒、慢性苯中毒、联苯胺所致膀胱癌、苯所致白血病等职业病。此外,在高温和强烈热辐射条件下作业,可能会导致职业性热射病;动物养殖、皮毛加工、森林防护等从业人员接触生产原料和作业环境中存在的致病微生物,感染了如布鲁氏杆菌、森林脑炎病毒,可引起职业性布鲁菌病、森林脑炎等。

在我国,劳动者人口数量达到 8 亿人,多数劳动者的职业生涯超过其生命周期的 1/2,职业健康事关劳动者健康福祉和经济社会发展稳定大局。所以加强全社会成员,尤其是政府部门、企业管理者、劳动者、健康管理者等人员重视职业病防治是非常必要的。

第二节　职业病分类

　　《中华人民共和国职业病防治法》中规定的职业病是指企业、事业单位和个体经济组织（以下统称用人单位）的劳动者在职业活动中，因接触粉尘、放射性物质和其他有毒、有害物质等因素而引起的疾病。现阶段上述法定职业病定义是与国家公布的《职业病分类和目录》配套使用的，即被诊断职业病是指被列入《职业病分类和目录》中的职业病。

　　2013 年 12 月 23 日，国家卫生计生委、人力资源和社会保障部、安全监管总局、全国总工会 4 部门联合印发《职业病分类和目录》。该《分类和目录》将职业病分为职业性尘肺病及其他呼吸系统疾病、职业性皮肤病、职业性眼病、职业性耳鼻喉口腔疾病、职业性化学中毒、物理因素所致职业病、职业性放射性疾病、职业性传染病、职业性肿瘤、其他职业病 10 类共 132 种。

一、职业性尘肺病及其他呼吸系统疾病

1. 尘肺病

　　包括：①硅肺；②煤工尘肺；③石墨尘肺；④碳黑尘肺；⑤石棉肺；⑥滑石尘肺；⑦水泥尘肺；⑧云母尘肺；⑨陶工尘肺；⑩铝尘肺；⑪电焊工尘肺；⑫铸工尘肺；⑬根据《尘肺病诊断标准》和《尘肺病理诊断标准》可以诊断的其他尘肺病等 13 种。

2. 其他呼吸系统疾病

　　包括：①过敏性肺炎；②棉尘病；③哮喘；④金属及其化合物粉尘肺沉着病（锡、铁、锑、钡及其化合物等）；⑤刺激性化学物所致慢性阻塞性肺疾病；⑥硬金属肺病等 6 种。

二、职业性皮肤病

　　包括：①接触性皮炎；②光接触性皮炎；③电光性皮炎；④黑变病；⑤痤疮；⑥溃疡；⑦化学性皮肤灼伤；⑧白斑；⑨根据《职业性皮肤病的诊断总则》可以诊断的其他职业性皮肤病等 9 种。

三、职业性眼病

　　包括：化学性眼部灼伤、电光性眼炎、白内障（含放射性白内障、三硝基甲苯白内障）等 3 种。

四、职业性耳鼻喉口腔疾病

　　包括：噪声聋、铬鼻病、牙酸蚀病、爆震聋等 4 种。

五、职业性化学中毒

　　职业性化学中毒包括以下 60 种：①铅及其化合物（不包括四乙基铅）中毒；②汞及

其化合物中毒；③锰及其化合物中毒；④镉及其化合物中毒；⑤铍病；⑥铊及其化合物中毒；⑦钡及其化合物中毒；⑧钒及其化合物中毒；⑨磷及其化合物中毒；⑩砷及其化合物中毒；⑪铀及其化合物中毒；⑫砷化氢中毒；⑬氯气中毒；⑭二氧化硫中毒；⑮光气中毒；⑯氨中毒；⑰偏二甲基肼中毒；⑱氮氧化合物中毒；⑲一氧化碳中毒；⑳二硫化碳中毒；㉑硫化氢中毒；㉒磷化氢、磷化锌、磷化铝中毒；㉓氟及其无机化合物中毒；㉔氰及腈类化合物中毒；㉕四乙基铅中毒；㉖有机锡中毒；㉗羰基镍中毒；㉘苯中毒；㉙甲苯中毒；㉚二甲苯中毒；㉛正己烷中毒；㉜汽油中毒；㉝一甲胺中毒；㉞有机氟聚合物单体及其热裂解物中毒；㉟二氯乙烷中毒；㊱四氯化碳中毒；㊲氯乙烯中毒；㊳三氯乙烯中毒；㊴氯丙烯中毒；㊵氯丁二烯中毒；㊶苯的氨基及硝基化合物（不包括三硝基甲苯）中毒；㊷三硝基甲苯中毒；㊸甲醇中毒；㊹酚中毒；㊺五氯酚（钠）中毒；㊻甲醛中毒；㊼硫酸二甲酯中毒；㊽丙烯酰胺中毒；㊾二甲基甲酰胺中毒；㊿有机磷中毒；51氨基甲酸酯类中毒；52杀虫脒中毒；53溴甲烷中毒；54拟除虫菊酯类中毒；55铟及其化合物中毒；56溴丙烷中毒；57碘甲烷中毒；58氯乙酸中毒；59环氧乙烷中毒；60上述条目未提及的与职业有害因素接触之间存在直接因果联系的其他化学中毒。

六、物理因素所致职业病

物理因素所导致的职业病包括：①中暑；②减压病；③高原病；④航空病；⑤手臂振动病；⑥激光所致眼（角膜、晶状体、视网膜）损伤；⑦冻伤等7种。

七、职业性放射性疾病

包括：①外照射急性放射病；②外照射亚急性放射病；③外照射慢性放射病；④内照射放射病；⑤放射性皮肤疾病；⑥放射性肿瘤（含矿工高氡暴露所致肺癌）；⑦放射性骨损伤；⑧放射性甲状腺疾病；⑨放射性腺疾病；⑩放射复合伤；⑪根据《职业性放射性疾病诊断标准（总则）》可以诊断的其他放射性损伤等11种。

八、职业性传染病

包括：①炭疽；②森林脑炎；③布鲁菌病；④艾滋病（限于医疗卫生人员及人民警察）；⑤莱姆病。

九、职业性肿瘤

包括：①石棉所致肺癌、间皮瘤；②联苯胺所致膀胱癌；③苯所致白血病；④氯甲醚、双氯甲醚所致肺癌；⑤砷及其化合物所致肺癌、皮肤癌；⑥氯乙烯所致肝血管肉瘤；⑦焦炉逸散物所致肺癌；⑧六价铬化合物所致肺癌；⑨毛沸石所致肺癌、胸膜间皮瘤；⑩煤焦油、煤焦油沥青、石油沥青所致皮肤癌；⑪β-萘胺所致膀胱癌。

十、其他职业病

包括：①金属烟热；②滑囊炎（限于井下工人）；③股静脉血栓综合征、股动脉闭塞症或淋巴管闭塞症（限于刮研作业人员）。

据统计，截至 2018 年底，全国累计报告职业病 97.5 万例，其中职业性尘肺病 87.3 万例。职业病只能由具有职业病诊断资质的机构进行诊断，做出职业病诊断结论后，由参与诊断的取得职业病诊断资格的执业医师签署职业病诊断证明书，职业病诊断机构应当对职业病诊断医师签署的职业病诊断证明书进行审核，确认诊断的依据与结论符合有关法律法规、标准的要求，并在职业病诊断证明书上盖章。职业病诊断机构应开具职业病诊断证明书一式五份：劳动者 1 份，用人单位所在地县级卫生健康主管部门 1 份，用人单位 2 份，诊断机构存档 1 份，并于出具之日起十五日内送达各方。

第三节　职业病防治

我国是世界上劳动人口最多的国家，就业人口约占总人口的 55.8%，多数劳动者职业生涯超过其生命周期的二分之一，因此职业病危害因素已成为影响我国成年人健康的重要因素。为预防、控制和消除职业病危害，切实保障劳动者职业健康及其相关权益，保障劳动力资源的可持续发展，促进经济社会持续健康发展，国家颁布了一系列与职业危害相关的法律法规。如《中华人民共和国职业病防治法》《中华人民共和国国家职业卫生标准》《工作场所职业卫生监督管理规定》《工作场所有害因素职业接触限制》和《用人单位职业病危害因素定期检测管理规范》等。

当前我国职业病防治成效明显，但工作场所接触各类危害因素引发的职业健康问题依然严重。职业病防治形势严峻、复杂，新的职业健康危害因素不断出现，疾病和工作压力导致的生理、心理等问题已成为亟待应对的职业健康新挑战。实施职业健康保护行动，强化政府监管职责，督促用人单位落实主体责任，提升职业健康工作水平，有效预防和控制职业病危害，切实保障劳动者职业健康权益，对维护全体劳动者身体健康、促进经济社会持续健康发展至关重要。职业病的防治主要以职业病危害因素识别和职业病危害的三级预防为主。

一、职业病危害因素识别

（一）职业病危害因素识别的原则

工作场所职业病危害因素识别是职业病危害控制的重要前提。对职业病危害的控制管理一般遵循首先识别工作场所存在的职业病危害，根据危害产生的部位、环节采取危害控制措施，并对危害控制措施的效果进行评估和维持，同时对变化情况进行管理。职业病危害因素识别时应全面关注存在或产生于生产工艺过程以及劳动过程和生产环境中的各种危害因素，遵循以下三项原则：全面识别原则、主次分明原则、定性定量结合原则。

（二）职业病危害因素识别的方法

常用的定性方法有工程分析法、检查表法、经验法；定量方法有类比法和检验检测法等。在实际检测评价工作中，通常对以下资料进行综合分析：建设项目职业病危害评价报告、职业病危害因素检测评价报告；职业病危害项目申报材料；现场调查时发现的职业病危害因素，或者实际存在的职业病危害因素；生产主要产品的名称和产量、主要原辅料及中间品的名称和消耗量（产量）的记录；化学品安全中文说明书、标签、标识及产品检验报告等。

（三）职业病危害因素的识别

1. 毒物的识别

生产性毒物主要来源于生产过程中所涉及的各种原料、辅助原料、中间产品（中间体）、成品、副产品、夹杂物或废弃物。因而，毒物识别的关键环节在于生产物料的确认掌握和生产工艺过程的调查分析。

2. 粉尘的识别

生产性粉尘是在生产过程中形成的，因而，粉尘识别的关键环节是通过了解基本生产过程，分析存在或产生粉尘的主要环节。由于粉尘不同，其理化特性不同，对人体的危害性质和程度也不同，因此还需通过检测作业环境空气中粉尘浓度、分散度及二氧化硅含量等，准确地识别生产性粉尘。

3. 物理性有害因素的识别

作业场所中的物理性有害因素通常与生产设备、辅助装置、公用设施的运行有关，相关的有害因素识别包括以下几类：

（1）噪声　主要包括对声源、噪声强度、噪声频率分布及暴露时间等进行识别。

（2）振动　主要是识别接触振动的作业和振动源。接触局部振动常见于使用风动工具铆接和钻孔、清砂、锻压、凿岩、割锯、捣固，以及表面加工研磨、抛光等作业；常见全身振动作业有用汽车、火车、轮船等运输工具从事的运输工作。

（3）高温作业　主要对生产性热源以及作业场所微小气候进行辨识和检测。根据作业场所气象条件特点，可分三类：①高温强辐射作业，常发生在冶金工业、机械制造工业、建筑材料行业、火力发电厂等场所。②高温高湿作业，常在印染、缫丝、造纸等工业，以及深矿井内作业。③夏季露天作业，如农业、建筑、搬运等露天劳动的高温和热辐射，主要来源是太阳辐射及地表被加热后形成的二次热辐射源。

（4）非电离辐射　关键在于详细了解生产设备运行时的电磁辐射状况，充分考虑作业工人的接触情况，通过对不同频率、不同波长电磁辐射的辐射强度测定进一步识别非电离辐射。电离辐射的识别除了明确放射源以外，应进行个人暴露剂量测定、环境电离辐射检测、放射性核素的分析测量等。

二、职业病危害的三级预防

职业病防治工作坚持预防为主、防治结合的方针，职业卫生工作必须遵循三级预防的原则，对可能造成职业病的各种职业性有害因素严加控制，以保护和促进职业人群的健康。

（一）一级预防

消除职业病危害源，切断危害途径（工程防护、管理防护、个人防护）和保护易损人群（筛查职业禁忌证）是职业病危害层级控制理论应用于实践并取得成效的控制方法。控制职业危害方法的层级顺序依次为：消除或替代、工程控制、管理控制和个人防护。实践中需要同时运用 2 种或更多的控制方法。

1. 消除或替代

替代或消除措施是首选控制措施，包括原料替代和（或）生产过程替代，通过彻底废除工艺或原料的方法消除工作场所中的危害是降低风险确切有效的途径，可通过选择绿色原材料、清洁的工艺流程和安全的生产设备来实现。

2. 工程控制

当职业性有害因素的接触不可避免时，采取工程控制措施就是最好的选择。如对化学危险因素可以通过密闭毒源、通风排毒、湿式除尘进行控制；对物理因素可通过消声减振、通风降温等进行控制及危险物品隔离等。

3. 管理控制

管理控制包括落实职业卫生管理制度、改变工作方法、组织培训或制定制度等，主要着眼于工作过程规范、制度建设和工人的行为管理等。

4. 个人防护

个人防护是最低层级的控制措施，是其他控制措施的补充和备用手段。如将个人防护用品（PPE）作为控制措施中最后一道防线。

（二）二级预防

现实情况中因经济或技术能力限制，一级预防有时难以实现或达不到理想效果，因此二级预防十分必要，其主要手段是进行职业健康监护。职业健康监护以预防为目的，根据劳动者的职业接触史，通过定期或不定期的医学健康检查和健康相关资料的收集，连续性地监测劳动者的健康状况，分析劳动者健康变化与所接触的职业病危害因素的相关性，并及时地将健康检查资料、分析结果及相关建议报告给用人单位和劳动者本人，以便及时采取干预措施，保护劳动者健康。

1. 职业健康检查

职业健康检查通过医学手段和方法，针对劳动者所接触的职业病危害因素可能产生的健康影响和健康损害进行临床医学检查，早期发现职业病、职业禁忌证、可能的其他疾病和损害健康的医疗行为。

职业禁忌证是指劳动者从事特定职业或者接触特定职业病危害因素时，比一般职业人群更易于遭受职业病危害和罹患职业病或者可能导致原有自身疾病病情加重，或者在作业过程中诱发可能导致对他人生命健康构成危险的疾病的个人特殊生理或病理状态。

2. 职业健康监护档案管理

职业健康监护档案是健康监护全过程的客观记录资料，是系统地观察劳动者健康状况的变化，评价个体和群体健康损害的依据。其内容包括职业健康检查机构、劳动者和用人单位职业健康监护档案。

（三）三级预防

对已发展成职业性健康损害的劳动者，给予明确的诊断、积极的处理和治疗，以预防并发症、促进康复、延长生命、提高生命质量。对已有健康损害的劳动者应调离原有接触职业危害的工作岗位，给予合理的观察和治疗；根据劳动者受到健康损害的原因，对生产环境和工艺过程进行改进，加强一级预防措施实施和管理；促进患者康复，预防并发症的发生和发展。

职业病防治工作关乎亿万劳动者的身心健康、家庭幸福，是实现健康中国目标的重点工作之一，得到了党和政府的高度重视。尤其是党的十八大以来，随着"健康中国"成为国家发展战略，职业健康事业更是得到了快速发展，职业病防治工作取得了显著成效，包括组织开展尘肺病防治攻坚行动，在矿山、冶金、建材等 19 个重点行业开展职业病危害专项治理，将职业病防治纳入基本公共卫生服务项目，将全部职业病病种纳入职业病及职业病危害因素监测范围等。全国报告新发职业病病例数从 2012 年至 2021 年已有明显下降趋势，但由于我国劳动者基数巨大，要取得更大的职业健康、健康职业的目标，仍任重而道远，仍需全社会的高度重视和持续努力。

（宋莉）

公共卫生事件及响应

第一节　突发公共卫生事件

公共卫生事件指已经发生或者可能发生的、对公众健康造成或者可能造成重大损失的事件。其基本特征是突发性、公共属性、危害性。

一、分类

1. 重大传染病疫情

指传染病的暴发和流行，即传染病在集中的时间、地点发生，导致大量的传染病患者出现，其发病率远远超过平常的发病水平。这些传染病包括《中华人民共和国传染病防治法》规定的 3 类 41 种法定传染病和国家卫健委根据需要决定并公布列入乙类、丙类传染病的其他传染病等。

2. 群体性不明原因疾病

指一定时间内（通常指 2 周内）在某个相对集中的区域（如同一医院、自然村、社区、建筑工地、学校等集体单位）内同时或相继出现 3 例以上有相同临床表现，经县级及以上医院组织专家会诊，不能诊断或解释病因，有重症病例和死亡病例发生的疾病。

3. 重大食物中毒和职业中毒

包括中毒人数超过 30 人或出现死亡 1 例以上的饮用水和食物中毒；短期内发生 3 人以上或出现死亡 1 例以上的职业中毒。

4. 其他严重影响公众健康的事件

包括医源性感染暴发；药品或免疫接种引起的群体性反应或死亡事件；严重威胁或危害公众健康的水、环境、食品污染，放射性、有毒有害化学性物质丢失、泄漏等事件；生物、化学、核辐射等恐怖袭击事件；有毒有害化学品生物毒素等引起的集体性急性中毒事件；有潜在威胁的传染病动物宿主、媒介生物发生异常，学生因意外事故自杀或他杀出现 1 例以上的死亡以及上级卫生行政部门临时规定的其他重大公共卫生事件。

二、分级

突发事件根据其性质、危害程度、涉及范围，可分为特别重大（Ⅰ级）、重大（Ⅱ级）、较大（Ⅲ级）和一般（Ⅳ级）四级。依次用红色、橙色、黄色、蓝色进行预警。

1. 特别重大突发公共卫生事件（Ⅰ级）

① 肺鼠疫、肺炭疽在大、中城市发生并有扩散趋势，或肺鼠疫、肺炭疽疫情波及2个以上的省份，并有进一步扩散趋势。

② 发生传染性非典型肺炎、人感染高致病性禽流感病例，并有扩散趋势。

③ 涉及多个省份的群体性不明原因疾病，并有扩散趋势。

④ 发生新传染病或我国尚未发现的传染病发生或传入，并有扩散趋势，或发现我国已消灭的传染病重新流行。

⑤ 发生烈性病菌株、毒株、致病因子等丢失事件。

⑥ 周边以及与我国通航的国家和地区发生特大传染病疫情，并出现输入性病例，严重危及我国公共卫生安全的事件。

⑦ 国务院卫生行政部门认定的其他特别重大突发公共卫生事件。

2. 重大突发公共卫生事件（Ⅱ级）

① 在一个县（市）行政区域内，一个平均潜伏期内（6天）发生5例以上肺鼠疫、肺炭疽病例，或者相关联的疫情波及2个以上的县（市）。

② 发生传染性非典型肺炎、人感染高致病性禽流感疑似病例。

③ 腺鼠疫发生流行，在一个市（地）行政区域内，一个平均潜伏期内多点连续发病20例以上，或流行范围波及2个以上市（地）。

④ 霍乱在一个市（地）行政区域内流行，1周内发病30例以上，或波及2个以上市（地），有扩散趋势。

⑤ 乙类、丙类传染病波及2个以上县（市），1周内发病水平超过前5年同期平均发病水平2倍。

⑥ 我国尚未发现的传染病发生或传入，尚未造成扩散。

⑦ 发生群体性不明原因疾病，扩散到县（市）以外的地区。

⑧ 发生重大医源性感染事件。

⑨ 预防接种或群体性预防性服药出现人员死亡。

⑩ 一次食物中毒人数超过100人并出现死亡病例，或出现10例以上死亡病例。

⑪ 一次发生急性职业中毒50人以上，或死亡5人以上。

⑫ 境内外隐匿运输、邮寄烈性生物病原体、生物毒素造成我境内人员感染或死亡的。

⑬ 省级以上人民政府卫生行政部门认定的其他重大突发公共卫生事件。

3. 较大突发公共卫生事件（Ⅲ级）

① 发生肺鼠疫、肺炭疽病例，一个平均潜伏期内病例数未超过5例，流行范围在一个县（市）行政区域以内。

② 腺鼠疫发生流行，在一个县（市）行政区域内，一个平均潜伏期内连续发病10例以上，或波及2个以上县（市）。

③ 霍乱在一个县（市）行政区域内发生，1周内发病10~29例或波及2个以上县（市），或市（地）级以上城市的市区首次发生。

④ 一周内在一个县（市）行政区域内，乙、丙类传染病发病水平超过前5年同期平

均发病水平 1 倍。

⑤ 在一个县（市）行政区域内发现群体性不明原因疾病。

⑥ 一次食物中毒人数超过 100 人，或出现死亡病例。

⑦ 预防接种或群体性预防性服药出现群体心因性反应或不良反应。

⑧ 一次发生急性职业中毒 10~49 人，或死亡 4 人以下。

⑨ 市（地）级以上人民政府卫生行政部门认定的其他较大突发公共卫生事件。

4. 一般突发公共卫生事件（Ⅳ级）

① 腺鼠疫在一个县（市）行政区域内发生，一个平均潜伏期内病例数未超过 10 例。

② 霍乱在一个县（市）行政区域内发生，1 周内发病 9 例以下。

③ 一次食物中毒人数 30～99 人，未出现死亡病例。

④ 一次发生急性职业中毒 9 人以下，未出现死亡病例。

⑤ 县级以上人民政府卫生行政部门认定的其他一般突发公共卫生事件。

三、突发公共卫生事件的应急响应

根据突发事件的不同级次分类，在必要时启动相应的突发事件应急预案，做出应急响应。

发生突发公共卫生事件时，事发地的县级、市（地）级、省级人民政府及其有关部门按照分级响应的原则，做出相应级别应急反应。同时，要遵循突发公共卫生事件发生发展的客观规律，结合实际情况和预防控制工作的需要，及时调整预警和反应级别，以有效控制事件，减少危害和影响。要根据不同类别突发公共卫生事件的性质和特点，注重分析事件的发展趋势，对事态和影响不断扩大的事件，应及时升级预警和反应级别；对范围局限、不会进一步扩散的事件，应相应降低反应级别，及时撤销预警。

突发公共卫生事件应急处理要采取边调查、边处理、边抢救、边核实的方式，以有效措施控制事态发展。

事发地之外的地方各级人民政府卫生行政部门接到突发公共卫生事件情况通报后，要及时通知相应的医疗卫生机构，组织做好应急处理所需的人员与物资准备，采取必要的预防控制措施，防止突发公共卫生事件在本行政区域内发生，并服从上一级人民政府卫生行政部门的统一指挥和调度，支援突发公共卫生事件发生地区的应急处理工作。

第二节　法定传染病分类及管理

传染病的暴发是突发公共卫生事件的重要原因之一，利用公共卫生法律手段，达到预防、控制和消除传染病的发生与流行，保障人体健康和公共卫生，保证传染病预防控制措施的落实。

一、法定传染病种类及分类

截至 2023 年 11 月 14 日，法定传染病共有 41 种，根据传染病的不同，将其分为三类，包括甲类（2 种）、乙类（28 种）和丙类（11 种）。

甲类法定传染病有 2 种，分别是鼠疫和霍乱。

乙类法定传染病共有 26 种，包括传染性非典型肺炎、人感染高致病性禽流感、病毒性肝炎、细菌性和阿米巴痢疾、伤寒和副伤寒、艾滋病、淋病、梅毒、脊髓灰质炎、麻疹、百日咳、白喉、新生儿破伤风、流行性脑脊髓膜炎、猩红热、流行性出血热、狂犬病、钩端螺旋体病、布鲁氏菌病、炭疽病、流行性乙型脑炎、肺结核、血吸虫病、疟疾、登革热、甲型 H1N1 流感、新型冠状病毒感染、猴痘。

丙类传染病共有 11 种，包括流行性和地方性斑疹伤寒、黑热病、丝虫病、包虫病、麻风病、流行性感冒、流行性腮腺炎、风疹、急性出血性结膜炎，以及除霍乱、痢疾、伤寒和副伤寒以外的感染性腹泻病、手足口病。

二、法定传染病管理

责任疫情报告人（首诊医生）发现甲类传染病和乙类传染病中的肺炭疽、传染性非典型肺炎、脊髓灰质炎、人感染高致病性禽流感的患者或疑似患者时，或发现其他传染病和不明原因疾病暴发时，立即填写传染病报告卡上报疾病预防控制科，专职疫情管理员 2 小时内将传染病报告卡通过网络报告上级；对其他乙、丙类传染病患者、疑似患者和规定报告的传染病病原携带者在诊断后，应于 24 小时内进行网络报告；其他符合突发公共卫生事件报告标准的传染病暴发疫情，按《突发公共卫生事件信息报告管理规范》要求报告。

（冯娟、宋卉）

第十章

常用院外急救技术

一、常见危急情况的自救及急救知识

我国每年由于意外伤害死亡的人数约有 70 万，排在居民死亡原因的第 4 或第 5 位。而我国掌握急救技能的公众比例不到 1%，在发达国家的普及率为 10%~40%。在遇到灾害和突发事件时，我国民众往往自救和互救能力低下，这也造成了很多完全能够避免的人身伤亡。作为公众，尤其是大学生、健康产业的从业人员，应提高对突发事件的应急处理能力，在减少突发事件人员伤亡和健康危害、保障人民群众身体健康和生命安全、维护社会稳定等方面，将发挥着越来越重要的作用。《健康中国行动（2019—2030 年）》已明确提出，把学生健康知识、急救知识，特别是心肺复苏纳入考试内容，把健康知识、急救知识的掌握程度和体质健康测试情况作为学校学生评优评先、毕业考核和升学的重要指标。

二、常见意外情况的自救及急救技能

（一）溺水

溺水是指人淹没于水中，水充塞呼吸道及肺泡，或反射性引起喉痉挛发生窒息和缺氧使人处于临床死亡状态。以面部发绀、肿胀，肢体湿冷，腹胀，意识障碍甚至心跳、呼吸骤停为主要临床表现。

1．救治原则

将溺水者快速脱离现场转运到安全地方，保持呼吸道通畅，心跳和呼吸停止者应立即进行心肺复苏，呼叫 120，请求医护人员前来救助。

2．具体措施

（1）脱离现场　发生溺水时要尽快救助溺水者脱离现场，主要包括以下三种情况。

① 不会游泳者的自救：如果不会游泳，落水后勿慌张，保持身体放松，采取仰头向后位，口向上方，将口鼻露出水面，确保可以呼吸。注意：吸气宜深，呼气宜浅，放松身体浮于水面，大声呼救！切忌将手上举或拼命挣扎，反而容易下沉。如图 10-1 所示。

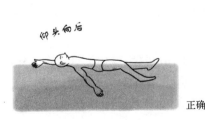
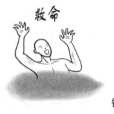

正确　　　　　　　　　　　　　　　错误

图 10-1　不会游泳者自救

② 会游泳者的自救：会游泳者溺水大多因小腿腓肠肌痉挛（抽筋），伴随剧烈疼痛，小腿不能伸直。这时应深吸一口气，把脸浸入水中，一手将痉挛（抽筋）侧拇趾握住，另一只手顶住膝关节，用力拉拇趾，使腓肠肌尽量伸直，直至剧痛消失，痉挛就会停止。如图 10-2 所示。

如手腕肌肉痉挛，可将手指上下屈伸，并采取仰面位，用下肢游泳。

如自救后不能缓解一定要大声向岸上或同伴呼救。

③ 救助他人：当遇到有人溺水时向你呼救，作为救护者首先应冷静，如果会游泳有能力救助要尽快脱去衣裤，尤其要脱去鞋靴，迅速游到溺水者附近。对于已经筋疲力尽的溺水者，救护者可从头部接近。对于神志清醒的溺水者，救护者应从背后接近，用一只手从背后抱住溺水者的头颈，另一只手抓住溺水者的手臂游向岸边。注意防止被溺水者紧抱缠身而发生危险。如果被溺水者抱住，不要相互拖拉，应放手自沉，使溺水者手松开，再进行救护。

（2）保持呼吸道通畅　溺水者被拖上岸后要立即清除其口、鼻异物，置于稳定侧卧位等待救援人员，如图 10-3 所示。同时密切观察呼吸、脉搏情况，必要时心肺复苏。

切忌因控水而错过最佳抢救时间。

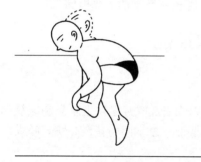 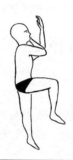

图 10-2　会游泳者自救　　　图 10-3　溺水者上岸后采取稳定侧卧位

（3）人工呼吸与胸外心脏按压　对呼吸、心跳停止者应立即进行心肺复苏（具体操作详见心肺复苏术）。

（4）保暖　救助成功后在等待救护车到来之前一定要注意保暖，维持体温。

（二）烧烫伤

烧烫伤一般指由热力，包括热液（水、汤、油等）、蒸汽、高温气体、火焰、炽热金属液体或固体（如钢水、钢锭）等所引起的组织损害，主要指皮肤和/或黏膜损伤，严重者也可伤及皮下或/和黏膜下组织，如肌肉、骨、关节甚至内脏。

1. 常见原因

在众多原因所致的烧伤中，以热力烧伤多见，占 85%~90%。在日常生活中烧烫伤主要是因热水、热油、火焰、电熨斗、蒸汽、爆竹、强碱、强酸等造成。烧烫伤是在校大学生临床常见的意外伤害之一，在高校校园中以热液烫伤和实验室化学试剂烧烫伤最为常见。

2. 烧烫伤分度

烧伤程度分为三度。Ⅰ度烧伤：红斑性烧伤，主要损伤角质层，有轻度红肿，皮肤表面不起疱。Ⅱ度烧伤：分为浅Ⅱ度和深Ⅱ度，浅Ⅱ度烧伤可达真皮浅层，起较大的水疱，剧疼。深Ⅱ度烧伤水疱小，但密度高，皮肤溃烂，疱壁较厚，皮肤弹力减弱。Ⅲ度烧伤：是将皮肤烧焦，疼痛未必明显。

3. 烧伤面积估算

烧伤面积在中国一般按九分法估算：由中国人民解放军第三军医大学提出，将成人体表面积分为 11 等份，其中头面颈部为 9%，双上肢为 2 个 9%，躯干前后（各占 13%）及会阴（占 1%）为 3 个 9%，双下肢包括臀部为 5 个 9%加上 1%（共 46%）。

烧烫伤的严重程度主要根据烧烫伤的部位、面积大小和烧烫伤的深浅度来判断。

烧烫伤在头面部，或烧烫伤面积大、深度深的，都属于严重烧伤。

4. 急救措施

热力、电、化学物质、放射线等造成的烧伤，其严重程度都与接触面积与接触时间密切相关,因此现场急救的原则是迅速移除致伤原因,脱离现场,同时给予必要的急救处理。在处理任何烧烫伤时，应先冷静下来，做各种相应正确的处理，才能尽可能地降低烧烫伤对皮肤所造成的伤害。伤口范围占整体面积的 10%~20%时，需进行入院治疗。在紧急处理的同时要安慰患者，以减少其恐慌。

（1）烧烫伤的一般处理　应牢记"冲、脱、泡、盖、送"五字原则。

① 冲：以流动的自来水冲洗或浸泡在冷水中，直到冷却局部并减轻疼痛，或者用冷毛巾敷在伤处至少 10 分钟。不可把冰块直接放在伤口上，以免使皮肤组织受伤。如果现场没有水，可用其他任何凉的无害的液体，如牛奶或罐装的饮料。

② 脱：在穿着衣服被热水、热汤烫伤时，千万不要脱下衣服，而是先直接用冷水浇在衣服上降温。充分泡湿伤口后小心除去衣物，如衣服和皮肤粘在一起时，切勿撕拉，只能将未黏着部分剪去，黏着的部分留在皮肤上以后处理，再用清洁纱布或保鲜膜覆盖伤面，以防污染。有水疱时千万不要弄破。

③ 泡：继续浸泡于冷水中至少 30 分钟，可减轻疼痛。但烧伤面积大或年龄较小的患者，不要浸泡太久，以免体温下降过度造成休克，而延误治疗时机。但当患者意识不清或叫不醒时，就该停止浸泡赶快送医院。

④ 盖：如有无菌纱布可轻覆在伤口上。如没有，让小面积伤口暴露于空气中，大面积伤口用干净的床单、布单或纱布覆盖。不要弄破水疱。

⑤ 送：最好到有整形外科的医院求诊。

对严重烧烫伤患者，在进行上述步骤时，用凉水冲的时间要长一些，至少 30 分钟。第一时间打 120 急救电话，在急救车到来之前，检查患者的呼吸道、呼吸情况和脉搏，做好心肺复苏的急救准备，如监测呼吸次数和脉搏。

（2）口腔和咽喉烧伤的处理

① 面部、口腔和咽喉的烧烫伤是非常危险的，因为可能使呼吸道迅速肿胀和发炎，肿块可迅速阻塞呼吸道而导致呼吸困难，因此需要迅速就医。

② 可以采取一些措施改善伤员的呼吸情况，如解开衣领等。

③ 如果伤员意识模糊，要随时做好心肺复苏急救准备。

（3）化学药品烧伤的处理　干石灰烧伤应先去除石灰粉粒，再用大量流动水冲洗30分钟以上，尤其是眼内烧伤更应彻底冲洗，严禁用手或手帕等揉。切忌立即将烧伤部位用水浸泡，以免石灰遇水产生大量热量而加重烧伤。

弱酸弱碱烧伤，应立即用大量流动清水彻底冲洗伤口；强酸强碱烧伤，应用清洁的干布迅速将酸、碱蘸干后，再用流动的清水彻底冲洗受伤部位。

需要注意的是不可挑破水疱或在伤处吹气，以免污染伤处；不可在伤处涂抹麻油、牙膏和酱油等，这样做不仅无效，而且增加烧烫伤处感染的机会。

（三）触电

触电是指由于一定量的电流或电能通过人体引起组织不同程度损伤或器官功能障碍，以皮肤烧灼伤、抽搐、心律失常等为主要表现的急性事件。触电包括低压电（≤380V）、高压电（>1000V）和超高压电（或雷击，电压 $1×10^8$V、电流 $3×10^5$A）三种电击类型。

1. 急救原则

立即切断电源，脱离触电现场，如呼吸、心跳已经停止，立即给予现场心肺复苏，呼叫120，请求医护人员前来救助。

2. 急救措施

（1）切断电源、脱离现场　首先应判断触电者所触电源电压，若是由高压电触电，大多会当场死亡，应联系电力部门进行处理。若是家庭用电，首先应切断电源。若无法切断电源，应使用绝缘的物体，例如木棍、橡胶棍等，将电源如电线等挑离触电者身体。若救援者能佩戴橡胶手套或穿绝缘的鞋是更好的，这样可以避免触电。注意：不能在没有切断电源前就直接施救，这样会导致救援者触电！

（2）判断触电者情况并进行急救　脱离触电现场到达安全环境后，首先判断触电者情况并根据情况进行急救。如果触电者神志比较清楚，外伤也比较轻，让他安静休息就可以。如果电烧伤比较严重，但触电者意识清醒，需要紧急送去医院诊治。如果触电者处于昏迷状态，触摸脉搏后摸到脉搏跳动，心跳正常，应该让触电者仰卧位，解开比较紧的衣物，有利于呼吸。如触电者已经出现呼吸、心搏骤停，应立即在现场进行心肺复苏术（具体操作详见心肺复苏术），直到专业的人员来救治。

（四）中暑

中暑是指发生在高温和湿度较大的环境中，以体温调节中枢障碍、汗腺功能衰竭和水电解质丧失过多为特征的疾病。以高热、皮肤干燥、大汗或无汗、口渴、恶心、胸闷、气短、四肢无力为主要临床表现。

1. 临床中高温中暑的类型

（1）热痉挛　在高温环境下剧烈运动，大量出汗后会出现肌肉痉挛、手足抽搐，常在活动停止后发生，持续约3分钟后缓解。

（2）热射病　是一种致命性急症，表现为高热和神志障碍，主要由于高温环境下人体散热受到阻碍，热平衡调节中枢受到损害，体内热能蓄积，引起体温极度升高，可达40℃以上，而产生一系列中暑的症状及体征。

（3）日射病　主要是由于长时间受太阳或其他辐射热直射头部，引起脑膜及脑组织的充血、水肿，使大脑温度升高到40℃以上，引起剧烈头痛，体温升高不明显。

（4）热衰竭　高温环境下引起的周围循环衰竭，常发生于老年人、儿童和慢性疾病患者，是在严重热应激时，由体液和钠离子丢失过多、补充不足所致。

2.急救原则

快速脱离热源环境，迅速降低体温，及时补充水分和盐分。

3.急救措施

（1）快速脱离热源环境　迅速将中暑者移至阴凉处或通风良好的低温环境，同时垫高头部，解开衣裤，以利于呼吸和散热，同时需要注意不要让人群围住中暑者，注意通风！如果中暑者有反应并且没有恶心呕吐，应及时给予补充水分和盐分，也可服用十滴水和藿香正气水解暑。

（2）迅速降低体温　对于重症高热的患者，降温速度决定了预后，体温越高，持续时间越长，组织损害越严重，预后就越差。根据患者中暑的严重程度和周围环境条件可选取以下几种降温方法：①环境降温。自然通风或机械通风，可使用电风扇通风或者在中暑者周围放置冰块降温等，脱去衣服并进行皮肤肌肉按摩，促进散热。②局部物理降温。可用冷水毛巾敷中暑者额头部位，或者用冰袋、冰块置于中暑者头部、颈两侧、腋窝、大腿根部等部位进行局部物理降温。③全身物理降温。对于无循环虚脱的中暑者，可用冰水进行擦浴或将躯体浸入27~30℃水中进行传导散热降温；对于已经发生循环虚脱者可采用蒸发散热降温，将中暑者置于15℃左右的冷水中，并按摩四肢皮肤，使皮肤血管扩张，加速血液循环，促进散热。同时注意观察体温、脉搏、呼吸及血压。待肛门温度降至37.5~38℃即可停止降温。

（五）噎食

噎食指食物堵塞咽喉部或卡在食管的第一狭窄处，甚至误入气管，引起呼吸窒息。噎食一般突然发生，轻者发生呼吸困难、面色发绀、双眼直瞪、双手乱抓或抽搐，重者出现意识丧失、全身瘫软、四肢发凉、二便失禁、呼吸停止、心率快而弱进而停止。如抢救不及时或措施不当，死亡率较高。

1.急救原则

迅速清除口腔内食物、疏通呼吸道，如心搏骤停者立即行心肺复苏术，呼叫120，请求医护人员前来救助。

2.急救措施

（1）迅速清除口腔内食物　遇到噎食者要就地抢救，争分夺秒，迅速清除噎食者口咽部的食物，直接用手指掏出口咽中的食物；如果噎食者牙关紧闭或抽搐，可用筷子等撬开噎食者口腔再掏取食物。如果噎食者穿紧身高领衣服或系扣衬衫领，要用剪刀剪破衣领或解开衬衫领口。

（2）海姆立克急救法　如果清除口咽部食物后患者症状仍无缓解，考虑是食物堵塞在呼吸道中，此时应立即进行海姆立克急救法，具体如下。

1 岁以内小孩急救操作方法：首先把孩子抱起来，一只手捏住孩子颧骨两侧，手臂贴着孩子的前胸，另一只手托住孩子后颈部，让孩子翻转过来脸朝下，趴在救护人膝盖上。然后在孩子背上拍 1~5 次，观察孩子是否将异物吐出。

如果异物仍未排出，可以采取另外一种姿势，把孩子翻过来，面朝上，抢救者一手固定在患儿头颈部，另一手的中指和示指放在患儿胸廓下脐上的腹部，快速向下按压 5 次，重复操作，直至异物排出，注意动作要轻柔！

成人急救操作方法：对于意识尚清醒的人，急救时抢救者站在患者的背后，两手臂从患者腋下环绕其腰部，然后一手握拳，将拳头的拇指一侧放在患者胸廓下脐上的腹部。再用另一手抓住拳头、快速向上向内冲击压迫患者的腹部。重复以上操作方法直到异物排出。如图 10-4 所示。

自救：如果发生食物阻塞气管时，旁边无人，或者即使有人，因噎食者往往已不能说话呼救，这时必须迅速利用神志尚清醒的时间进行自救。此时取立位姿势，下巴抬起，使气管变直，然后使腹部上端靠在一张椅子的背部顶端或者其他物品有顶角的位置（如桌子的边缘、阳台栏杆转角等），快速向上向内对上腹部施加压力，通过冲击上腹部，使膈肌下的软组织被突然冲击，产生向上的压力，压迫两肺下部，肺内空气被迫排出，气道压力迅速加大，使阻塞气管的食物上移并被驱出，使人获救，重复操作，直到异物排出，如图 10-5 所示。

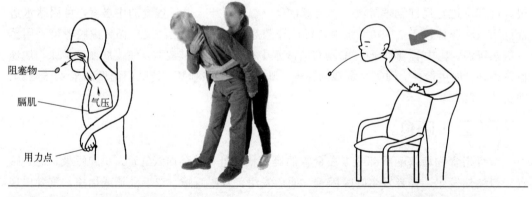

阻塞物

膈肌　气压

用力点

图 10-4　成人海姆立克急救法　　　　　图 10-5　成人自救海姆立克急救法

心脏搏停者：如果出现心搏骤停者立即行心肺复苏术（详见心肺复苏术），注意每一次人工呼吸前都要检查口腔，观察是否有异物被冲出，并迅速用手指从口腔一侧钩出。

三、心肺复苏术

由于发生心血管事件或者遭遇各种意外时，最危及生命的表现就是心跳及呼吸停止，这是造成意外死亡的直接原因。发生心搏骤停时，第一时间对院外心搏骤停患者实施徒手心肺复苏术，对抢救患者生命而言，至关重要。

心肺复苏术（CPR）是指对心跳、呼吸停止的伤员或患者实施胸外心脏按压和人工呼吸的抢救技术，其目的是恢复实施对象的血液循环和气体交换。

心肺复苏术的基本流程包括：胸外心脏按压（C）—开放气道（A）—人工呼吸（B）三项基本操作。在成人急救或小儿单人急救中，按压/通气比为30∶2，即每胸外心脏按压30次，行人工呼吸2次。每5组30∶2的CPR为一个周期，时间约2min。在抢救过程中，一组30∶2的CPR为1个循环，重复实施，直至患者恢复自主呼吸、患者死亡、有其他施救者接替、自动体外除颤仪（AED）到达现场后开始进行心律分析等上述任一情况出现。

（一）胸外心脏按压

胸外按压是通过节律性按压胸腔外壁，间接按压心脏驱动血液流动的过程。如多人参与急救，约每2分钟可交换一次位置，避免疲劳导致按压有效性下降。

1. 操作流程与要点

（1）复苏体位 CPR时将患者放置平卧位，平躺在坚实平面上。

（2）按压部位 在胸骨中线中下1/3处，即两乳头连线与胸骨中线交叉处，掌根横轴沿胸骨长轴方向放置（图10-6）。

（3）按压手法 施救者跪在患者一侧身旁，一个手掌根部置于按压部位，手指翘起；另一手掌根部叠放其上，掌根重叠，贴腕绕指。身体稍前倾，使肩、肘、腕于同一轴线上，手臂保持伸直不弯曲，与患者身体平面垂直（图10-7）。用上身重力按压，按压与放松时间相等，放松时手掌根不离开胸壁。

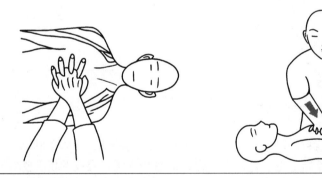

图10-6 胸外心脏按压部位   图10-7 胸外心脏按压手法

（4）按压要求 频率100~120次/min（每30次按压需要耗时15~18s）；按压深度达5~6cm，或胸廓前后径1/3左右；按压30次后人工呼吸2次。

2. 注意事项

（1）在确认患者无反应、无呼吸时立即实施胸外心脏按压。

（2）按压位置要准确。

（3）按压力度、速度要均匀。

（4）每按压一次，应该完全放松，让胸廓完全回弹。

（5）按压过程要注意观察患者的反应和情况。

（6）尽量减少因分析心律、检查脉搏和其他治疗措施所致胸外按压中断，中断时间<10s。

成人、儿童和婴儿心肺胸外按压异同点见表10-1。

表 10-1　成人、儿童和婴儿心肺胸外按压异同点

项目	成人	儿童（1~12 岁）	婴儿（0~1 岁）
按压深度	5~6cm	约 5cm	约 4cm
按压手法	双手掌根	双手或单手掌根	双手指或双拇指环绕
按压：吹气	30：2	30：2（单人急救）15：2（双人急救）	

（二）开放气道

开放气道指清除患者口腔、鼻腔内异物，采取不同方法使气道保持通畅。常用抬头举颏法，如患者无明显头颈部受伤可使用此法。患者取仰卧位，施救者站在患者一侧，一只手放至患者前额部用力下压使头后仰，另一只手示指和中指放在下颌骨部向上抬起下颌，使下颌尖和耳垂的连线与地面垂直（图10-8）。

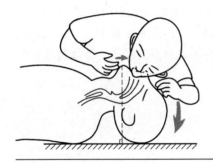

图 10-8　开放气道

（三）人工呼吸

人工呼吸是施救者将空气从患者呼吸道吹送到肺部，气体在肺部交换后，再被胸廓和肺的弹性回缩力排出的过程。无论何种人工通气方法，施救者每次吹气时间持续1秒，应见胸廓起伏；每次吹气后，放松患者口鼻，双唇离开患者，使其自发性排气。

（1）口对口呼吸　采用抬头举颏法打开气道，用示指和拇指捏住患者鼻翼，自然吸气后，用口封罩住患者的口唇部，将气均匀吹入患者口中。

（2）口对鼻呼吸　此法用于口唇受伤或牙关紧闭者。施救者稍上抬患者下颌使口闭合，自然吸气后，用口封罩住患者鼻子，将气体均匀吹入患者鼻中。

（3）口对口鼻人工呼吸　此法对婴儿采用。自然吸气后，用双唇包裹患儿双侧鼻孔及双唇，将气体均匀吹入。

（四）复苏术效果判断

当出现大动脉恢复搏动，有自主呼吸，面色由发绀转为红润，意识恢复，瞳孔由大变

小、对光反射存在，提示复苏有效。

经心肺复苏抢救 30 分钟以上，无意识，动脉无搏动，自主呼吸未恢复，发绀加重，双侧瞳孔扩大，结合心电图诊断，即可判断复苏失败。

四、自动体外除颤仪使用方法

当在医院之外的场所遇到心搏骤停患者时，施救的步骤依次为持续 CPR、其他人准备 AED、拨打 120。

自动体外除颤仪（automated external defibrillator，AED）又称自动体外电击器、自动电击器、自动除颤仪、心脏除颤仪及"傻瓜"电击器等，是一种便携式的医疗设备，它可以诊断特定的心律失常，并且给予电击除颤，是可被非专业人员使用的用于抢救心源性猝死患者的医疗设备。

心搏骤停绝大多数情况由心室颤动导致。单纯胸外按压一般不可能终止心室颤动，电击除颤是终止心室颤动的最有效方法。除颤每延迟 1 分钟，患者存活率下降 7%~10%。

自动体外除颤仪能够识别心律判断是否需要除颤，并能通过电击终止异常心搏。应用时需注意以下问题：

（1）使用时机：若目击心搏骤停，立刻进行 CPR 和尽快电除颤。若未目击心搏骤停，尤其是从呼救到到达现场时间超过 5 分钟，则先进行 5 个循环 CPR（约 2 分钟），分析心律后实施电除颤。

（2）使用方法：患者平卧位，按照 AED 上的图示将 AED 电极片贴到患者裸露的胸部（"A"电极贴于左胸前壁覆盖心尖，"S"电极贴于右肩胛下区或右锁骨下胸骨右缘），开启除颤仪。按分析按钮，若提示"建议除颤"，则告知大家勿触碰患者身体，按电击按钮除颤；否则，做 5 个循环 CPR 再考虑除颤。1 次除颤后，做 5 个循环 CPR 再进行生命评估。

（3）要特别注意，AED 使用后如未恢复自主心跳，要继续实施心肺复苏。

（冯娟、宋卉、蔡宁）

参考文献

［1］　孙永正. 管理学［M］. 2 版. 北京：清华大学出版社，2007.

［2］　顾君. 医疗服务市场定位——医院获取竞争优势的手段［D］. 北京：对外经济贸易大学，2002.

［3］　田菊英. 民营医院医疗服务营销策略研究［D］. 武汉：武汉理工大学，2009.

［4］　李芳芳. 怎样与客户进行有效的沟通［J］. 农家参谋（种业大观），2014（7）：18.

［5］　方玲玉. 客户服务与管理［M］. 北京：电子工业出版社，2018.

［6］　王珺. 服务行业客户满意度测评研究［D］. 北京：北京交通大学，2008.

［7］　苏朝晖. 客户关系管理：客户关系的建立与维护［M］. 北京：清华大学出版社，2010.

［8］　戴颖达. 构建客户忠诚度模型 提升企业竞争力［J］. 哈尔滨商业大学学报（社会科学版），2018（9）：41-47.

［9］　金倩莹，李星明. 流行病学方法在医学研究中的应用概述［J］. 北京医学，2020，42（5）：444-451.

［10］　乔昆，李星明. 医学统计学在健康管理科研领域中的应用概述［J］. 中华健康管理学杂志，2020，14（2）：194-200.

［11］　孙恕，易松. 2023 年《中国高血压防治指南》更新临床实践［J］. 心电与循环，2023，42（3）：203-206，212.

［12］　国家心血管病中心，国家基本公共卫生服务项目基层高血压管理办公室，国家基层高血压管理专家委员会. 国家基层高血压防治管理指南 2020 版［J］. 中国医学前沿杂志（电子版），2021，13（4）：26-37.

［13］　中华医学会呼吸病学分会慢性阻塞性肺疾病学组，中国医师协会呼吸医师分会慢性阻塞性肺疾病工作委员会. 慢性阻塞性肺疾病诊治指南（2021 年修订版）［J］. 中华结核和呼吸杂志，2021，44（3）：170-205.

［14］　陈亚红. 2017 年 GOLD 慢性阻塞性肺疾病诊断、治疗及预防全球策略解读［J］. 中国医学前沿杂志（电子版），2017，9（12）：15-22.

［15］　刘国莲. 社区常见慢性病预防与管理指南［M］. 银川：宁夏人民出版社，2015.

［16］　中华医学会糖尿病学分会. 中国 2 型糖尿病防治指南（2020 年版）［J］. 中华糖尿病杂志，2021，13（4）：317-411.

［17］　刘国莲. 社区常见慢性病预防与管理指南［M］. 银川：宁夏人民出版社，2015.

［18］　迟家敏. 实用糖尿病学［M］. 4 版. 北京：人民卫生出版社，2015.

［19］　王文绢. 糖尿病患者自我管理量表的研究与应用［J］. 中华预防医学杂志，2016，50（1）：4-6.

［20］　王春玲. 实时动态血糖监测系统与便携式血糖仪在 2 型糖尿病患者无症状低血糖中的应用价值［J］. 医疗装备，2019，32（14）：40-41.

［21］　马利丹，孙瑞霞，辛颖，等. 不同体重指数痛风患者临床特点分析［J］. 中华内科杂志，2017，56（5）：333-357.

［22］　王靖宇，常宝成. 高尿酸血症/痛风流行病学特点及危险因素［J］. 国际内分泌代谢杂志，2016，36（2）：78-81.

［23］　中华医学会风湿病学分会. 2016 中国痛风诊疗指南［J］. 中华内科杂志，2016，55（11）：892-899.

［24］　陈绍华，赵啸，徐浩，等. 痛风的中西医研究进展［J］. 世界科学技术-中医药现代化，2021，23（4）：1220-1227.

［25］　中华医学会内分泌学分会. 中国高尿酸血症与痛风诊疗指南（2019）［J］，中华内分泌代谢杂志，2020，36（1）：

1-13.

［26］ Choi H K，Curhan G. Soft drinks，fructose consumption，and the risk of gout in men：prospective cohort study［J］.
BMJ，2008，336（7639）：309-312.

［27］ Sung H，Ferlay J，Siegel R L，et al. Global Cancer Statistics 2020：GLOBOCAN Estimates of Incidence and Mortality
Worldwide for 36 Cancers in 185 Countries［J］. CA：A Cancer Journal for Clinicians，2021，71（3）：209-249.

［28］ 韩喜婷，孙长青，程亮星，等.1990—2019 年中国卵巢癌疾病负担及其变化趋势分析［J］. 中国肿瘤，2023，
32（5）：333-338.

［29］ Zheng R S，Zhang S W，Zeng H M，et al.Cancer incidence and mortality in China，2016［J］.Journal of the National
Cancer Center，2022，2（1）：1-9.

［30］ 中国研究型医院学会乳腺专业委员会中国女性乳腺癌筛查指南制定专家组. 中国女性乳腺癌筛查指南（2022 年
版）［J］. 中国研究型医院，2022，9（2）：6-13.

［31］ 赫捷，李霓，陈万青，等. 中国肺癌筛查与早诊早治指南（2021，北京）［J］. 中国肿瘤，2021，30（2）：81-
111.

［32］ 中华医学会肿瘤学分会. 中华医学会肺癌临床诊疗指南（2022 版）［J］. 中华医学会杂志社，中华肿瘤杂志，
2022，44（6）：457-90.

［33］ 国家卫生健康委员会办公厅. 原发性肺癌诊疗指南. 2022.

［34］ 国家癌症中心中国结直肠癌筛查与早诊早治指南制定专家组. 中国结直肠癌筛查与早诊早治指南（2020，北京）［J］.
中国肿瘤，30（1）：1-28.

［35］ 国家卫生健康委员会办公厅. 胃癌诊疗指南. 2022.

［36］ 国家卫生健康委员会办公厅. 原发性肝癌诊疗指南. 2022.

［37］ 国家卫生健康委员会办公厅. 宫颈癌诊疗指南. 2022.

［38］ 张颖，王晓玲，杨婷，等. 住院成人患者血压测量袖带尺寸选择的最佳证据总结［J］. 护理学报，2021，28（14）：
22-26.

［39］ 王兵，严同，王涵，等.《美国糖尿病学会 2024 年糖尿病诊疗标准》更新要点解读［J］. 中国普外基础与临床
杂志，2024，31（4）：421-426.

［40］ 国蓉，李肖珏，陈燕燕. 糖化血红蛋白在糖尿病筛查和诊断中的意义［J］. 海军军医大学学报，2023，44（4）：
480-485.

［41］ 李娜，董嘉慧，高玉敏，等. 高尿酸血症相关危险因素的孟德尔随机化研究［J］. 现代预防医学，2024，51（2）：
200-204，215.

第三篇

健康监测及健康评估

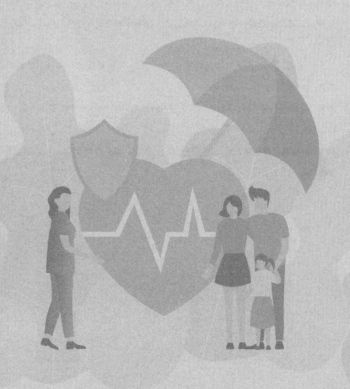

第十一章

健康信息采集

第一节 信息的来源

一、信息与数据概念

信息是经过加工后的数据，它对接受者的决策或行为有现实或潜在的价值。信息具有可识别性、可存储性、可扩充性、可共享性、可传递性、可转换性、可再生性、时效性和时滞性的特征。

数据是对客观事物的逻辑归纳，是用于表示客观事物的未经加工的原始素材。数据是对客观事物的真实反映，它没有掺杂任何主观性因素，可以是数字、文字、图像，也可以是计算机代码。数据经过加工处理之后就成为信息，而信息需要经过数字化转变成数据才能存储和传输，因此信息是数据的含义，数据是信息的载体。

二、健康信息的来源

健康信息按照其性质和应用目的分为基础数据库、公共卫生、医疗服务、医疗保障、药品管理、生育相关、综合管理等七类。

基础数据库类：基础数据主要包括人口基础信息、电子健康档案和电子病历数据库。人口基本信息主要提供人口的数量和性别、年龄等基本情况；电子健康档案主要记录了健康状况、基本公共卫生服务等；电子病历为医院医疗服务过程中产生的信息。

公共卫生类：公共卫生主要指疾病预防、控制相关的信息。包括传染病防控、慢性病防治等相关信息。随着健康观念的转变，逐步增加了社会决定因素、慢性病危险因素等相关信息。

医疗服务类：主要指医院、基层医疗卫生机构等提供医疗服务时所产生的相关信息，是卫生健康信息中的核心数据，也是使用最为广泛的数据。包括机构层面的人员、设备、服务数量等相关信息，医疗服务过程中疾病诊断、治疗、用药、费用等相关信息。

医疗保障类：医疗保障类信息主要包括医保经办机构的管理信息和参保对象的资金缴纳、报销相关信息，主要覆盖了城镇职工医保、城乡居民医保参保者和部分医疗救助对象。国家医疗保障局成立后，大力推动医保管理信息系统的完善和自动化。

药品管理类：药品管理信息分为药品价格、招标采购数据、药品使用以及短缺药品相关信息，主要通过招标采购平台和医疗卫生机构分别获取。

生育相关类：包括计划生育实施情况及计划生育重点人群的管理信息等，近年来逐步转变为生育政策调整后人口变化情况的监测。

综合管理类：主要指多目的性的信息收集系统，包括一些综合性的监测和调查，如医改监测、人口普查、家庭追踪调查、老年人口调查、人口变动监测、卫生服务调查等。

健康管理相关信息主要来源于各类卫生服务记录（图11-1）。常见有三个方面：一是卫生服务过程中的各种服务记录；二是定期或不定期的健康体检记录；三是专题健康或疾病调查记录。

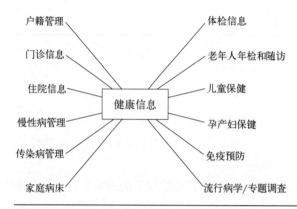

图 11-1　健康信息来源

卫生服务记录的主要载体是卫生记录表单。卫生服务记录是卫生管理部门依据国家法律法规、卫生制度和技术规范的要求，用于记录客户的有关基本信息、健康信息以及卫生服务操作过程与结果信息的医学技术文档，具有医学效力和法律效力。

与健康管理相关的卫生服务记录表单主要有以下六个部分：①基本信息；②儿童保健；③妇女保健；④疾病控制；⑤疾病管理；⑥医疗服务。

第二节　信息收集原则和方法

一、信息收集原则

信息收集是指对事物运动过程中所产生的信息，通过一定的渠道，按照一定的程序，采用科学的方法，对真实、实用、有价值的信息进行有组织、有计划、有目的采集的全过程。

（1）计划性　指根据需求，有针对性、分步骤地收集信息的原则。要做到有计划性地收集信息，首先必须明确目的，其次必须考虑保证重点、全面兼顾。再次要根据需求修订计划。

（2）系统性　指根据单位性质、专业特点、学科任务等不间断地连续采集信息的原则。

（3）针对性　指根据实际需要，有目的、有重点、分专业、分学科、按计划、按步骤地收集，以最大限度满足用户信息需求的原则。

（4）及时性　指按照用户的信息需求，敏捷迅速地采集到反映事物最新动态、最新水平、新发展趋势信息的原则。

（5）完整性　指根据用户现在与潜在的信息需求，全面、系统收集信息的原则。

（6）真实性　指采集真实、可靠信息的原则。

二、信息收集方法

1. 专题调查收集法

健康管理相关信息主要来源于各类卫生服务记录，这些记录按照规定长期填写积累，可以充分利用。当需要解决某些专门问题时，平常的记录和报表往往不能提供足够数量的信息，因此需要通过专题调查来获取资料。专题调查的方法可分为访谈法、实地观察法及问卷法。

（1）访谈法　是以谈话为主要方式了解某人、某事、某种行为或态度的一种调查方法。即访问者通过走家访户，或通过信件，或通过现代通信工具直接与被调查者进行口头交谈，从而获得信息的方式，可以是访谈者单独访问被调查者，也可以与多个调查对象进行访谈。

（2）实地观察法　是由调查员到现场对观察对象进行直接观察、检查、测量或计数而取得资料的方法。实地观察法主要是耳闻眼看，观察者基本上是单方面进行观察活动，被观察者不管是人还是物，都是被动处于观察者的视野中。如健康管理师在现场进行血压、血糖等指标的检测，观察足背动脉搏动，进行老年人认知能力评估等。实地取得的资料较为真实可靠，但所需人力、物力、财力较多。实际调查中，访谈法与实地观察法常结合使用，互相补充。

（3）问卷法　是调查者运用事先设计好的问卷向被调查者了解情况或征询意见的一种书面调查方法。调查问卷简称问卷，实际上就是一种调查表格。问卷调查主要用于了解研究对象的基本情况、人们的行为方式、人们对某些事件的态度以及其他辅助性情况。

2. 大数据收集法

① 数据库采集，通过在采集端部署大量数据库，并在这些数据库之间进行负载均衡和分片，来完成大数据采集工作。

② 系统日志采集，供离线和在线的大数据分析系统使用，高可用性、高可靠性、可扩展性是日志收集系统所具有的基本特征。

③ 网络数据采集，将非结构化数据、半结构化数据从网页中提取出来，存储在本地的存储系统中。

④ 感知设备数据采集，通过传感器、摄像头和其他智能终端自动采集信号、图片或录像来获取数据。大数据智能感知系统需要实现对结构化、半结构化、非结构化的海量数据的智能化识别、定位、跟踪、接入、传输、信号转换、监控、初步处理和管理等。

3. 二维码收集法

二维码具有储存量大、保密性高、追踪性高、抗损性强、备援性大、成本便宜等特性，这些特性特别适用于表单、安全保密、追踪、证照、存货盘点、资料备援等方面。

大数据、互联网、云计算、人工智能等信息技术的发展不断改变着人们的生产生活方式。由于智慧医疗背景下健康医疗数据存在形式电子化程度高，医疗数据采集和存储更加高效，健康医疗数据更具集成价值。自 2003 年非典事件后，国家重点建设了公共卫生信息系统，大部分公共健康信息都可以通过信息系统进行采集和传输，如国家疾病控制预防信息系统、疫情和突发公共卫生事件监测系统、医疗救治信息系统、卫生监督信息系统等。近年来，越来越多的健康服务工作放到了社区，相应的也有社区卫生信息系统、妇幼保健信息系统等，这些系统一方面支持了健康服务工作的顺利展开，另一方面也对基本健康信息进行了标准化采集。

新型冠状病毒感染疫情期间也充分利用信息化技术录入手段，全民核酸检测中，检测点工作人员直接采用身份证读取和二维码扫描技术，整个信息系统充分体现了快速、高效的特点。居民可用手机扫描二维码进行自助填写个人信息，手机可自动生成条形码或采样码。采样点工作人员可直接用手机、平板电脑、台式电脑识别读取采样码，被采样人手机也能随时调取已录入过的信息。此方法节约时间，避免大量人群聚集。该系统不但可以查询个人信息，而且具有汇总功能，能充分显示各个时间节点的工作信息，可自动生成向省市上报的各种数据和报表。

三、健康调查表的选用

（一）常用调查表

常用的健康调查表一般包括个人基本信息表、健康体检表、行为危险因素调查表、疾病管理随访表。

个人基本信息表一般包括姓名、性别、出生日期、身份证号、工作单位、血型、文化程度、职业、婚姻状况、医疗费用支付方式、药物过敏史、既往史、家族史、遗传病史、残疾状况等。

疾病管理随访表，如高血压管理随访表，一般包括个人编码、症状（无症状、头痛头晕、恶心呕吐、眼花耳鸣、呼吸困难、心悸胸闷、鼻出血不止、四肢发麻、下肢水肿等）、体征（血压、体重、体重指数、心律、其他等）、生活方式指导（日吸烟量、日饮酒量、运动、摄盐情况、心理调整、遵医行为）、辅助检查、服药依从性、药物不良反应、此次随访分类、用药情况、转诊等；如糖尿病患者随访服务记录表，一般包括个人编码、症状（无症状、多饮、多食、多尿、视力模糊、感染、手脚麻木、下肢浮肿、体重明显下降等）、体征（血压、体重、体重指数、足背动脉搏动、其他等）、生活方式指导（日吸烟量、日饮酒量、运动、主食、心理调整、遵医行为等）、辅助检查、服药依从性、药物不良反应、低血糖反应、此次随访分类、用药情况、转诊等。

（二）健康调查表

在繁多的记录表中，健康体检表、行为危险因素调查表和相关疾病管理随访表是最为重要的健康管理信息来源，这些记录表中首页一般都有个人基本信息，所有个体均应填写基本信息表，然后是针对性调查内容。根据健康管理的个体需求选用合适的健康调查表（健康信息记录表），如果个体只是要求体检，则使用健康体检表；如果个体同意接受以后的健康管理，则需收集行为危险因素相关的信息；如果发现个体有某种慢性病，如高血压、糖尿病等，则结合疾病管理选用疾病管理随访表。

（三）填表要求

（1）数字或代码一般用阿拉伯数字书写，如果数字或代码填错，用双横线将整个数字或代码划去，并在原数字或代码上方填写正确的数字或代码，切勿在原数字或代码上涂改。

（2）选择题将答案对应地填在作答处，没有备选答案的项目，用文字或数据在相应的横线或方框内据实填写。

第三节　调查问卷设计

调查问卷是由一系列与研究目的有关的问题组成的调查表，是用于研究事物特征的测量工具。在健康管理中，问卷调查是收集健康信息的常用方法，它由受过培训的调查员利用精心设计好的问卷，收集个体客户的健康相关的信息，如吸烟、饮酒等生活方式信息，并由此展开健康危险因素评价。

一、调查问卷结构

调查问卷结构一般包括封面信、指导语和问卷主体。

1. 封面信
封面信是每份调查问卷前的一段话，它的作用在于向被调查者介绍和说明调查者的身份或调查主办单位、调查内容、调查目的和意义、回收问卷的时间和方式及其他信息（如说明本次调查的保密性、匿名性和感谢话语）等。封面信的篇幅不宜过长，一般200~300字较好。封面信在问卷调查中的作用不可忽视，一个好的封面信，有利于被调查者接受调查并如实地填写问卷。

2. 指导语
指导语是对具体概念、填写方法等的解释和说明。问卷比较简单，问题较明确时该部分可以省略。

3. 问卷主体
问卷主体部分包括问题项和备选答案。据问卷所列问题项提供答案的方式，可将问题分为开放式问题、封闭式问题及半封闭式问题三类。

二、问卷设计

（一）问卷设计原则

调查问卷设计的根本目的是设计出符合调研与预测需要，及能获取足够、适用和准确信息资料的调查问卷。为实现这一目的，调查问卷设计必须遵循以下原则：

1. 目的性原则
问卷的主要目的都是提供管理决策所需的信息，以满足决策者的信息需要。问卷设计人员必须透彻了解调研项目的主题，能拟出可从被调查者那里得到最多资料的问题。因此，要从实际出发拟题，问题目的明确，重点突出，没有可有可无的问题。

2. 科学严谨性原则

问卷中问题与问题之间要具有科学严谨的逻辑性，独立的问题本身也不能出现逻辑上的谬误，并尊重应答者的尊严和隐私。同一问题的答案必须具有相同层次的关系，还要注意设计的答案应该既包括各种权能的答案，又必须是互相排斥的，不能互相包容。整体设计做到既不遗漏一个问句以致需要的信息资料残缺不全；也不浪费一个问句在不需要或重复的信息资料上。

3. 通俗性原则

问卷设计最重要的任务之一就是要使问题适合潜在的应答者，要使被调查者能够充分理解问句，乐于回答、正确回答。如果受访者对调查题目不感兴趣，一般不会参与调研。所以设计问卷的研究人员不仅要考虑主题和受访者的类型，还要考虑访谈的环境和问卷的逻辑。问卷必须避免使用专业术语，一般应使用简单用语表述问题。问题的排列应符合应答者的思维程序。一般是先易后难、先简后繁、先具体后抽象。这样，能够使调查人员顺利发问、方便记录，并确保所取得的信息资料正确无误。

4. 便于处理性原则

便于处理是指要使被调查者的回答便于进行资料的校验、整理和统计。设计好的问卷在调查完成后，能够方便地对所采集的信息资料进行检查核对，以判别其正确性和实用性，也便于对调查结果进行整理和统计分析。如果不注意这一点，很可能出现调查结束，信息资料获得很多，但是统计处理却无从下手的难堪局面。

5. 合理长度原则

调查内容过多使得参与者没有耐心完成全部调查问卷。这是调查最常见的误区之一，应引起高度重视。如果一份问卷调查在 20 分钟之内还无法完成，一般的被调查者都难以忍受，除非这个调查对他非常重要，或者是为了获得奖品的目的才参与调查，即使完成了调查，也隐含一定的调查风险，比如被调查者没有充分理解调查问题的含义，或者没有认真选择问题选项，最终会降低调查结果的可信度。

（二）问卷设计步骤

健康管理师在工作中通过一定的定性与定量的调查研究方法，为企业、机关、团体提供群体健康需求分析，把握主要健康问题、危险因素和目标人群，为下一步制订干预计划提供依据。为群体设计合适的调查问卷是做健康需求分析的基础。

1. 问卷设计步骤

（1）确定调查主题，明确调查对象　进行调查问卷设计时首先需确定调查主题和调查对象。调查主题是后续问卷题目主要围绕与展开的内容，是保证通过问卷得到想要的信息的关键，问卷题目应紧紧围绕调查主题；调查对象主要关系到问卷题目的表达方式，应根据调查对象的特点设计题目的语言方式，例如，若以儿童为调查对象，则题目应避免抽象化，尽量简单易懂、活泼有趣。

（2）收集相关资料　通过收集资料了解其他研究者进行相关调查时使用的工具、题目的设置等，扬长避短，并为问卷编制打下基础。

（3）设计问卷题目　该步是问卷设计的重点与核心，在实际健康调查中由于调查对象、调查目的、调查方式和使用场景不同，我们所采用的问题项类型和答案格式也不完全相同。问题项设计应注意文字简洁，提出的问题尽可能清晰和明确。避免双重否定问题，避免诱导性或引起偏倚的问题，避免询问私人或敏感问题。

（4）评价与完善问卷　问卷草稿设计好后，设计人员应对问卷进行评估，评估时主要考虑以下问题：

① 问题是否必要；

② 问卷是否太长；

③ 问卷是否涵盖了所需的信息；

④ 开放式问题是否留足空间；

⑤ 问卷说明是否用了明显字体等。

（5）进行预调查　为确保问卷质量，在进行正式调查之前需进行预调查，以及时发现问卷中隐藏的问题。

（6）完成问卷　根据预调查结果，对问卷进行完善与修改，完成问卷设计。

2. 调查的实施

对同意接受调查的个体，选用合适的健康调查问卷表，按照所选的问卷表，逐项询问客户相关信息并记录，或者让客户通过计算机和手机自行填写问卷并提交，同时收集与健康相关的行为危险因素的信息。

三、问卷评价

作为收集信息的工具，调查问卷的质量会影响收集资料的质量，因此为保证问卷设计的科学性，常采用信度和效度对其进行评价。信度即测量结果的稳定性或可靠性，指用同一种方法对同一个对象进行重复测量，所得结果与之前测量结果相一致的程度，即测试方法不受随机误差干扰的程度。效度即准确性和真实性，指测量工具或手段能够准确测所需测量的事物的程度。效度包括内容效度、效标关联效度、结构效度等。

信度是效度的基础。调查要有效度必须有信度，没有信度就没有效度。一项调查如果信度低，则效度也低；如果信度高，效度可能高也可能低。一项调查如果效度高，则信度一定高；但是如果效度低，信度可能高也可能低。值得注意的是，信度与效度二者缺一则调查无效。

（牟忠林、赵芹坤）

第十二章
健康信息管理与利用

第一节　健康信息管理

一、建立数据库

数据库是按照数据结构来组织、存储和管理数据的仓库。现代数据管理不再仅仅是存储和管理数据，而转变成用户所需要的各种数据管理的方式。医学研究的原始数据常列成二维结构，即行与列结构的数据集形式，在表中，每一行称为一个记录，或一个观察单位；每一列称为一个变量，用以表示变量、项目或观察指标等。

原始数据录入。在进行统计分析前，原始数据需录入计算机。录入的类型大致有：①数据库文件，如 dBASE、FoxBASE、Lotus、EPIinfo、Excel 文件；②文本文件（如 word 文件、WPS 文件等）等；③统计应用软件的相应文件，如 SPSS 数据文件、SAS 数据文件、STATA 数据文件等。目前，上述文件类型绝大多数都可以相互转换。

录入数据时，应遵循便于录入、便于核查、便于转换、便于分析的原则。便于录入是指尽可能地减少录入工作量；便于核查是指一定要设有标识变量，以方便数据核查；便于转换是指录入数据时要考虑不同软件对字节和字符的要求；便于分析是指每项研究最好录成一个数据文件，录入的格式最好满足各种统计分析的需要，这样才能保证分析数据时的高效和全面。

二、建立健康档案

健康档案通常由乡镇卫生院或村卫生室医务人员建立，建档方式可采用群体建档和个体分别建档相结合的办法。其基本方法是在确定了建档对象后，对所有的建档对象通过个人健康检查、家庭调查等方法获取基本资料，填入个人健康档案和家庭健康档案信息，对日后新加入的居民则采取个别建档和更新家庭成员基本情况的方式。平常则要把患者每次就诊的情况和随访情况记录进去，通过资料的不断积累使健康档案逐步完善。

健康档案管理的基本原则包括自愿为主，多种方式相结合；体现健康管理和连续性服务的特点；科学性与灵活性相结合。

建立健康档案的意义：有利于掌握居民的基本情况和健康状况；有利于开展全科医疗服务；有利于为解决居民主要健康问题提供依据；有利于为全科医学教学和科研提供信息资料；有利于为评价基层社区卫生服务质量和技术水平提供依据；有利于为司法工作提供依据。

建立健康档案的基本要求：资料的真实性；资料的科学性；资料的完整性；资料的连续性；资料的可用性。

（一）个人健康档案

个人健康档案是以个人健康为核心，动态测量和收集生命全过程的各种健康相关信息，满足居民个人和健康管理需要建立的健康信息资源库。

1. 建档途径

（1）结合健康体检，建立健康档案。建立个人健康档案和家庭健康档案，筛选个人和家庭的主要健康问题，以辖区内的妇女、儿童、残疾人、60岁以上老人等人群为重点客户。该方法在开展新型农村合作医疗地区，对参合农民体检有适当补助，或政府对农民体检有经济补助的情况下，较为适宜。

（2）结合日常医疗卫生服务内容，针对重点人群建立健康档案。在乡镇卫生院、村卫生室的门诊工作中逐步开展首次就诊时即建立健康档案，患者再次就诊可以实行连续性跟踪记录；针对高血压、糖尿病患病率逐年升高的趋势，对35岁以上就诊患者首诊测血压，对45岁以上就诊患者首诊检测血糖，对发现的高血压和糖尿病等慢性非传染性疾病患者建立随访表，制订慢性病随访管理计划，进行系统管理；妇幼健康档案的建立与妇幼保健系统管理结合起来；对60岁以上老年人全部建档，随时掌握他们病情的动态变化。该种建档方法，目标人群明确，针对性强，把日常工作和建档工作结合起来，较易操作，把疾病诊疗与预防保健结合起来，体现防治结合的特色，健康档案可以及时更新，提高利用率。

（3）结合入户调查，建立健康档案。主要由乡、村两级卫生机构，派专职人员完成该项工作，作为结合日常门诊和体检方式建档的补充。

2. 建档内容

（1）填写家庭基本信息和个人基本信息　如果一个家庭中有两个以上成员就诊，基层医疗机构填写所在家庭基本信息（部分信息不完整可在以后逐步补充），按照居民个人健康档案首页内容，逐项进行询问并填写相应内容：

询问个人一般情况，包括姓名、性别、出生日期、民族、身份证号、家庭住址、联系电话、血型、文化程度、从事职业、婚姻状况、医疗费用支付方式等。

询问个人健康史，包括过敏史及过敏物质、慢性病既往史、手术史、外伤史、输血史、家族史、遗传病史、有无残疾等。

（2）填写个人生活行为习惯及预防接种情况表　询问现阶段个人生活行为习惯和预防接种情况。

（3）填写周期性健康体检表　至少两年一次。主要依托乡镇卫生院开展健康检查，体检后由乡镇卫生院负责或组织乡村医生向体检对象反馈体检结果，体检结果一式两份，一份留个人健康档案处，一份交受检农民。

（4）填写健康评价及处理意见。

电子健康档案管理系统如图12-1所示。

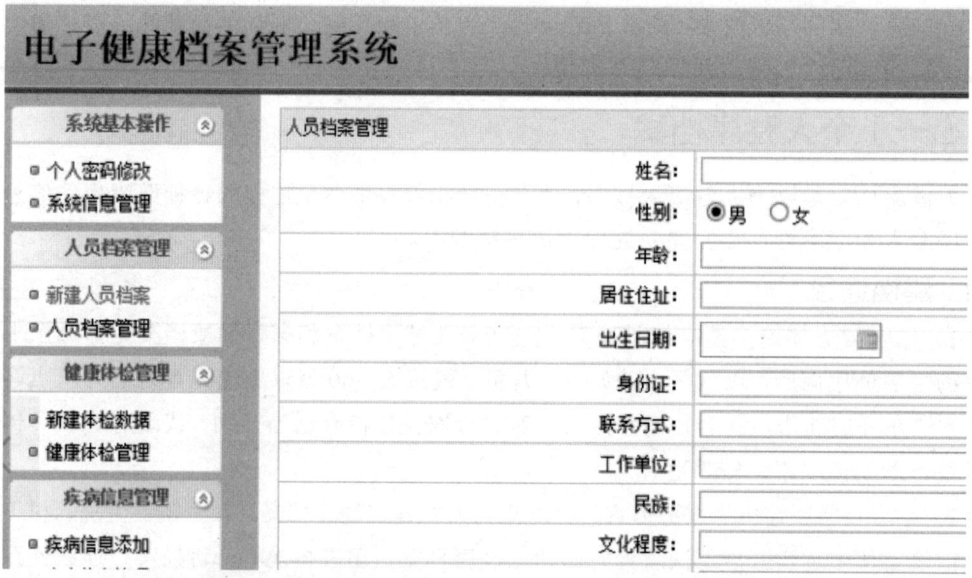

图 12-1 电子健康档案管理系统

（二）家庭健康档案

家庭健康档案是指以家庭为单位，记录其家庭各成员在医疗保健活动中产生的有关健康状况、疾病动态、预防保健服务利用情况等信息。

家庭健康档案主要包括基本情况、家系图、家庭功能评估资料、家庭生活周期中的主要问题、家庭成员的健康情况等内容。

1. 家庭基本情况

一般包括家庭各成员的基本资料，如姓名、性别、民族、年龄、职业、受教育程度以及健康情况、居住环境等。

2. 家系图

家系图指的是表明亲缘与婚姻关系的图。家系图一般根据不同情况采用不同形式。

3. 家庭功能评估

家庭功能是指家庭本身所固有的性能，以及家庭对社会和家庭成员所起的作用。一般使用 APGAR 家庭功能评估表，包括家庭功能的适应度、成熟度、亲密度、合作度、情感度。

（1）适应度 是指家庭在发生问题或面临困难时，家庭成员对于内在或外在资源的运用情形；

（2）成熟度 是指家庭成员互相支持而趋向于身心成熟与自我实现的情形；

（3）亲密度 是指家庭成员彼此间享受共同时间空间和经济资源的承诺；

（4）合作度 是指家庭成员对权利与责任的分配情况；

（5）情感度 是指家庭成员彼此间相互关爱的形式。

4. 家庭生活主要问题

一般主要是指家庭遵循社会与自然的规律所经历的产生、发展与消亡的过程通常经历恋爱、结婚、怀孕、抚养孩子、孩子成家、空巢、退休、丧偶独居等时期出现的问题。

5．家庭成员健康情况

在家庭健康档案中，每一个家庭成员应有一份自己的健康资料记录，主要内容与个人健康档案是不同的。

（三）社区健康档案

社区健康档案是指以社区为单位，收集和记录反映社区主要健康特征、主要危险因素、环境特征、卫生资源供给、卫生服务提供和利用状况等信息。

社区健康档案一般包括社区基本资料、社区卫生资源、社区卫生服务状况、居民健康状况等。

（1）社区基本资料　包括社区自然和人文环境特征、地理位置;社区人口学特征，社区产业及经济状况;社区组织现状即社区内部各组织及其相互关系。

（2）社区卫生资源　包括卫生服务机构、卫生人力资源（人员数量和结构）。

（3）社区卫生服务状况　各类社区卫生服务机构的门诊量、服务项目、服务条件等。

（4）居民健康状况　包括社会人口学资料、人口数量、年龄结构、性别分布、文化结构、婚姻类型、职业状况、出生率、死亡率和自然增长率。患病和死亡资料：社会疾病谱、主要疾病分布和死因谱等。

三、数据分析与管理

（一）数据核查

数据录入后，首先须对数据进行核查，以确保录入数据的准确性。

核查准确性可分两步进行。第一步，逻辑检查，通过运行统计软件中的基本统计量过程，列出每个变量的最大值和最小值，如果某变量的最大值或最小值不符合逻辑，则数据有误。第二步，数据核对，将原始数据与录入的数据一一核对，错者更正，有时，为慎重起见，采用双份录入的方式，然后用程序作一一比较，不一致者一定是录错的数据。

（二）健康信息整理

不同的个体有着不同的健康信息，但作为一个群体，往往有着一些规律性，我们在进行健康信息整理时，根据一定的标准对收集的健康信息进行分类和汇总。

第一步：分类。根据所收集到的健康信息资料的性质、内容或特征进行分类。将相同或相近的健康信息合为一类，将不同的健康信息区别开来。一般所遵循的原则有：①与健康监测的目的一致；②要与客观实际相一致；③进行分类的界限要明确，做到没有相互重合。

第二步：资料汇编。汇编就是按照研究的目的和要求，对分类后的资料进行汇总和编辑，使之成为能反映研究对象客观情况的系统、完整、集中、简明的材料。在健康管理领域则是根据健康监测的目的，将所收集到的原始信息集中在一起，便于分析和处理。

第三步：资料分析。即运用科学的分析方法对所收集到的健康信息进行分析，研究现象、过程及内外各种联系，找出规律性的东西，作出相应解释及干预方案。

（三）健康信息更新

健康管理过程具有连续性，健康管理信息需要不断进行更新。健康管理信息更新本质上就是将存于各类卫生服务记录中的有关健康信息加以累积并进行分析。

1. 更新渠道

一般人群的复诊，主要包括健康体检人群、门诊住院患者、疾病筛查人群、高危人群等；重点管理人群的服务，主要包括孕产妇、儿童、老年人、高血压患者、糖尿病患者、重性精神疾病患者等。

2. 更新内容

（1）在基本公共卫生服务工作过程中，以国家（地方）服务规范为基本依据，按照服务要求对客户开展的各项服务内容，规范填写相应表单。

（2）跟踪管理、系统记录客户的健康状况、影响健康的有关因素及接受保健服务的过程与效果。

（3）进行阶段性评估。提出下一阶段针对性的管理计划以用于治疗干预措施。

3. 更新注意事项

（1）以问题为导向记录。患者的基础资料、健康问题目录、问题描述、病程流程表、化验及检查的项目及结果、转会诊记录等。

（2）以预防为导向记录。周期性健康检查、预防接种、儿童生长与发育评价、患者教育、危险因素筛查及评价等。

第二节　健康信息利用

信息是一种战略资源和决策资源，是可以被健康管理者利用的关键资源。信息利用应贯穿健康管理的始终。

健康信息包括健康相关信息（生理与心理社会适应性、营养与环境、运动与生活方式）、疾病相关信息、健康素质能力、健康寿命等信息。

一、个体健康需求分析

健康信息可用于服务人群健康状态的评价、健康风险的评估、疾病的预期诊断与预后判断、健康管理效果评估、健康教育等健康服务。

个体信息是指在现实生活中能够识别特定个人的一切信息，如姓名、电话号码、家庭住址、身份证号等。个人健康信息是个人信息的组成部分，是指一个人从出生到死亡的整个过程中，其健康状况的发展变化情况以及所接受的各项卫生服务记录的总和，其真实、客观。

个体健康信息的收集结果，可用来分析、评价其健康状况和健康危险因素，据此，制订有针对性的个人健康管理计划，提出具体的健康改善目标和健康管理指导方案，并针对健康危险因素的发展趋势进行相应的生活行为方式干预指导。还可用来进行健康管理效果的评价，如高血压、糖尿病等慢性病管理有效程度的量化评价。

随着信息技术的发展，数字技术在健康管理中也有着相应的应用。数字技术是指借助一定的设备将各种信息，包括图、文、声、像等，转化为电子计算机能识别的二进制数字"0"和"1"后进行运算、加工、存储、传送、传播、还原的技术。数字技术在个人层面能够加强健康监测、健康评估和健康干预。在健康监测方面，基于电子病历、电子健康档案，结合可穿戴设备如智能手表、睡眠监视器以及应用程序可全面获取个人心率、血糖、血压等生命体征，以及运动、睡眠等生活方式信息；在健康评估方面，观察和记录指标动态变化，识别异常指标，评估个人健康状况，实现个人健康异常提醒，如基于人工智能整合多源数据预测不良事件的发生概率，或通过手机视频监测和分析导致一些疾病的风险；在健康干预方面，依据健康状况评估结果，结合膳食、运动、接受医疗保健服务等方面的数据，通过大数据分析制订有计划的个性化健康指导与干预方案。

二、群体层面的信息利用

通过对群体健康信息开展科学、客观的分析、汇总和评估，作出诊断，分析主要健康问题、主要危险因素、主要目标人群，为制订干预计划提供依据。

群体健康信息在健康管理工作中已经得到了一定的运用。健康工作应该是全方位的、全覆盖的生命健康的保障体系。第一步是建立健康意识和知识，第二步是建立起行之有效的健康路径，做到防患于未然，第三步是在治病过程中给予人群健康理念和健康保障措施。

在群体层面，应用就医预约安排系统、电子健康档案提升就医效率和就医体验。通过基于电话、视频的实时远程医疗技术和基于网站、手机应用的存储转发式远程医疗技术健全医生与患者沟通渠道，已被用于心血管疾病、肿瘤等多个系统的慢性病管理。除了成本低和便利的优势外，远程医疗在疫情期间保障非急症慢性病医疗保健需要的同时，也降低了感染风险。

群体健康需求分析的常用指标包括以下几个：

1. 疾病频率指标

慢性病患病率=前半年内患慢性病人（次）数/同期调查的人数×100%

健康者占总人群的比例：受检人群中健康者占所调查人群数的比例。

2. 疾病严重程度指标

两周卧床率=前两周内卧床人（次）数/同期调查的人群数×100%

两周活动受限率=前两周内活动受限人（次）数/同期调查的人群数×100%

两周休工率=前两周内因病休工人（次）数/同期调查的人群数×100%

三、特定疾病群体健康需求分析

1. 高血压患者

（1）人群血压平均水平　包括人群收缩压平均水平和人群舒张压平均水平。人群收缩压平均水平：指所调查人群收缩压的平均水平，可用算术平均数 Hs 表示。人群舒张压平均水平：指所调查人群舒张压的平均水平，可用算术平均数 Hd 表示。

（2）高血压患病率　指某特定时间内，在所调查人群中患有高血压者（包括新和旧病例）所占的比例。

高血压患病率=某观察期间一定人群中现患高血压病的新旧病例数/同期调查的人群数×100%

（3）高血压知晓率　指所调查的人群中知道自己患高血压病的患者占该人群全部高血压患者的比例（%）。

（4）高血压管理率　指某人群参与高血压管理（或治疗）的患者占该人群已知高血压患者的比例（%）。

（5）高血压控制率　指参与高血压管理（或治疗）的患者中血压水平控制在140/90mmHg 及以下的患者占参与高血压管理（或治疗）患者的比例（%）。

2. 糖尿病患者

（1）人群血糖平均水平　指所调查人群空腹血糖的平均水平，可用算术平均数 FPg 表示。

（2）糖尿病患病率　指某特定时间内，在所调查人群中患有糖尿病者（包括新和旧病例）所占的比例。

糖尿病患病率=某观察期间一定人群中现患糖尿病的新旧病例数/同期调查的人群数×100%

（3）糖尿病知晓率　指所调查的人群中知道自患糖尿病的患者占该人群全部糖尿病患者的比例（%）。

（4）糖尿病管理率　指某人群参与糖尿病管理（或治疗）的患者占该人群已知糖尿病患者的比例（%）。

（5）糖尿病控制率　指某人群参与糖尿病管理（或治疗）的患者中空腹血糖水平控制在 7.0mmol/L 及以下的患者占参与糖尿病管理（或治疗）患者的比例（%）。

（牟忠林、赵芹坤）

第十三章

现代信息技术在健康管理中的应用

近年来，大数据、云计算、物联网、人工智能等新兴技术迅猛发展，在健康管理中得到了广泛的应用。

第一节　可穿戴设备的特点

《中国移动健康发展白皮书 2015》提出了较为明确的定义：移动医疗（mobile medical）指基于移动设备，特别是以手机和平板电脑等为载体的语音和数据功能来改善个体或人群健康的产品和服务，移动设备的首要作用是通信，促进健康为其延展功能。移动设备的功能覆盖广泛，包括语音、手机短信服务、多媒体信息服务、网页浏览和各种手机应用程序（application，APP）等，可涉及多种操作系统以及功能繁多的传感器。

1. 交互性

可穿戴设备具有便携性，在使用过程中非常便携，软硬件融合度较高，能够将设备搜集的信息第一时间推送给用户，给用户最直观的交互感受。

2. 可知性

可穿戴设备不同于以往的电子设备，它通过不同的传感器组件，将人体的运动信息通过数字或图表的方式直观地展现给用户。可穿戴设备通过对身体情况的量化感知，将采集信息进行量化处理，通过图表或数字的形式给人们更加直观的感受，提升感知体验。

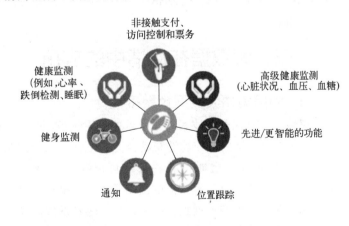

图 13-1　可穿戴设备

3. 智能化

可穿戴设备一般具有独立的数据处理能力，是"以人为本""人机合一"的计算机理念的产物。智能穿戴的目的，是实现"量身定做"的效果，为每个人提供个性化的服务，对数据进行累积，形成历史数据分析，实现人体的智能化延伸。

可穿戴设备的功能见图 13-1。

第二节　人工智能

人工智能（artificial intelligent，AI）技术是一种对人体理论、方法和思维进行模拟的新型技术种类，属于计算机技术中的一部分。人工智能依托于计算机网络，需要大量数据支持，完成智能化分析。人工智能技术在互联网技术中的应用，使计算机的工作形式更具人性化和智能化，将其原有的优势充分发挥出来。人工智能主要是依靠计算机的超算和学习模型来筛选和解析患者数字化信息，在医疗保健领域里，这些信息包括个人年龄、病史、健康状况、体检报告、医学影像资料、DNA 基因编码序列以及与健康相关的信息。利用 AI 识别心脏病患者的高风险情况。从预防心脏病突发风险角度看，可以系统地提示医生尽快联系该患者进行预约就诊或改变治疗方案。对于那些没有任何高风险特征、病情平稳的病患者则没有必要来诊所随访，可以继续远程监控，随时回答他们的健康咨询。

第三节　大数据的应用

全球知名的咨询公司麦肯锡首次提出了"大数据"时代，它将"大数据"定义为一种特定的数据集合，其特点为无法利用传统的数据库软件工具在一定时间内进行处理。在使用的过程中，通过一种创新的数据处理模式才能获得更高价值的具有数据量巨大、高速增长和多样化等特点的信息资产。大数据具有四"V"一"O"的基本特征，即数据量巨大（volume）、数据多样化（variaty）、价值密度化（value）、时效性高（velocity）、数据在线性（on-line）。

一、大数据在疫情中的应用

1. 利用舆情大数据预警疫情

舆情监控是大数据技术的一个重要应用领域，而舆情监控也可以作为预警疫情的重要手段。对网络舆情的监控能够帮助公共卫生部门预警潜在疫情，从而未雨绸缪，避免疫情更大范围地传播。譬如，有关部门可以在互联网上实时监控"发热""高烧""咳嗽""流感""传染"等词汇的出现频率。如果在一段时期内，上述与疾病相关的词汇出现频率在某个地区快速增加，那么这个地区暴发大规模传染病疫情的风险也会增大。有关部门通过互联网热词的增加频率，可以大致判断潜在传染病疫情的种类，进而及时制订疫情防控和诊疗措施。

2. 利用监控网络发现传染源

大数据技术依赖于广布社会中的各种传感器，尤其是监控摄像头。通过对社会影像监控资料的大数据分析和智能化运算，可以及时发现传染源，预警高危人群。

3. 利用大数据助力分级诊疗

在医疗资源有限而患者较多的情况下，利用大数据技术进行分级诊疗能够更高效地配置医疗资源。各级社区医院、卫生站、医院在收治疫情患者时为患者建立电子档案。医疗卫生机构通过大数据智能分析系统对患者进行聚类分析，从而划分出危重患者、重症患者和轻症患者组群，将有限的医疗资源优先配置给危重患者和重症患者。这样就可以最大程度地提高诊疗效率。

二、大数据在医学科研中的应用

在传统的临床研究模式下，无论是提出科学问题，还是实验设计、数据采集、数据处理分析、结果验证，都是一项耗费大量人力、财力和时间的工作，严重制约临床科研成果的产出效率。在大数据背景下，云计算、分布式存储、自然语言处理等大数据应用技术日趋成熟。以电子病历数据为主的医疗大数据的规范应用，结合数据挖掘、智能化分析方法，为临床科研有效建立了基于真实世界数据和数据挖掘技术的科研思路和科研方法；以数据为重点赋能临床和管理决策，医疗大数据在临床科研中的应用场景不断丰富。

1. 研究疾病发生机制

多学科、多维度数据是患者健康信息的主要特点，将离散的数据进行整合与规范化，对大量的、关联性的疾病数据进行分析整理，建立疾病、症状、诊断、用药、手术、检查、检验之间的相关关系，形成知识图谱，可以探索疾病的关联关系，进行诊疗效果比较、合并用药研究、疾病特征和患者分析。有利于加深对疾病的了解，拓展科研发现，辅助临床诊断。

2. 助力药品研发

通过大数据分析，探索一种疾病的生物衍生物或者一种药物的作用原理，同时通过数据挖掘正确匹配药物和患者人群。

三、数字医疗

数字医疗是把现代计算机技术、信息技术应用于整个医疗过程的一种新型的现代化医疗方式，是公共医疗的发展方向和管理目标。随着数字化技术与现代医学的融合，近些年来数字化医疗得到了很大的发展，以外科为例，在口腔颌面外科、骨科、肝胆科、整形外科等多个医学领域均采取了数字化技术手段，辅助医生在手术过程中更加高效精准。

数字化医院是我国现代医疗发展的新趋势。数字化医院系统是医院业务软件、数字化医疗设备、网络平台所组成的三位一体的综合信息系统，数字化医院工程有助于医院实现资源整合、流程优化，降低运行成本，提高服务质量、工作效率和管理水平。

数字管理融入患者日常生活。实现数字化管理不仅需要数字技术的支撑，还需要患者增强管理意识，掌握管理技能和技巧。针对个人慢性病管理，为患者提供多层次健康服务，帮助慢性病患者实现院外问诊、日常管理等。电子健康卡统筹支付信息化建设针对就医群众在医生完成诊断后，电子健康卡自动绑定就医信息，登录公众号即可自助查询检验检查报告、门诊费用和住院费用等，交给患者一份看病就医明白账。同时依托电子健康卡，凡是注册个人健康档案的群众均可通过公众号自助查询个人健康档案。

第四节　现代信息管理系统在医保中的应用

随着经济发展的不断前行和生产力的持续发展，国家也加大了对社会保障和医保方面的投入，逐步实现全民医保。当下大数据时代已悄然融入各个行业，相关部门和人员也逐渐重视对医院医保的合理化管理。凭借着计算机技术的成熟和发展，大数据的分析技术也已在各个领域中呈现出良好的发展态势，大数据技术在临床的医保管理工作中占有重要地位。

一、医保管理信息系统的发展阶段

（1）单机独立运行阶段　该阶段在 1994 年至 1997 年，受到当时计算机技术和硬件设备的制约，大多数的医疗保险机构采用的都是单独一台计算机进行管理的方式。

（2）主机终端模式阶段　该阶段大概在 1997 年至 2000 年，随着通信技术的逐步完善和主机终端技术在互联网的兴起，大多数医疗机构开始采用主机终端式的技术研究方案。

（3）客户端/服务器阶段　该阶段大概是从 2000 年到 2006 年，这是一个信息技术飞速发展的阶段。各种各样的应用技术、数据库技术如雨后春笋般地涌现，各种计算机网络设备的成本也大大地降低了，这时大多数医疗机构采用的便是客户端/服务器（C/S）技术。

（4）社会保障"核心平台"建设阶段　从 2006 年开始进入医疗保险管理信息系统发展的第四个阶段，即社会保障核心平台建设阶段。

二、现代信息管理系统在医保中的作用

在医疗保险服务系统中，现代信息管理系统的应用主要包括以保险基金运行情况监控、医疗服务监控以及信用监管等内容为主的监控体系和以医疗保险支付改革、大数据覆盖为主的服务体系。

（一）监控体系

（1）医疗服务智能监控系统　医疗服务的智能监控系统是在结算数据系统的基础上发展起来的重要的医疗保险系统之一，它在近年来经过了各地的医保试点，逐渐形成了较为完善的智能监控系统。

（2）信用监管系统　与医疗服务智能监控系统的重点监控违规行为不同，信用监管系统是以参保人、医师以及医疗保险机构、零售药店为主体，以相关主体在医疗服务系统中的历史行为为信息分析点对主体进行信用评分，并且依据信用评分进行医疗保险服务、监控以及黑名单、处罚行为的重要监控体系。

（二）服务体系

基于医疗保险监控系统、医保数据的医疗保险服务体系与国家的医保政策息息相关，在国家大力倡导医疗支付方式改革以及医疗保险服务系统改革的背景下，医疗保险服务体系以结算数据、处方信息以及诊疗信息为核心数据支撑，在充分利用大数据技术的基础上对社会公众医疗保险的付费方式进行测算，并且划分不同病种的医疗保险费用档次、可以支付的药品以及相关的诊疗目录。在现代信息管理系统支持下，我国医疗保险的服务体系能够保持信息的准确性以及及时性，能够及时根据各地医疗保险实践的信息进行数据测算以及信息更替，为国家的医疗保险政策提供必要的数据支持。

（三）合理控费

医保控费系统基于临床合理用药工作的基本特点和要求，采用大数据分析技术实现药品合理使用的实时监测，能够及时发现潜在的不合理用药问题，有效杜绝了医保不合理报销。近年来医保改革不断推进，政府降价控费的决心坚定，药品费用占比降低的趋势不可逆，医保控费系统在重点监控药品管理合理用药中的应用将发挥越来越重要的作用。

（四）异地就医结算

持续深化全国统一的医保信息平台全业务全流程应用。扎实推进编码动态维护和深化应用，完善医保信息化运维管理体系，不断提升医保数据治理水平，为跨省异地就医直接结算提供强有力的系统支撑。健全跨省异地就医直接结算基金监管机制，完善区域协作、联合检查等工作制度，强化对跨省异地就医直接结算重点地区、重点区域的指导，加强监督考核。

（袁青、牟忠林、刘雅雅）

第十四章
健康危险因素概述

世界卫生组织发布的《2020年世界卫生统计》显示，2016年，全世界71%的死亡可归因于非传染性疾病，约有18%的人因心脑血管疾病、癌症、糖尿病、慢性呼吸系统疾病中的任一种而过早死亡。2021年《中国心血管健康与疾病报告》指出，我国心血管病现患人数约3.3亿，亟须具有成本效益的健康干预措施，以促进改变生活方式，将可能发生的疾病风险降低到最低水平。

健康风险评估即通过定量分析危险因素（如年龄、性别、生活方式和体质等）对健康的影响，对未来的发病或死亡风险进行预测，并与其他同年龄同性别的群体比较，描述个体发生和死于某疾病的概率。

第一节　健康危险因素

健康危险因素是指存在于机体内、外环境中，与疾病，尤其是慢性病的发生、发展及死亡有关的因素，即能使疾病或死亡发生的可能性增加的因素，或者是能使健康不良后果发生概率增加的因素，一般包括环境、生物、社会、经济、心理、行为诸多方面的因素。健康危险因素一般具有潜伏期长、特异性弱、联合作用、广泛存在等特点。

健康危险因素的分类概括起来，主要有以下四类：

一、环境危险因素

环境危险因素包括自然环境（原生环境、次生环境）危险因素和社会环境危险因素。

（一）自然环境危险因素

主要包括：①生物性危险因素。自然环境中影响健康的生物性危险因素有细菌、病毒、寄生虫、生物毒物等，是传染病、寄生虫病和自然疫源性疾病的直接致病原。这些疾病原因大多清楚，具有明显的地方性流行特征，在局部地区仍然是危害人群健康的主要疾病，有时也会借现代交通工具和人员的流动引起全球性的播散。②物理化学性危险因素。自然环境中的物理性因素有噪声、振动、电离辐射、电磁辐射等；化学性危险因素有各种生产性毒物、粉尘、农药、交通工具排放的废气等。

（二）社会环境危险因素

随着人类社会现代化、网络化、信息化步伐的不断加快，产业的调整带来了失业、贫困、竞争、压力等一系列问题，社会环境因素正在对人类健康毫不留情、从不间断地施加着越来越大的影响。国家间、地区间、群体间的健康差距呈现加大趋势，许多健康危险因素出现了聚合之势，同时又陷入疾病导致更贫困的恶性循环。

二、心理、行为危险因素

行为危险因素又称自创性危险因素，是由于人类不良的生活行为方式而导致的健康危害。随着人类疾病谱的改变，与不良行为和生活方式密切相关的慢性病越来越成为人类健康的主要威胁。据统计造成总死亡数的比例达 70％以上的前四位死亡原因（心脏病、肿瘤、脑血管病和意外伤害）主要与人类的生活方式密切相关。因此加强对心理、行为危险因素的研究与监测，制订针对健康危险因素的优先干预策略是增进健康的明智选择。

三、生物遗传危险因素

随着医学的发展及人们对疾病认识的不断深入，人们发现无论是传染病还是慢性非传染性疾病的发生都与遗传因素和环境因素的共同作用密切相关。随着分子生物学和遗传基因研究的发展，遗传特征、家族发病倾向、成熟老化和复合内因学说等都已经在分子生物学的最新成就中找到客观依据。

四、医疗卫生服务危险因素

医疗卫生服务中影响健康的危险因素是指医疗卫生服务系统中存在各种不利于保护并增进健康的因素，如医疗行为中开大处方、过度医疗消费；院内感染，滥用抗生素；误诊、漏诊等都是直接危害健康的因素。从广义上讲，医疗资源的不合理布局、初级卫生保健网络的不健全、城乡卫生人力资源配置悬殊、重治疗轻预防的倾向和医疗保健制度不完善等都是危害人群健康的因素。

五、行为生活方式危险因素

由于自身行为生活方式而产生的健康危险因素，称为自创性危险因素。行为生活方式与常见的慢性病或社会病密切相关。不良的行为生活方式有吸烟、酗酒、熬夜、毒物滥用、不合理饮食、缺乏锻炼、不合理驾驶等。

第二节 健康危险因素评价

一、概念

健康危险因素评价是研究危险因素与慢性病发病及死亡之间数量依存关系及其规律性的一种技术方法。它研究人们在生产、生活和医疗服务中存在的各种危险因素对疾病发生和发展的影响程度，以及通过改变生产和生活环境，改变人们不良的行为和生活方式，降低危险因素的作用，从而可能延长寿命。健康危险因素评价的目的是促进人们改变不良的行为和生活方式，降低危险因素，改善生活质量和提高人群健康水平。

世界卫生（WHO）在《减少风险延长健康寿命》的年度报告中，提出了一些重要概念。

（1）危险因素暴露率 指暴露于某一健康危险因素的人口占总人口的比例。

（2）相对危险度　指暴露于某一危险因素人口与非暴露人口患某种疾病的比率。

（3）人群归因危险度　指暴露于某一危险因素人群中患病的比率。

（4）归因疾病负担比　指由于过去的暴露而导致的疾病和损伤的负担比。

（5）可避免的疾病负担比　指如果将目前的危险因素暴露水平降低到某种假设的暴露水平，可以避免的疾病和损伤负担比。

二、研究背景

健康危险因素评价是医师根据慢性病患者危险因素的严重程度来预测患者疾病恢复的可能性以及预后状况，医师将通常使用的医学回顾方法转变成对人群进行医学前瞻，即对健康人群根据存在危险因素的严重程度估计疾病发生及死亡的可能概率。这种设想在美国 Framingham 心脏病前瞻性研究中得到证实。

20 世纪 70 年代《怎样进行医学前瞻》（How to Practice Prospective Medicine）一书，系统论述了根据危险因素的程度定量研究慢性非传染性疾病发病及死亡概率的原理和方法，为健康危险因素评价的发展奠定了理论基础。有学者将健康危险因素按严重程度转换为危险分数，也就是将定性指标置换成定量指标进行分析。生物统计学家 H.Geller 和健康保险学家 N.Gesner 根据各种危险因素与相应慢性病之间联系的密切程度和作用强度，采用直接评分和多元回归分析等多种分析方法，将危险因素转换成危险分数用于定量分析，使健康危险因素评价方法臻于完善。

疾病与危险因素之间的联系见表 14-1。

表 14-1　疾病与危险因素之间的联系

疾病	危险因素
冠心病	与收缩压、舒张压、糖尿病史、体力活动、吸烟、体重、家族史、胆固醇等有关
乳腺癌	家族史，如母亲和姐妹中有乳腺癌史，则患病危险因素增加；有无定期乳房自我检查以及医学检查也是一个重要测定指标；患者年龄和哺乳史也是测定危险因素的重要参考指标
宫颈癌	社会地位和经济状况低下；性生活开始年龄和结婚年龄早；未定期做阴道涂片检查
肺癌	吸烟是肺癌的重要危险因素，故应详细询问吸烟量、吸烟时间和开始吸烟年龄；被动吸烟也是肺癌的危险因素
肠癌	肠息肉、肠出血、肠壁溃疡和肠炎都是肠癌危险因素；定期肛指检查、直肠镜检查和大便隐血试验是早期发现肠癌的重要手段；以往患有血吸虫病史是诱发肠癌的一个危险因素
肝硬化	饮酒是肝硬化的一个重要危险因素，应详细询问饮酒种类、饮酒量和饮酒时间；肝炎史和血吸虫病史也是预测肝硬化危险因素的参考指标
糖尿病	年龄、体重、高血压、家族史，缺乏运动
脑血管病	主要危险因素有高血压、高胆固醇血症、糖尿病、吸烟等，高盐摄入量是诱发高血压的危险因素，年龄、紧张与缺乏体力活动也是诱发脑血管疾病的危险因素
肺气肿	吸烟、慢性支气管炎等
肺结核	是否定期做 X 线检查，有无阳性接触史；经济社会地位低下是诱发肺结核的危险因素

第十五章

健康风险评估的实践与应用

第一节　个体健康危险因素评价

一、概述

个体健康危险因素评价是健康评估的重要组成部分，是对个体所处的健康环境和健康状态进行的量化分析和评估。

个体健康危险因素评价包括确定健康危险因素，将危险因素量化，分析其对人体以及环境的危害特征等一系列活动。个体健康危险因素评价的流程如图 15-1 所示。

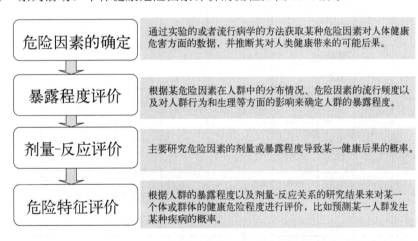

危险因素的确定	通过实验的或者流行病学的方法获取某种危险因素对人体健康危害方面的数据，并推断其对人类健康带来的可能后果。
暴露程度评价	根据某危险因素在人群中的分布情况、危险因素的流行频度以及对人群行为和生理等方面的影响来确定人群的暴露程度。
剂量-反应评价	主要研究危险因素的剂量或暴露程度导致某一健康后果的概率。
危险特征评价	根据人群的暴露程度以及剂量-反应关系的研究结果来对某一个体或群体的健康危险程度进行评价，比如预测某一人群发生某种疾病的概率。

图 15-1　个体健康危险因素评价流程图

通过这种分析，人们可以估计和比较不同健康危险因素导致疾病和损伤负担的大小，并对各种健康危险因素的暴露程度进行评价。

二、健康危险因素评价内容与指标

（一）信息采集

1. 采集当地年龄别、性别、疾病别死亡率资料

可以通过死亡登记报告、疾病监测或死亡回顾调查获得相关资料。表 15-1 是某地某

41 岁男性的健康危险因素评价表，该表第 1、2 栏列出的是该地 40~44 岁的男性前 11 位死因及每 10 万人的死亡概率，如冠心病死亡概率为 1877/10 万，车祸为 285/10 万。

健康危险因素评价要阐明危险因素与发病率、死亡率之间的数量关系。选择哪一些疾病及相关的危险因素作为研究对象，对于调查项目的确定非常重要。一般是选择当地危害健康最严重的疾病，即前 10~15 位死因的疾病作为研究对象。这就需要在收集到当地年龄别、性别、疾病别死亡率后才能够确定。当地年龄别、性别、疾病别死亡率资料还可作为同性别、同年龄别死亡率的平均水平，在评价时作为比较的标准。

表 15-1　某地某 41 岁男性健康危险因素评价表

死亡原因	死亡率 1/10 万	疾病诱发因素	指标值	危险分数	组合危险分数	存在死亡危险	根据医生建议改变危险因素	新危险分数	新组合危险分数	新存在死亡危险	降低量 /%	危险降低程度百分比 /%
(1)	(2)	(3)	(4)	(5)	(6)	(7)	(8)	(9)	(10)	(11)	(12)	(13)
冠心病	1877	血压 /kPa	16.0/9.3	0.4	1.91	3585.07	—	0.4	0.11	206.47	3378.6	47
		胆固醇/（mg/dL）	192	0.6			—	0.6				
		糖尿病史	无	1.0			—	1.0				
		体力活动	静坐工作	2.5			定期运动锻炼	1.0				
		家族史	无	0.9			—	0.9				
		吸烟	不吸	0.5			—	0.5				
		体重 /kg	超重 30%	1.3			降到正常体重	1.0				
车祸	285	饮酒	不饮酒	0.5	1.90	541.50	—	0.5	1.90	541.50	0	0
		驾车里程	25000 公里/年	2.5			—	2.5				
		安全带使用	90%	0.8			100%	0.8				
自杀	264	抑郁	经常	2.5	2.50	660.00	治疗抑郁	1.5	1.50	369.0	264.0	4
		家族史	无	1.0			—	1.0				

续表

死亡原因	死亡率 1/10万	疾病诱发因素	指标值	危险分数	组合危险分数	存在死亡危险	根据医生建议改变危险因素	新危险分数	新组合危险分数	新存在死亡危险	降低量/%	危险降低程度百分比/%
(1)	(2)	(3)	(4)	(5)	(6)	(7)	(8)	(9)	(10)	(11)	(12)	(13)
肝硬化	222	饮酒	不饮	1.0	0.10	22.20	—	0.1	0.10	22.20	0	0
脑血管病	222	血压/kPa	16.0/9.3	0.4	0.19	42.18	—	0.4	0.19	42.18	0	0
		胆固醇/(mg/dL)	192	0.6			—	0.6				
		糖尿病史	无	1.0			—	1.0				
		吸烟	不吸	0.8			—	0.8				
肺癌	202	吸烟	不吸	0.2	0.20	40.40	—	0.2	0.20	40.40	0	0
慢性风湿性心脏病	167	心脏杂音	无	1.0	0.10	16.70	—	1.0	0.10	16.70	0	0
		风湿热	无	1.0			—	1.0				
		症状体征	无	0.1			—	0.1				
肺炎	111	饮酒	不饮	1.0	1.00	111.00	—	1.0	0.10	111.00	0	0
		肺气肿	无	1.0			—	1.0				
		吸烟	不吸	1.0				1.0				
肠癌	111	肠息肉	无	1.0	1.00	111.00	—	1.0	0.30	33.30	77.7	1
		肛门出血	无	1.0			—	1.0				
		肠炎	无	1.0			—	1.0				
		直肠镜检查	无	1.0			每年检查一次	0.3				

续表

死亡原因	死亡率 1/10万	疾病诱发因素	指标值	危险分数	组合危险分数	存在死亡危险	根据医生建议改变危险因素	新危险分数	新组合危险分数	新存在死亡危险	降低量 /%	危险降低程度百分比 /%
(1)	(2)	(3)	(4)	(5)	(6)	(7)	(8)	(9)	(10)	(11)	(12)	(13)
高血压	56	血压 /kPa	16.0/9.3	0.4	0.70	39.20	—	0.4	0.40	22.40	16.8	0.2
		体重	超过30%	1.3			降低体重	1.0				
肺结核	56	X线检查	阴性	0.2	0.20	11.20		0.2	0.20	11.20	0	0
		结核活动	无	1.0			—	1.0				
		经济和社会地位	中等					1.0				
其他	1987			1.0		1987.00			1.00	1987.00	0	0
合计	5560					7167.45				3403.35	3737.1	52.2

2. 收集危险因素信息

一般采用自填问卷方式采集个人信息，包括体格检查、实验室检查等手段获得。需要收集的危险因素资料主要包括：

① 个人行为和生活方式，如吸烟、饮酒、体力活动水平；

② 环境因素，如经济收入、居住条件、家庭关系、工作环境、心理压力；

③ 生物遗传因素，如年龄、性别、种族、身高、体重等；

④ 医疗卫生服务，如是否定期健康检查、直肠镜检查、阴道涂片检查等。

另外，现病史、既往史、婚姻生育史、家庭疾病史等也可以作为调查内容。

要注意的是血压一般分为收缩压和舒张压两个危险因素来考虑，因为它们产生的机制以及升高时对身体的影响有差异。如果两者中有一个或两个危险分数等于或小于 1.0，则不记低的那个危险分数。如表 15-1 中，该案例的血压为收缩压 16.0kPa（16.0kPa×7.5＝120mmHg），舒张压 9.3kPa（9.3kPa×7.5＝69.75mmHg），两者的危险分数都低于 1.0，故作为一项危险因素记为血压 16.0/9.3kPa，危险分数为 0.4。

乳腺癌目前研究比较公认的危险因素有家族史、年龄、哺乳史等，而乳房自我检查则是降低危险的因素。

吸烟是肺癌比较肯定的危险因素，应详细采集吸烟量、开始吸烟年龄、吸烟种类等情况。

（二）信息分析

1. 危险分数转换

这是危险因素评价的关键步骤。一般来说，将危险因素相当于平均水平时的危险分数定为1.0，也就是说，当危险分数为1.0时，个人发生某病死亡的概率相当于当地死亡率的平均水平。危险分数大于1.0，则个人发生某病死亡的概率大于当地死亡率的平均水平。危险分数越高，则死亡概率越大。危险分数小于1.0，则个人发生某病死亡的概率小于当地死亡率的平均水平（参见表15-1第5列）。

进行危险分数转换可采用如下方法：

（1）经验指标法 邀请一批有关专业的专家，从危险因素与死亡率之间联系的程度，根据前瞻性或回顾性死亡调查的结果以及他们的经验，提出由危险因素转换成危险分数的经验指标。

（2）多元回归分析法 危险因素与死亡率之间存在着函数关系，可以用多元回归分析法计算出死亡率与危险因素之间的相关值，并以此建立多种计算模型：统计模型、聚类模型、对数线性模型、Logistic模型等。我们目前进行健康危险因素评价时作为参考的Geller-Gesner（危险分数转换表）就是用统计模型计算制成。

目前，我们进行危险分数转换时多以危险分数转换表作为参考。在此基础上结合我国具体情况作一些修改。表15-2给出了某一年龄组男性的Geller-Gesner表例供参考。如果某人的危险因素指标值在表上查不到，可以用相邻两个指标值的危险分数来估计，或用内插法计算。如表15-1中的胆固醇为192mg/dL，表15-2中没有192mg/dL这一等级，根据220mg/dL与180mg/dL对应的危险分数1.0与0.5，用内插法计算192mg/dL的危险分数为0.6。即从180mg/dL开始每升高10mg/dL，危险分数增加0.1，即从0.5增加到0.6。

表 15-2 危险分数转换表（男性 40~44 岁组）

死亡原因	危险指标	测量值	危险分数
冠心病	收缩压 kPa/mmHg	26.6（200）	3.2
		23.9（180）	2.2
		21.3（160）	1.4
		18.6（140）	0.8
		16.0（120）	0.4
	舒张压 kPa/mmHg	14.1（106）	3.7
		13.3（100）	2.0
		12.5（94）	1.3
		11.7（88）	0.8
		10.9（82）	0.4
	胆固醇 /（mg/dL）	280	1.5
		220	1.0
		180	0.5

续表

死亡原因	危险指标	测量值	危险分数
冠心病	糖尿病史	有	3.0
		已经控制	2.5
		无	1.0
	运动情况	坐着工作和娱乐	2.5
		有些活动的工作	1.0
		中度锻炼	0.6
		较强度锻炼	0.5
		坐着工作，有定期锻炼	1.0
		其他工作，有定期锻炼	0.5
	家族史	父母均60岁以前死于冠心病	1.4
		父母均60岁以前患有冠心病	1.2
		父或母健在（<60岁）	1.0
		父母健在（≥60岁）	0.9
	吸烟	≥10支/日	1.5
		<10支/日	1.1
		吸雪茄或烟斗	1.0
		戒烟（不足10年）	0.7
		不吸烟或戒烟10年以上	0.5
	体重	超重75%	2.5
		超重50%	1.5
		超重15%	1.0
		超重10%以下	0.8
		降到平均体重	1.0

2. 组合危险因素计算（表15-1第6列）

许多流行病学调查证明，多种危险因素对同一疾病具有联合作用，这种联合作用对疾病的影响十分强烈。根据相关报道，高血压与吸烟在冠心病的发病中有近似相乘的协同作用。如果将无高血压疾病史又不吸烟者发生冠心病的危险度定为1.0，则无高血压史但有吸烟者发生冠心病的危险度为3.3，有高血压史但不吸烟者的危险度为5.9，两种因素都存在者发生冠心病的危险度为18.4，比单纯有高血压史又不吸烟者的危险度高出了2倍。所以，计算危险分数时应考虑危险因素的联合作用，计算组合危险分数。

计算组合危险分数时分两种情况。

第一种：与死亡原因有关的危险因素只有一项时，组合危险分数等于该死因的危险分数。如表15-1，肝硬化的危险因素只有饮酒，故危险分数和组合危险分数都是0.1。

第二种：与死亡原因有关的危险因素是多项时，组合危险分数的计算如下。

将危险分数大于1.0的各项分别减去1.0后剩下的数值作为相加项分别相加，1.0作为相乘项。小于或等于1.0的各项危险分数作为相乘项分别相乘。相加项和相乘项的结果相加，就得到该死亡原因的组合危险分数。例如表 15-1 中冠心病的危险因素有 7 项，危险分数大于 1.0 的有体力活动，危险分数为 2.5；体重超过 30%，危险分数为 1.3，其余各项的危险分数都小于或等于 1.0。计算组合危险分数：2.5-1.0=1.5，1.3-1.0=0.3，1.5 和 0.3 就是相加项。危险分数小于或等于 1.0 的其余各项以及体力活动情况和超体重被减去的 1.0 都作为相乘项。具体计算如下：

相加项：1.5+0.3=1.8

相乘项：0.4×0.6×1.0×1.0×0.9×0.5×1.0=0.108

组合危险分数：1.8+0.108=1.91

3. 存在死亡危险计算

它说明在某一种组合危险分数下，因某种疾病可能死亡的危险性。

存在死亡危险=平均死亡概率×组合危险分数，即表 15-2 中的第 2 栏乘以第 6 栏，结果填入第 7 栏。例如，40~44 岁组男性冠心病的平均死亡概率为 1877/10 万，某 41 岁男性的组合危险分数为 1.91，则此人冠心病存在死亡危险=1877×1.91=3585.07/10 万。也就是说，此人今后 10 年发生冠心病死亡的可能危险是 3585.07/10 万。

其他死因的存在死亡危险就是其他死因的平均死亡概率，也就是将其他死因的组合危险分数看作 1.0。

4. 评价年龄计算

评价年龄是根据年龄与死亡率之间的函数关系，按个体所存在的危险因素计算预期死亡率求出的年龄。

具体的计算方法是将各种死亡原因的存在死亡危险相加，并且要加上其他死因的存在死亡危险，其结果就是总的存在死亡危险，用总的存在死亡危险查表 15-3 健康评价年龄表，就可得出评价年龄。

健康评价年龄表左边一列是男性总的存在死亡危险，右边一列是女性总的存在死亡危险；中间部分，最上边的一行数目是个体实际年龄的最末一个数字，余下的主体部分就是相应的评价年龄。如表 15-1，该 41 岁男子总的存在死亡危险：

3585.07+541.54+660.00+22.20+42.18+40.40+16.70+111.00+110.00+39.20+11.2+1987=7167.45。7167.45 与 6830 和 7570 都较为接近，则插入在两者中间考虑，该男子 41 岁最末一位数字是 1，在中间部分的最上一行找到 1，在其对应的那一列中去查找评价年龄。在一列中与 6830 对应的数是 43，与 7570 同行的数是 44，故此人的评价年龄为 43.5 岁。

5. 增长年龄计算

增长年龄又称达到年龄或理想年龄，是根据已存在的危险因素提出可能降低危险因素的措施后预计的死亡数算出的一个相应的年龄。表 15-1 中的第 8 到第 11 栏都用于计算增长年龄，其计算方法与评价年龄的计算方法相似。将医生建议改变的危险因素指标值填入第 8 栏；根据新指标值查危险因素分数转换表，将所得的危险分数填入第 9 栏，重新计算组合危险分数填入第 10 栏；用第 2 栏乘以第 10 栏得新存在死亡危险填入第 11 栏，并计算出总的新存在死亡危险，重新计算的总死亡危险为 3403.35，查得增长年龄为 36 岁。

6. 危险降低程度计算

危险降低程度显示的是如果根据医生的建议改变了现有的危险因素，危险能够降低多少，即危险降低的情况。其中，表15-1 的第12栏是降低的实际数量。用存在死亡危险（第7栏）减新存在死亡危险（第11栏）获得。第13栏阐明的是这一危险的降低量在总的存在死亡危险中所占的比例，它由每种死亡原因的危险降低量（第12栏）除以总存在死亡危险得到。例如，冠心病的危险降低量=3585.07-206.47=3378.60。

危险降低百分比=3378.60÷7167.45×100%=47%。余类推。

表 15-3　健康评价年龄表

男性存在死亡危险	实际年龄最末一位数					女性存在死亡危险
	0	1	2	3	4	
	5	6	7	8	9	
530	5	6	7	8	9	350
570	6	7	8	9	10	350
630	7	8	9	10	11	350
710	8	9	10	11	12	360
790	9	10	11	12	13	380
880	10	11	12	13	14	410
990	11	12	13	14	15	430
1110	12	13	14	15	16	460
1230	13	14	15	16	17	490
1350	14	15	16	17	18	520
1440	15	16	17	18	19	550
1500	16	17	18	19	20	570
1540	17	18	19	20	21	600
1560	18	19	20	21	22	620
1570	19	20	21	22	23	640
1580	20	21	22	23	24	660
1590	21	22	23	24	25	690
1590	22	23	24	25	26	720
1590	23	24	25	26	27	750
1600	24	25	26	27	28	790
1620	25	26	27	28	29	840
1660	26	27	28	29	30	900
1730	27	28	29	30	31	970
1830	28	29	30	31	32	1040
1960	29	30	31	32	33	1130

男性存在死亡危险	实际年龄最末一位数					女性存在死亡危险
	0	1	2	3	4	
	5	6	7	8	9	
2120	30	31	32	33	34	1220
2310	31	32	33	34	35	1330
2520	32	33	34	35	36	1400
2760	33	34	35	36	37	1600
3030	34	35	36	37	38	1760
3330	35	36	37	38	39	1930
3670	36	37	38	39	40	2120
4060	37	38	39	40	41	2330
4510	38	39	40	41	42	2550
5010	39	40	41	42	43	2780
5560	40	41	42	43	44	3020
6160	41	42	43	44	45	3280
6830	42	43	44	45	46	3560
7570	43	44	45	46	47	3870
8380	44	45	46	47	48	4220
9260	45	46	47	48	49	4600
10190	46	47	48	49	50	5000
11160	47	48	49	50	51	5420
12170	48	49	50	51	52	5850
13230	49	50	51	52	53	6330
14340	50	51	52	53	54	6850
15830	51	52	53	54	55	7440
16830	52	53	54	55	56	8110
18260	53	54	55	56	57	8870
19820	54	55	56	57	58	9730
21490	55	56	57	58	59	10680
23260	56	57	58	59	60	11720
25140	57	58	59	60	61	12860
27120	58	59	60	61	62	14100
29210	59	60	61	62	63	15450
31420	60	61	62	63	64	16930
33760	61	62	63	64	65	18560
36220	62	63	64	65	66	20360

男性存在死亡危险	实际年龄最末一位数					女性存在死亡危险
	0	1	2	3	4	
	5	6	7	8	9	
38810	63	64	65	66	67	22340
41540	64	65	67	68	69	24520
44410	65	66	67	68	69	26920
47440	66	67	68	69	70	29560
50650	67	68	69	70	71	32470
54070	68	69	70	71	72	35690
57720	69	70	71	72	73	39250
61640	70	71	72	73	74	43200

（三）评价结果

健康危险因素评价可分为个体评价和群体评价两种。在进行个体评价时，其结果可作为健康教育的理论依据，促进个体改变不良行为与生活方式，减少危险因素，阻止疾病的发生发展。通过危险因素群体评价的结果，可以了解危险因素在人群中的分布情况，作为确定疾病防治工作重点、制订防治措施的依据。

健康危险因素评价的个体分析，主要通过比较实际年龄、评价年龄和增长年龄三者之间的差别，以便了解危险因素对寿命可能损害的程度和降低危险因素后寿命可能延长的程度。

一般来说，评价年龄高于实际年龄，说明被评价者所存在的危险因素高于平均水平，死亡率可能高于当地死亡率平均水平。增长年龄与评价年龄之差，说明降低危险因素后可能延长寿命的年数。

根据实际年龄、评价年龄和增长年龄三者之间的关系，一般可将被评价者分为四种类型：

1. 低风险型（健康型）

属于这一类型的个体，评价年龄小于实际年龄。例如，一位47岁的人，评价年龄仅43岁。这一类型的人群评价年龄小于实际年龄，说明个体危险因素较平均危险因素低，健康状况较好，47岁的个体可能经历如同43岁那样的死亡率。这一类型通过降低危险因素仍有可能延长寿命，但延长不多。

2. 中风险型（少量危险型）

这类人实际年龄与评价年龄相接近，死亡概率相当于当地平均水平。他们个人存在的危险因素接近当地平均水平，降低危险因素的可能性有限，故增长年龄与评价年龄也较接近。

3. 较高风险（历史性危险因素型）

这一类型的个体，评价年龄大于实际年龄，但是，评价年龄与增长年龄差异小，在1岁或1岁以内。例如，某人实际年龄41岁，评价年龄47岁，增长年龄46岁，评价年龄与增长年龄之差仅为1岁，这种类型说明个体的危险因素主要来自过去病史或遗传因素，不容易降低和改变这些因素，即使稍有改变，效果也不显著，寿命增加不多。

4. 高风险型（自创性危险因素型）

这一类型个体，评价年龄大于实际年龄，并且评价年龄与增长年龄之差大。例如某人实际年龄 41 岁，评价年龄 43.5 岁，增长年龄 36 岁，这种类型的评价年龄大于实际年龄，说明个体危险因素较平均水平高。这些危险因素多是自创的，是可去除的，降低危险因素可更多地延长寿命，评价年龄与增长年龄相差 7.5 岁，即降低危险因素后可能延长的寿命数。

除了对上述改变所有危险因素后三种年龄之间的关系进行分析外，尚可针对某一种危险因素进行分析。例如，仅降低各种死因的吸烟这一项危险因素或仅降低超体重这一项危险因素，用同样方法计算相应的增长年龄，从评价年龄与增长年龄之间的差值可以了解某一种危险因素对个体的影响程度。

危险因素对个体的影响程度同样可以用改变危险因素后危险降低程度来说明。如表 15-1 所示，如果根据医生建议改变危险因素，该个体总危险可以降低 52.2%，而冠心病的危险可以降低 47%。

第二节　团体健康危险因素评价

团体评价即群体评价，是在个体评价的基础上进行的，主要分析下述三个方面。

一、教育对健康的影响

在进行不同人群的危险程度分析时，将属于个体评价中健康型的人归为健康组；属于存在危险型，包括自创性危险因素类型与历史性危险因素类型的两种人归为危险组；少量危险型的人归为一般组。可以根据不同人群中各种类型的人所占比重来分析哪一种人的危险水平高，以便确定防治重点。一般而言，某人群处于危险组的人越多，这个人群的危险水平就越高。可以分析不同职业、不同文化程度、不同经济状况人群的危险水平。从表 15-4 可以看到，某市居民中中学及以下文化程度人群的危险水平高于大学及以上人群，属于危险组的人占 57.61%，而大学及以上文化程度人群中属于危险组的人占 44.45%。

表 15-4　某市不同文化程度人群的危险水平

	中学及以下		大学及以上	
	人数	所占比重/%	人数	所占比重/%
危险组	178	57.61	44	44.45
一般组	77	24.92	22	22.22
健康组	54	17.47	33	33.33
合计	309	100.00	99	100.00

二、危险因素的性质

大多数与人群疾病有关的危险因素由不良行为和生活方式所致，是人为的因素，这一类危险因素也可以人为控制。可以计算处于危险型的人群中历史性危险因素类型与自创性危险因素类型的人所占比重来分析人群中的危险因素是否可避免，以便有针对性地采取相应措施来提高人群的健康状况。表 15-5 显示，某市居民中男性的危险因素多是一些自创性危险因素，可通过改变不良行为和生活方式而去除，而女性则主要是一些过去病史及遗传因素等不易去除的危险因素。因此，对男性采用健康教育的方法去除健康危险因素较之女性更为合适。

表 15-5　不同性别人群危险因素的属性

	男性		女性	
	人数	所占比重/%	人数	所占比重/%
不能去除危险因素	33	29.73	78	70.27
能去除危险因素	96	86.49	15	13.51
合计	111	100.00	111	100.00

三、单项危险因素对健康的影响

为了有针对性地制订预防措施，可以分析各种危险因素对健康的危害程度，看哪一种危险因素对当地人群影响最大。其分析方法是将个体扣除某一项危险因素后所计算的增长年龄与评价年龄之差的均数作为单项危险强度，同时将这一单项危险因素在调查人群中所占的比重作为危险频度，危险强度×危险频度=危险程度，用危险程度的大小来反映单项危险因素对健康状况的影响。如表 15-6，去除饮酒这一危险因素后，个体的增长年龄与评价年龄之差的均数是 1.73 岁。在被调查的人群中，饮酒者所占比重为 44.78%，因而饮酒的危险程度=1.73×44.78%=0.77 岁。吸烟的危险强度是 0.84 岁，危险频度为 60.70%，危险程度=0.84×60.70%=0.51 岁，余类推。从表 15-6 可以看到，某一项危险因素对整个人群健康状况影响太小，不但与它对具体的个体影响大小有关，还与它在人群中影响的范围有关。有些因素虽然对个体影响很大，但受这一因素影响者有限，它对整个人群来说影响并不严重。反之，有些因素对个体影响并不十分严重，但受其影响的人很多，它也就是值得注意的因素了。另外，尚可以从危险降低量等方面进行群体分析。

总之，健康危险因素评价作为一种预防疾病的技术，方法简便易行，结果直观，有利于改进健康教育，对人群可以有针对性地倡导有利于健康的行为和生活方式，为消除各种危险因素提供科学依据。

表 15-6　单项危险因素对男性健康状况的影响

危险因素	危险强度/岁	危险频度/%	危险程度/岁
饮酒	1.73	44.78	0.77
吸烟	0.84	60.70	0.51
缺乏常检	0.33	83.08	0.27
常感压抑	0.94	17.91	0.17
常生闷气	0.89	12.44	0.11

续表

危险因素	危险强度/岁	危险频度/%	危险程度/岁
血压高	0.34	11.44	0.04
缺乏锻炼	0.07	43.28	0.03

（周平）

附件1

个人健康信息调查表

填表说明：

1. 为保证调查问卷信息采集的质量，方便医生进行进一步的健康随访，请您填写真实姓名，并留下有效的联系电话。

2. 填写时一律使用蓝色或黑色的钢笔或圆珠笔，请不要使用铅笔或红色笔。

3. 书写尽量工整，字迹清晰，避免潦草模糊。

4. 有选择项的请在"□"上打"√"，有横线的地方提示应填写文字或数字。

5. 对于问卷表各题选项中未列出的情况，请填写在"其他_____"项的横线上。

6. 除特殊标明的问题外，均为单选题。

7. 问卷应逐项认真填写，不得缺项。填写完后，确认所有应填写的内容无遗漏，否则无法为您提供完整的疾病风险分析报告。

【01】基本信息

姓名				
出生日期			手机号码	
单位名称				
婚姻状况	□未婚　　□已婚　　□丧偶　　□离婚　　□其他_____			
文化程度	□博士　　□硕士　　□大学本科　　大学专科　　□高中　　□中专　　□初中 □其他_____			

【02】个人健康史

1. 您是否患有以下疾病（既往史调查可多选）		
疾病名称	是否患病	诊断年月
冠心病	□是　□否	□□□□年□□月
心肌梗死（一年内发生过）	□是　□否	□□□□年□□月
不稳定型心绞痛	□是　□否	□□□□年□□月
严重心律失常	□是　□否	□□□□年□□月
未控制且有症状的心力衰竭	□是　□否	□□□□年□□月
左心室肥大	□是　□否	□□□□年□□月
房颤	□是　□否	□□□□年□□月
其他急性心脏事件	□是　□否	□□□□年□□月

1. 您是否患有以下疾病（既往史调查可多选）		
疾病名称	是否患病	诊断年月
脑卒中	□是　□否	□□□□年□□月
高血压	□是　□否	□□□□年□□月
1 型糖尿病	□是　□否	□□□□年□□月
2 型糖尿病	□是　□否	□□□□年□□月
血脂异常	□是　□否	□□□□年□□月
高尿酸血症	□是　□否	□□□□年□□月
痛风急性发作期	□是　□否	□□□□年□□月
痛风非急性期	□是　□否	□□□□年□□月
脂肪肝	□是　□否	□□□□年□□月
慢性支气管炎	□是　□否	□□□□年□□月
肺气肿	□是　□否	□□□□年□□月
肺癌	□是　□否	□□□□年□□月
前列腺癌（男性回答）	□是　□否	□□□□年□□月
乳腺癌（女性回答）	□是　□否	□□□□年□□月
其他癌症	□是　□否	□□□□年□□月
类风湿关节炎	□是　□否	□□□□年□□月
其他限制运动的疾病（如关节炎、足部溃疡、肌肉韧带损伤等）	□是　□否	□□□□年□□月
前列腺炎或肥大（男性回答）	□是　□否	□□□□年□□月
良性乳腺疾病（女性回答）	□是　□否	□□□□年□□月
引起继发性骨质疏松症的疾病（如长期的甲状腺功能亢进症、甲状旁腺功能亢进症、库欣综合征、慢性营养不良等）	□是　□否	□□□□年□□月
既往骨折	□是　□否	□□□□年□□月
骨质疏松症	□是　□否	□□□□年□□月
疾病急性期或活动期（如发热、疼痛或其他不适等）	□是　□否	□□□□年□□月

曾经被医疗机构诊断过的其他疾病：

2. 您是否长期服用药物？（连续服用 3 个月以上，平均每天服用一次以上）

□是（请继续回答 3 题）　　□否（请跳至回答【03】部分）

3. 您长期服用哪些药物？（可多选）

□降压药

□肾上腺皮质激素（如强的松、地塞米松等）

□其他_____

【03】疾病家族史

您的亲属是否患有下列疾病？（可多选，如果您亲属没有下列疾病则不用选择）

1. 糖尿病	□父亲	□母亲	□兄弟姐妹	□子女
2. 高血压	□父亲	□母亲	□兄弟姐妹	□子女
3. 冠心病/心绞痛/心肌梗死	□父亲	□母亲	□兄弟姐妹	□子女
4. 脑卒中	□父亲	□母亲	□兄弟姐妹	□子女
5. 髋部骨折	□父亲	□母亲	□兄弟姐妹	□子女
6. 肺癌	□父亲	□母亲	□兄弟姐妹	□子女
7. 前列腺癌（男性回答）	□父亲	□兄弟	□儿子	
8. 乳腺癌（女性回答）	□母亲	□姐妹	□女儿	

【04】吸烟

1. 您吸烟吗？

□从不吸烟（请跳至回答 10 题）

□吸烟（请继续回答 2~8 题）

□已戒烟（请继续回答 2、3、9、10 题）

2. 您平均每日吸烟量约为_____支

3. 您开始吸烟的年龄为_____岁

4. 您早晨醒来后多长时间吸第一支烟？　□<6 分钟　□6~30 分钟　□31~60 分钟　□>60 分钟

5. 您认为哪支烟您最不愿意放弃？　□早上第一支烟　□其他时间

6. 您早上醒来后第一个小时是否比其他时间吸烟多？　□是　□否

7. 您卧病在床时仍旧吸烟吗？　□是　□否

8. 您是否在许多不准吸烟的场所很难控制吸烟的需求？□是　□否

9. 您开始戒烟的年龄为_____岁

10. 无论在家还是工作场所，您经常吸二手烟吗？　□是　□否

【05】饮食习惯

饮食物	食用量
1. 您平均每天吃多少大米、面类主食？（一个中等大小碗盛着的米饭≈100 克）	□几乎不吃　□少于 200 克　□200~400 克　□400~500 克　□500 克以上
2. 您平均每天吃多少杂粮？（如玉米、小米、燕麦、赤小豆、红薯、山药等）	□几乎不吃　□少于 50 克　□50~75 克　□75~100 克　□100 克以上
3. 您平均每天吃多少新鲜蔬菜？（一个中等大小碗盛着的炒熟青菜≈300 克）	□几乎不吃　□少于 50 克　□50~150 克　□150~300 克　□300 克以上
4. 您平均每天吃多少新鲜水果？（一个中等大小苹果≈200 克）	□几乎不吃　□少于 50 克　□50~100 克　□100~200 克　□200 克以上
5. 您平均每天吃多少肉类及其制品？（肉类指畜肉、禽肉，也包括内脏；一副扑克牌大小的肉类≈100 克）	□几乎不吃　□少于 50 克　□50~75 克　□75~100 克　□100 克以上

续表

饮食物	食用量
6. 您通常吃哪种肉类及其制品？ （"肉类"选择"不吃"的，不用回答）	□瘦肉　□肥瘦肉　□肥肉　□动物内脏
7. 您平均每天吃多少鱼及水产品？ （一副扑克牌大小的鱼肉≈100克）	□几乎不吃　□少于25克　□25~50克　□50~100克 □100克以上
8. 您平均每天吃多少蛋类及制品？ （1个鸡蛋≈50克）	□几乎不吃　□少于50克　□50~100克　□100~150克 □150克以上
9. 您平均每天喝几杯牛奶或酸奶？ （240毫升≈1杯）	□几乎不喝　□少于0.5杯　□0.5~1杯　□1~2杯 □2杯以上
10. 您平均每天吃多少奶制品？ [如：奶酪、奶粉、奶片等（一片奶酪≈40克，一平勺奶粉≈5克）]	□几乎不吃　□少于10克　□10~40克　□40~80克 □80克以上
11. 您平均每天吃多少大豆及豆制品？ （如黄豆、黑豆、豆腐、豆干、腐竹等）	□几乎不吃　□少于15克　□15~30克　□30~50克 □50克以上
12. 您平均每天喝几杯豆浆？ （240毫升≈1杯）	□几乎不喝　□少于0.5杯　□0.5~1杯　□1~2杯 □2杯以上
13. 您通常每周吃几次油炸食品？ （如油饼、油条、炸糕等）	□几乎不吃　□1~4次　□5~7次　□7次以上
14. 您通常每周吃几次点心或甜食？ （如蛋糕、巧克力、饼干及各种烘焙点心等）	□几乎不吃　□1~4次　□5~7次　□7次以上
15. 您通常每周喝几次含糖饮料？ （如可乐、果汁饮料等）	□几乎不喝　□1~4次　□5~7次　□7次以上
16. 您通常每周吃几次咸菜或腌渍食品？ （如咸鱼、咸肉、咸榨菜、腊肉、咸鸭蛋）	□几乎不吃　□1~4次　□5~7次　□7次以上
17. 您每周有几天吃早餐？	□多于5天　□4~5天　□2~3天　□少于2天
18. 您每天哪一餐吃得最丰盛？	□早餐　□午餐　□晚餐　□加餐
19. 如果加餐（三餐以外的餐次），您常选择吃什么？	□几乎不加餐 □水果、蔬菜、酸奶 □坚果（瓜子、花生、核桃、杏仁等） □甜食及膨化食品（如蛋糕、巧克力、薯片等）
20. 您每周在外就餐几次？	□每天1次以上　□每周5~6次　□每周2~4次　□每周少于2次
21. 您经常自己炒菜做饭吗？	□每周少于1次　□每周1~3次　□每周4~7次　□每周7次以上
22. 您炒菜时经常把油烧得很热（如已冒烟）后才开始烹调吗？	□是　□否
23. 您喝酒吗？（指平均每周饮酒1次以上）	□几乎不喝　□喝（请继续回答24和25题）

续表

饮食物		食用量
24. 您每周喝几次酒？		□1~2 次　　□3~5 次　　□>5 次
25. 您平均每次喝多少酒？	白酒	□少于 1 两　　□1~2 两　　□2~3 两　　□3 两以上
	啤酒	□少于 300 毫升　　□300~600 毫升　　□600~900 毫升 □900 毫升以上
	葡萄酒或黄酒	□少于 100 毫升　　□100~200 毫升　　□200~300 毫升 □300 毫升以上

【06】运动习惯

1. 您在过去 3 个月中是否参加过运动锻炼？	□参加过（请继续回答 2~5 题） □没有参加过（请跳至回答【07】部分）
2. 您常采用的运动锻炼方式有哪些？（可多选）	□散步　□快走　□慢跑　□游泳　□骑自行车 □爬楼梯　□球类运动　□交谊舞　□瑜伽　□健身操 □力量锻炼（如俯卧撑、哑铃/弹力带等锻炼动作） □登山　□太极拳　□其他_____
3. 一般情况下您参加运动锻炼的频率是？	□每月少于 1 次　□每月至少 1 次，但每周不足 1 次 □每周 1~2 次　□每周 3~4 次 □每周 5 次以上
4. 一般情况下您每次锻炼的持续时间是多久？	□少于 30 分钟　□30~60 分钟　□60 分钟以上
5. 一般情况下您每次运动锻炼时的身体感受是什么？	□呼吸、心跳与不锻炼时比，变化不大 □呼吸、心跳加快，微微出汗 □呼吸急促，心跳明显加快，出汗较多

【07】月经史和生育史（女性填写）

1. 您第一次来月经的年龄是多大？	□<12 岁　　□≥12 岁
2. 您是否处于妊娠期？	□是（请继续回答 3~7 题）　　□否（请继续回答 3~9 题）
3. 您是否生育过？	□是，产后 3 个月内（请继续回答 4~7 题） □是，产后超过 3 个月（请继续回答 4~9 题） □否（请跳至回答 8~9 题）
4. 您生第一胎年龄是多大？	□<30 岁　　□≥30 岁
5. 您生育过几次？	□1 次　　□≥2 次
6. 您的孩子是母乳喂养吗？	□是（请继续回答 7 题）　　□否（请跳至回答 8 题）
7. 您的哺乳时间总共有多长时间？	□<12 个月　　□≥12 个月
8. 您是否绝经？	□是（请继续回答 9、10 题）　　□否（请跳至回答【08】部分）
9. 您的绝经年龄是多大？	□<55 岁　　□≥55 岁
10. 您绝经后是否使用过雌激素替代疗法？	□是，雌激素替代疗法<5 年 □是，雌激素替代疗法≥5 年 □否

【08】睡眠和精神压力

1. 过去一个月您的总体睡眠质量如何？	□好　□一般　□差
2. 您一般晚上几点入睡？	□22点前　□22~23点　□23点以后
3. 最近两周，您感到精神紧张，很难放松吗？	□没有　□偶尔　□经常

【09】健康体检指标

生物医学指标			
身高	厘米	空腹血糖	mmol/L
体重	公斤	腰围	厘米
总胆固醇	mmol/L	甘油三酯	mmol/L
高密度脂蛋白胆固醇	mmol/L	低密度脂蛋白胆固醇	mmol/L
血压	收缩压__mmHg　舒张压__mmHg		
安静心率	次/分钟	骨密度检查指标-T值	
糖化血红蛋白	%	脂蛋白a	mg/L
纤维蛋白原	g/L	白蛋白	g/L
C-反应蛋白	mg/L	同型半胱氨酸	μmol/L
血尿酸	μmol/L	血肌酐	μmol/L
尿蛋白（定性）		尿微量白蛋白	mg/L
前列腺特异性抗原	ng/mL		
*BRCA*1基因/*BRCA*2基因		□正常　□异常　□未检查	
胸部X线检查		□正常　□异常　□未检查	
胸部CT检查		□正常　□异常　□未检查	
钼靶X线摄片		□正常　□异常　□未检查	

（注：上述指标以近3个月的体检结果为准）

附件2

个人健康风险评估报告

姓名：　　　　　　联系电话：　　　　　　　　报告时间：　　年　月　日

您当前的健康风险				
疾病	当前风险水平	当前风险值	理想风险值	健康风险最大的下降空间（率）
高血压	中等风险	5.43%	3.31%	39%
2型糖尿病	高风险	17.36/‰	2.23‰	87%
冠心病	高风险	567.58/10万	144.53/10万	74.5%
脑卒中	较高风险	108.84/10万	49.02/10万	54.9%
前列腺癌	较高风险	0.11/10万	0.05/10万	54.5%
肺癌	中等风险	35.48/10万	23.20/10万	34.6%

与慢性病相关的危险因素				
危险因素	理想范围	本次	上次	变化情况
年龄		39	38	
家族史	无	糖尿病家族史	糖尿病家族史	
收缩压	＜120mmHg	145	164	有所改善
舒张压	＜80mmHg	77	87	达标
BMI	18.5≤BMI＜24	26	29.76	下降
腰围	＜85cm	90	100	减小
空腹血糖	＜6.1mmol/L	5.2	6.8	改善
甘油三酯	＜1.7mmol/L	2.6	4.5	有所改善
高密度脂蛋白胆固醇	≥1.04mmol/L	1.01	0.98	达标
总胆固醇	＜5.18mmol/L	4.22	6	达标
吸烟	不吸烟	吸烟	吸烟	没有改善
体力活动不足	充分	中等	不足	有所改善
左心室肥大	无	无	无	达标
肺气肿病史	无	无	无	达标
蔬菜水果摄入	充分	充分	不足	达标
烹调习惯	良好	良好	良好	达标

参考文献

［1］ 郑晓，张持晨，田峰，等. 社区中老年人多重慢病健康管理服务路径研究［J］. 中国全科医学，2024，27（17）：2119-2123.

［2］ 李立清，管梦琪，舒召慧. 大数据在健康管理中的应用研究［J］. 广西社会科学，2021（8）：80-85.

［3］ 周莉莉，徐进，孙润康，等. 基于省级健康信息平台的数据采集及治理研究［J］. 中国卫生质量管理，2022，29（3）：65-68.

［4］ 曹济铭. 医疗机构大数据应用策略与分析［J］. 通讯世界，2018（9）：58-59.

［5］ 王桂雁，贺松，俞思伟. 数字化转型下的区域医疗健康信息平台技术架构研究［J］. 中国数字医学，2021，16（5）：1-6.

［6］ 徐茜，吴海磊，孙涛，等.《世界卫生统计2020》监测与健康相关的可持续发展目标（选译）［J］. 口岸卫生控制，2021，26（3）：2.

［7］ 马丽媛，王增武，樊静，等.《中国心血管健康与疾病报告2021》关于中国高血压流行和防治现状［J］. 中国全科医学，2022，25（30）：6.

［8］ 郭清，王大辉. 健康管理学案例与实训教程［M］. 杭州：浙江大学出版社，2016.

第四篇

健康危险因素干预

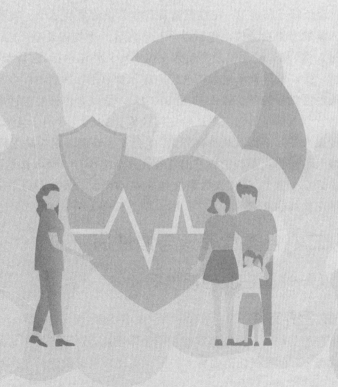

第十六章
膳食干预

第一节　营养学基础

　　营养是指人体从外界环境摄取食物，经过消化、吸收和代谢，利用其有益物质，供给能量，构成和更新身体组织，以及调节生理功能的全过程。营养素是指食物中具有特定生理作用，能维持机体生长、发育、活动、生殖以及正常代谢所需的物质。其包括蛋白质、脂类、碳水化合物、矿物质及维生素等五大类。营养成分则为食物中的营养素和除营养素以外的具有营养和（或）生理功能的其他食物成分。

　　膳食，通常指的是人们日常所吃的食物和饮料的总称。膳食营养是指所有通过饮食摄取的营养物质，它不仅涵盖了食物的种类和数量，还涉及食物的摄取方式、时间、频率以及搭配等。一个均衡的膳食对于维持身体健康、预防疾病具有重要意义。

一、膳食营养素参考摄入量

　　膳食营养素参考摄入量（dietary reference intakes，DRI）是为了保证人体合理摄入营养素，避免缺乏和过量，在推荐膳食营养素供给量的基础上发展起来的每日平均膳食营养素摄入量的一组参考值，包括以下基本内容：平均需要量（EAR）、推荐摄入量（RNI）、适宜摄入量（AI）、可耐受最高摄入量（UL）。此外还包括：宏量营养素可接受范围（AMDR），指脂肪、蛋白质和碳水化合物理想的摄入量范围，常用占能量摄入量的百分比表示；预防非传染性慢性病的建议摄入量（PI-NCD），是以非传染性慢性病的一级预防为目标，提出的必需营养素的每日摄入量；特定建议值（SPL），专用于营养素以外的其他食物成分。

　　如果人长期不摄入某种营养素，就会发生该营养素的缺乏病，此时摄入不足概率为1.0。随着摄入量增加，营养素缺乏的危险性逐渐减少，当摄入量达到 EAR 水平时，缺乏该营养素的概率为0.5，当摄入量增加到 RNI 水平时，发生缺乏的概率在3%以下。营养素摄入水平在曲线的 RNI 和 UL 之间时，即为营养素日常的"安全摄入范围"（图16-1）。

二、各类营养素与慢性病

（一）蛋白质与慢性病

1. 营养支持

　　蛋白质是构成人体细胞和组织的基本物质，对于维持正常的生理功能至关重要。在慢性病状态下，患者往往需要更多的营养支持来保持身体的正常运作，而蛋白质作为重要的

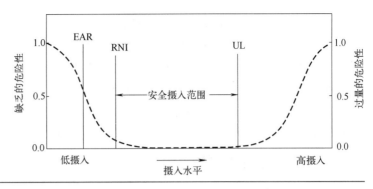

图 16-1　营养素安全摄入范围示意图

营养素之一，对于患者的康复和恢复体力具有重要作用。

2. 免疫功能

蛋白质对于维持免疫功能至关重要。许多慢性病患者存在免疫功能下降的情况，而补充足够的蛋白质可以帮助增强免疫系统的功能，提高患者抵抗疾病的能力。

3. 修复与再生

蛋白质对于组织的修复和再生具有关键作用。在慢性病状态下，患者的组织器官可能受到不同程度的损伤，而补充足够的蛋白质可以促进组织的修复和再生，加速患者的康复过程。

（二）脂肪与慢性病

1. 脂肪酸与健康

脂肪酸是分子中带有羧基的脂肪族有机酸类的总称，与甘油结合后形成脂肪。按碳原子数分为短链、中链、长链和极长链脂肪酸；按其碳链上是否存在双键分为饱和脂肪酸（SFA）和不饱和脂肪酸（UFA），不饱和脂肪酸按含双键数分为单不饱和脂肪酸（MUFA）和多不饱和脂肪酸（PUFA）；按羧酸不饱和双键出现的位置分为 n-3、n-6 和 n-9 系脂肪酸；按羧酸的空间结构又分为顺式和反式脂肪酸。各种脂肪酸与健康的关系见表 16-1。

表 16-1　脂肪酸与健康

脂肪酸	举例	食物来源	作用
SFA	棕榈酸、硬脂酸	动物脂肪、动物内脏、棕榈油	升高血脂，是动脉粥样硬化的危险因素
MUFA	油酸	主要存在于橄榄油中，其次为茶油、花生油中	降血脂、有益于心血管健康，没有 PUFA 的不良作用
PUFA	亚油酸、亚麻酸	植物油、深海鱼、坚果	抗癌、降血脂、减肥、提高免疫力

2. 脂肪与健康

心血管疾病：脂肪摄入量过高尤其饱和脂肪酸摄入量高，是导致血胆固醇、甘油三酯和 LDL-C 升高的主要原因。

2 型糖尿病：饱和脂肪酸摄入量与胰岛素抵抗之间呈正相关，用多不饱和脂肪酸替代饱和脂肪酸可以增强胰岛素敏感性，有助于降低 2 型糖尿病发生风险。高饱和脂肪酸和低亚油酸摄入的膳食模式会增加患 2 型糖尿病的风险。

癌症：总脂肪和饱和脂肪摄入多会增加某些癌症（如乳腺癌、前列腺癌和结肠/直肠癌）的危险性。摄入过多的脂肪，包括植物油和动物脂肪，会增加乳腺癌和大肠癌等癌症的发病率。

肥胖：过多摄入脂肪所带来的高能量对健康的不良影响是毋庸置疑的，其在肥胖中所起的作用不可忽视。

（三）碳水化合物与慢性病

糖尿病：长期高糖饮食与 2 型糖尿病风险增加显著相关。高糖饮食会导致胰岛素抵抗和胰腺功能下降，从而引发糖尿病。根据多项流行病学调查，高糖摄入者比低糖摄入者患糖尿病的风险高出数倍。

心血管疾病：过量摄入简单碳水化合物与心血管疾病风险增加有关。高糖饮食会导致血糖升高和血脂异常，如甘油三酯和 LDL-C 升高，HDL-C 降低，这些都是心血管疾病的重要风险因素。相比之下，复杂碳水化合物的摄入与心血管疾病风险呈负相关。

（四）矿物质与慢性病

1. 钙与慢性病

心血管疾病：过量摄入钙可导致血管钙化，这是血管阻塞的一个主要原因。钙离子通道阻滞剂被用于减少高血压、心脏病和心绞痛等症状，这表明钙离子在心血管健康中扮演着重要角色。

糖尿病：一些研究表明，低钙摄入可能与 2 型糖尿病的风险增加有关。钙可以通过影响胰岛素分泌和敏感性等机制来影响血糖水平。

某些癌症：虽然钙与癌症的直接因果关系尚不明确，但一些研究表明钙可以通过影响细胞增殖、凋亡等过程来影响癌症的风险。

2. 钠与慢性病

高血压：长期高盐饮食是导致高血压的主要因素之一。过量的钠离子摄入会增加血浆容量和心脏负荷，导致血压升高。高血压是心血管疾病的重要危险因素，可引发心脏病、脑卒中等严重后果。

心血管疾病：高盐饮食还会增加心血管疾病的风险。过量的钠离子摄入会导致血管壁增厚、血管硬化等病理变化，增加心血管疾病的发生率。

3. 钾与慢性病

心血管疾病：钾离子通过调节心肌细胞的电活动，影响心脏的节律和搏动，从而与心血管疾病的发生和发展密切相关。多项研究表明，增加钾的摄入量可以降低心血管疾病的风险。

高血压：钾离子与钠离子在体内存在相互制约的关系，钾离子能够促进钠离子的排泄，从而降低体内的钠离子浓度，有助于降低血压。因此，增加钾的摄入量对于预防和控制高血压具有重要意义。

4. 铁与慢性病

心血管疾病：铁过载与心血管疾病的风险增加有关。过多的铁可在体内产生氧化应激反应，损伤血管壁，增加动脉粥样硬化的风险。然而，另一方面，铁缺乏也可导致心血管功能受损，因为铁是血红蛋白的重要组成部分，负责运输氧气。因此，保持铁在体内的平衡对于预防心血管疾病具有重要意义。

糖尿病：铁与糖尿病之间的关系复杂而多面。一方面，铁过载可通过氧化应激等机制促进糖尿病的发展；另一方面，铁缺乏也可影响胰岛素的分泌和敏感性，导致血糖控制不佳。因此，对于糖尿病患者来说，维持适当的铁水平至关重要。

5. 锌与慢性病

心血管疾病：锌与心血管疾病的风险存在一定的关联。锌缺乏可导致血管内皮功能受损，增加动脉粥样硬化的风险。此外，锌还参与调节血压和血脂代谢，对于预防心血管疾病具有重要意义。

糖尿病：锌在胰岛素的合成、分泌和敏感性等方面发挥着重要作用。锌缺乏可导致胰岛素抵抗和血糖控制不佳，增加糖尿病的风险。因此，补充锌可有助于改善糖尿病患者的血糖控制。

6. 硒与慢性病

心血管疾病：①抗氧化作用。硒是一种强大的抗氧化剂，有助于中和自由基，降低氧化应激水平，从而减缓细胞老化和心血管疾病的发展。②调血脂作用。硒通过其强抗氧化作用，阻止低密度脂蛋白胆固醇的氧化，进一步阻止动脉粥样硬化斑块的形成，这有助于维护血管的健康状态，降低心脏疾病的发病率。③保护心肌。硒是帮助维持心脏正常功能的重要元素，对心脏肌体有保护和修复的作用，硒的补充对预防心脑血管疾病、高血压、动脉硬化等都有较好的帮助作用。

糖尿病：与糖尿病相关的许多并发症都与体内自由基增多有关，而硒的抗氧化作用能消除这些自由基，有助于防治糖尿病的并发症。硒有胰岛素样作用，能增加心肌细胞对胰岛素的摄取，促进糖分代谢、降低血糖和尿糖，从而帮助改善糖尿病患者的症状。

7. 铬与慢性病

血糖调节：铬是葡萄糖耐量因子的主要活性成分，它通过增强胰岛素的敏感性来促进胰岛素的功能，进而有助于调节血糖水平。铬能够协助胰岛素将血液中的葡萄糖转移到细胞内进行代谢，从而维持血糖的稳定。

脂质代谢：铬能够降低体内总胆固醇和甘油三酯的水平，抑制低密度脂蛋白胆固醇（LDL-C）的氧化，减少其在动脉壁的沉积，从而有助于降低心血管疾病的风险。

其他功能：铬还具有抗氧化、抗炎和增强免疫力的作用。它能够清除体内的自由基，减少氧化应激反应，从而保护细胞免受损伤。此外，铬还能够促进免疫细胞的增殖和分化，增强机体的免疫功能，有助于抵抗各种疾病的侵袭。

（五）维生素与慢性病

1. 维生素 A 与慢性病

心血管疾病：虽然直接证据有限，但维生素 A 缺乏可导致血液黏稠度增加，从而间接增加心血管疾病的风险。

糖尿病：维生素 A 参与胰岛素的合成和分泌，其缺乏可影响胰岛素的功能，进而增加糖尿病的风险。肿瘤：研究显示，维生素 A 缺乏可以增加肿瘤的发病和缩短诱导期。补充维生素 A 可阻止癌细胞周期转换、诱导凋亡，并调节免疫功能，从而抑制肿瘤细胞繁殖。

2. 维生素 D

维生素 D 缺乏可能与 2 型糖尿病的风险增加有关，一些研究提出，维生素 D 补充可能对预防或管理 2 型糖尿病有益。维生素 D 缺乏可影响骨骼健康，导致如佝偻病和骨软化症等，还可导致慢性肾脏病（CKD）进展加快，并增加 CKD 并发症的发病风险，严重影响患者的预后和生活质量。此外，维生素 D 可通过影响血管健康和血压来降低心血管疾病的风险。

3. 维生素 E 与慢性病

心血管疾病：维生素 E 对心血管健康具有保护作用。研究表明，维生素 E 能够降低 LDL-C 的氧化，减少动脉粥样硬化的形成，从而降低心血管疾病的风险。

癌症：维生素 E 的某些形式，如 γ-生育酚和 δ-生育酚，通过调节多种信号途径，包括鞘脂代谢，在癌细胞中起促死亡或抗增殖作用。

4. 维生素 B_1 与慢性病

心血管疾病：维生素 B_1 缺乏可导致心肌细胞能量代谢障碍，与心血管疾病的发生和发展有关。补充维生素 B_1 有助于降低心血管疾病的风险。

糖尿病：糖尿病患者常伴随维生素 B_1 缺乏，因为糖尿病会导致硫胺素（维生素 B_1）从尿液中排出量增加。补充维生素 B_1 可改善糖尿病患者的神经病变和心血管健康。

5. 维生素 B_2 与慢性病

维生素 B_2 缺乏可能与心血管疾病的风险增加有关。维生素 B_2 水平低下可促进动脉粥样硬化的形成，增加心血管疾病的风险。维生素 B_2 缺乏可增加糖尿病的风险，并影响糖尿病患者的血糖控制。

6. 维生素 B_{12} 与慢性病

维生素 B_{12} 缺乏可能导致血液中同型半胱氨酸水平升高，增加心血管疾病的风险。维生素 B_{12} 可能与糖尿病的某些并发症如神经病变和视网膜病变的发生有关。

7. 叶酸与慢性病

心血管疾病：叶酸缺乏率和高同型半胱氨酸血症患病率与心血管疾病患病危险呈正相关，增补叶酸可有效地降低血液同型半胱氨酸水平。

神经退行性疾病：血清或血浆叶酸水平低与阿尔茨海默病、抑郁症患病有关。

8. 维生素 C 与慢性病

维生素 C 能够降低血液中的胆固醇和甘油三酯水平，减少动脉粥样硬化的发生，从而降低心血管疾病的风险。维生素 C 可能具有抗癌作用，能够抑制癌细胞的生长和扩散。维生素 C 还能改善胰岛素抵抗，降低血糖水平，减少糖尿病并发症的发生。

9. 膳食纤维与慢性病

改善肠道功能：膳食纤维的吸水膨胀性有利于增加食糜的体积，刺激胃肠道的蠕动，促进排便，并软化粪便 、防止便秘，缩短粪便在肠道中的停滞时间及粪便中有害物质与肠道的接触时间，从而减少和预防肠道疾病发生。

降低血糖及胆固醇：膳食纤维能够推迟可消化性糖类如淀粉等的消化，延缓葡萄糖的吸收，避免进餐后血糖急剧上升。膳食纤维中某些成分可结合胆固醇和胆酸，减少胆固醇吸收，有利于降低血清胆固醇。

控制体重和减肥：水溶性膳食纤维具有很强的吸水膨胀性能，吸水后膨胀，既能增加饱腹感，又能减少食物中脂肪的吸收，相对降低膳食的总能量，有利于控制体重和减肥。

预防恶性肿瘤：膳食纤维或富含膳食纤维的食物的摄入量与结肠癌危险性呈负相关。研究显示，大量摄入蔬菜和水果与结肠癌的低危险性有关，或认为蔬菜和水果在结肠癌发生过程中起保护作用。

三、中国居民膳食指南

膳食指南是根据营养学原理，紧密结合我国居民膳食消费和营养状况的实际情况制定的，是指导广大居民实践平衡膳食，获得合理营养的科学文件。其目的是帮助我国居民合理选择食物，并进行适量的身体活动，以改善人们的营养和健康状况，减少或预防慢性疾病的发生，提高国民的健康素质。

《中国居民膳食指南（2022）》由一般人群膳食指南、特定人群膳食指南和中国居民平衡膳食实践三个部分组成。

1. 一般人群膳食指南

一般人群膳食指南有 8 条准则，针对 2 岁以上的所有健康人群。

（1）准则一　食物多样，合理搭配。核心推荐：①坚持谷类为主的平衡膳食模式。②每天的膳食应包括谷薯类、蔬菜水果、畜禽鱼蛋奶和豆类食物。③平均每天摄入 12 种以上食物，每周 25 种以上，合理搭配。④每天摄入谷类食物 200~300g，其中包含全谷物和杂豆类 50~150g；薯类 50~100g。

（2）准则二　吃动平衡，健康体重。核心推荐：①各年龄段人群都应天天进行身体活动，保持健康体重。②食不过量，保持能量平衡。③坚持日常身体活动，每周至少进行5 天中等强度身体活动，累计 150 分钟以上；主动身体活动最好每天 6000 步。④鼓励适当进行高强度有氧运动，加强抗阻运动，每周 2~3 天。⑤减少久坐时间，每小时起来动一动。

（3）准则三　多吃蔬果、奶类、全谷、大豆。核心推荐：①蔬菜水果、全谷物和奶制品是平衡膳食的重要组成部分。②餐餐有蔬菜，保证每天摄入不少于 300g 的新鲜蔬菜，深色蔬菜应占 1/2。③天天吃水果，保证每天摄入 200~350g 的新鲜水果，果汁不能代替鲜果。④吃各种各样的奶制品，摄入量相当于每天 300mL 以上液态奶。⑤经常吃全谷物、大豆制品，适量吃坚果。

（4）准则四　适量吃鱼、禽、蛋、瘦肉。核心推荐：①鱼、禽、蛋类和瘦肉摄入要适量，平均每天 120~200g。②每周最好吃鱼 2 次或 300~500g，蛋类 300~350g，畜禽肉 300~500g。

③少吃深加工肉制品。④鸡蛋营养丰富，吃鸡蛋不弃蛋黄。⑤优先选择鱼，少吃肥肉、烟熏和腌制肉制品。

（5）准则五　少盐少油，控糖限酒。核心推荐：①培养清淡饮食习惯，少吃高盐和油炸食品。成年人每天摄入食盐不超过 5g，烹调油 25~30g。②控制添加糖的摄入量，每天不超过 50g，最好控制在 25g 以下。③反式脂肪酸每天摄入量不超过 2g。④不喝或少喝含糖饮料。⑤儿童青少年、孕妇、乳母以及慢性病患者不应饮酒。成年人如饮酒，一天饮用的酒精量不超过 15g。

（6）准则六　规律进餐，足量饮水。核心推荐：①合理安排一日三餐，定时定量，不漏餐，每天吃早餐。②规律进餐、饮食适度，不暴饮暴食、不偏食挑食、不过度节食。③足量饮水，少量多次。在温和气候条件下，低身体活动水平成年男性每天喝水 1700mL，成年女性每天喝水 1500mL。④推荐喝白水或茶水，少喝或不喝含糖饮料，不用饮料代替白水。

（7）准则七　会烹会选，会看标签。核心推荐：①在生命的各个阶段都应做好健康膳食规划。②认识食物，选择新鲜的、营养素密度高的食物。③学会阅读食品标签，合理选择预包装食品。④学习烹饪、传承传统饮食，享受食物天然美味。⑤在外就餐，不忘适量与平衡。

（8）准则八　公筷分餐，杜绝浪费。核心推荐：①选择新鲜卫生的食物，不食用野生动物。②食物制备生熟分开，熟食二次加热要热透。③讲究卫生，从分餐公筷做起。④珍惜食物，按需备餐，提倡分餐不浪费。⑤做可持续食物系统发展的践行者。

中国居民平衡膳食宝塔是根据《中国居民膳食指南（2022）》的准则和核心推荐，把平衡膳食原则转化为各类食物的数量和所占比例的图形化表示。食物量是根据不同能量需要量水平设计，宝塔旁边的文字注释，标明了在 1600~2400kcal 能量需要量水平时，一段时间内成年人每人每天各类食物摄入量的建议值范围。

膳食宝塔包含我们每天应吃的主要食物种类，共分五层，如图 16-2 所示。膳食宝塔各层位置和面积不同，这在一定程度上反映出各类食物在膳食中的地位和应占的比重。

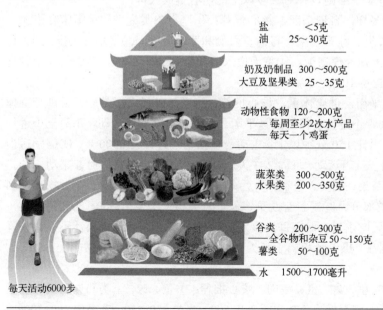

图 16-2　中国居民平衡膳食宝塔（2022）

2. 0~6 月龄婴儿母乳喂养指南

6 月龄内婴儿是一生中生长发育的第一个高峰期，对能量和营养素的需要高于其他任何时期。《0~6 月龄婴儿母乳喂养指南》包括六条准则：准则一，母乳是婴儿最理想的食物，坚持 6 月龄内纯母乳喂养；准则二，生后 1 小时内开奶，重视尽早吸吮；准则三，回应式喂养，建立良好的生活规律；准则四，适当补充维生素 D，母乳喂养无需补钙；准则五，任何动摇母乳喂养的想法和举动，都必须咨询医生或其他专业人员，并由他们帮助做出决定；准则六，定期监测婴儿体格指标，保持健康生长。

3. 7~24 月龄婴儿喂养指南

7~24 月龄婴幼儿处于生命早期 1000 天健康机遇窗口期的第三阶段，适宜的营养和喂养不仅关系到婴幼儿近期的生长发育，也关系到长期的健康。《7~24 月龄婴幼儿喂养指南》包括六条准则：准则一，继续母乳喂养，满 6 月龄起必须添加辅食，从富含铁的泥糊状食物开始；准则二，及时引入多样化食物，重视动物性食物的添加；准则三，尽量少加糖盐，油脂适当，保持食物原味；准则四，提倡回应式喂养，鼓励但不强迫进食；准则五，注重饮食卫生和进食安全；准则六，定期监测体格指标，追求健康生长。

4. 学龄前儿童膳食指南

经过 7~24 月龄期间膳食模式的过渡和转变，学龄前儿童摄入的食物种类和膳食结构已开始接近成人，是饮食行为和生活方式形成的关键时期。《学龄前儿童膳食指南》在一般人群膳食指南八条准则基础上，增加五条核心推荐：①食物多样，规律就餐，自主进食，培养健康饮食行为；②每天饮奶，足量饮水，合理选择零食；③合理烹调，少调料少油炸；④参与食物选择与制作，增进对食物的认知和喜爱；⑤经常户外活动，定期体格测量，保障健康成长。

5. 学龄儿童青少年膳食指南

《中国学龄儿童膳食指南》在一般人群膳食指南八项准则基础上，推荐以下五条：①主动参与食物选择和制作，提高营养素养；②吃好早餐，合理选择零食，培养健康饮食行为；③天天喝奶，足量饮水，不喝含糖饮料，禁止饮酒；④多户外活动，少视屏时间，每天 60min 以上的中高强度身体活动；⑤定期监测体格发育，保持体重适宜增长。

6. 老年人膳食指南

老年人膳食指南，按年龄段分为《一般老年人膳食指南》（65~79 岁）和《高龄老年人膳食指南》（80 岁及以上）。

中国一般老年人（65~79 岁）在一般人群膳食指南八条准则基础上，补充了四条核心推荐：①食物品种丰富，动物性食物充足，常吃大豆制品；②鼓励共同进餐，保持良好食欲，享受食物美味；③积极户外活动，延缓肌肉衰减，保持适宜体重；④定期健康体检，测评营养状况，预防营养缺乏。

高龄老年人（＞80 岁）在一般人群膳食指南八条准则基础上，补充了六条核心推荐：①食物多样，鼓励多种方式进食；②选择质地细软，能量和营养素密度高的食物；③多吃鱼禽肉蛋奶和豆，适量蔬菜配水果；④关注体重丢失，定期营养筛查评估，预防营养不良；⑤适时合理补充营养，提高生活质量；⑥坚持健身与益智活动，促进身心健康。

7. 备孕和孕期妇女膳食指南

妊娠期是生命早期 1000 天机遇窗口的起始阶段，营养作为最重要的环境因素，对母子双方的近期和远期健康都将产生至关重要的影响。在一般人群膳食指南 8 条准则基础上，补充以下六条核心推荐：①调整孕前体重至正常范围，保证孕期体重适宜增长；②常吃含铁丰富的食物，选用碘盐，合理补充叶酸和维生素 D；③孕吐严重者，可少量多餐，保证摄入含必需量碳水化合物的食物；④孕中晚期适量增加奶、鱼、禽、瘦肉的摄入；⑤经常户外活动，禁烟酒，保持健康生活方式；⑥愉快孕育新生命，积极准备母乳喂养。

8. 哺乳期妇女膳食指南

哺乳期是指妇女产后用乳汁哺喂新生子代的特殊生理时期。《哺乳期妇女膳食指南》是在一般人群膳食指南八条准则基础上，增加以下五条核心推荐：①产褥期食物多样不过量，坚持整个哺乳期营养均衡；②适量增加富含优质蛋白质及维生素 A 的动物性食物和海产品，选用碘盐，合理补充维生素 D；③家庭支持，愉悦心情，充足睡眠，坚持母乳喂养；④增加身体活动，促进产后恢复健康体重；⑤多喝汤和水，限制浓茶和咖啡，忌烟酒。

四、营养与体质评估

（一）膳食调查

膳食调查是通过系统的方法收集和分析个体或群体膳食摄入情况的过程，旨在了解人们的饮食习惯、食物摄入量以及营养素的摄入水平。通过膳食调查，我们可以评估膳食质量，为改善膳食结构、预防营养相关疾病提供科学依据。

1. 称重法

称重法是使用测量工具对某一集体（单位或家庭）或个人一天中消费的各种食物量进行称重，从而了解其食物消费情况的一种膳食调查方法。称重法操作过程主要包括：①准确记录食物名称。②餐前对各种食物进行记录并称量，餐后对剩余或废弃部分准确称重，加以扣除，从而得出相对准确的个人每种食物摄入量。三餐之外所摄入的水果、糖果、点心、坚果及饮料等零食的称重记录。③记录就餐人数。④计算调查期间每人每日各种食物的摄入量。

称重法的主要优点是能准确称量食物份额的大小，获得可靠的食物摄入量。但缺点是反复称重可能会干扰被调查对象正常的饮食习惯，增加被调查对象的负担，可能导致应答率下降。因此该方法一般适用于家庭、个人及特殊人群的膳食调查，不适合大规模流行病学调查，也不适合长期膳食调查。

2. 记账法

记账法是由被调查对象或调查员记录一定时期内某一单位食堂（如托幼机构、学校、部队等）的食物消费总量，通过查看食物消费量记录，并根据同一时期进餐人数，计算平均每人每日各种食物的摄入量，进而推算食物所提供的营养素摄入量。

记账法操作方法如下。①食物消费量记录：开始调查前称量家庭结存或集体食堂库存的食物，然后详细记录每日购入的各种食物和每日各种食物的废弃量。在调查周期结束后要称量剩余的食物。将每种食物的最初结存或库存量，加上调查周期内每日购入量，减去每种食物的废弃量和最后剩余量，即为调查周期内所消费的该种食物量。②进餐人数登记：记录每日每餐进餐人数，然后计算总人日数。为了对被调查对象食物及营养素摄入量进行评价，还要了解进餐人员的性别、年龄、劳动强度及生理状态。对于有伙食账目的集体单位食堂，可查阅过去一定期间食堂的食物消费量，并根据同一时期的进餐人数，计算每人每日各种食物的摄入量，再按照食物成分表计算这些食物所提供的能量和营养素的数量。

3. 24 小时回顾法

24 小时回顾法是目前最常用的一种膳食调查方法，是通过询问被调查对象过去 24 小时的膳食摄入情况，对其食物摄入量进行计算和评价的一种方法。在实际工作中，一般选用连续三天调查方法。要求每个被调查对象回顾和描述过去 24 小时内所摄入的所有食物的种类和数量。一般由接受过培训的调查员使用开放式调查表进行面对面询问收集膳食信息。在向调查对象提出有关食物摄入量问题之前，对其前一天所从事的活动进行简短的询问将有助于其对膳食的回忆。一般从询问调查对象前一天消费的第一种食物开始，按时间顺序调查一天中所有食物摄入量。一般一个 24 小时回顾调查需要 20~30 分钟，如果摄入食物种类很多，或所摄入的混合饭菜的成分复杂，调查时间可能会相应延长。

24 小时回顾法的准确与否取决于调查对象的短期记忆能力，因此一般不适合于 7 岁以下儿童和 75 岁及以上老年人。

4. 食物频率法

食物频率法（food frequency method，FFM）收集被调查对象过去一段时间（数周、数月或数年）内各种食物消费频率及消费量，从而获得个人长期食物和营养素平均摄入量。定量 FFM 可以得到不同人群食物和营养素的摄入量，并分析膳食因素与疾病的关系。FFM 的主要优点是能够迅速得到通常食物摄入种类和摄入量，反映长期营养素摄取模式；可以作为研究膳食模式与慢性病关系的依据；其结果也可作为在群体中进行膳食指导、宣传教育的参考。

（二）体格测量

1. 体成分

体成分指人体的构成成分，包括水分、蛋白质、脂肪、碳水化合物和矿物质等。常见的测量方法包括双能 X 线吸收法、生物电阻抗法、水下称重法、超声检测法、计算机断层扫描法、磁共振法。不同体成分（如水、脂肪、肌肉、骨质）的含量与分布可有效反映人体内在结构比例特征，为人体和疾病研究提供有价值的信息。

2. 腰围

腰围指腋中线肋弓下缘和髂嵴连线中点的水平位置处体围周长。它是衡量腹部脂肪堆积程度的重要指标，可以初步判断一个人是否属于腹型肥胖或中心型肥胖。根据《中国成人超重和肥胖症预防控制指南（试行）》，中国成人腰围的界限值建议为：男性腰围≥85cm，女性腰围≥80cm。

3. 臀围

臀围指经臀峰点水平位置处体围周长，是反映臀部脂肪分布的重要指标。计算腰臀比，可以用来反映人体的脂肪分布和肥胖特点。腰臀比（WHR）=腰围值/臀围值，男性大于0.9或女性大于0.85为中心性肥胖。

4. 皮褶厚度

皮褶厚度指皮肤和皮下组织的厚度，是衡量个体营养状况和肥胖程度较好的指标。测定部位有上臂肱三头肌部、肩胛骨下角部、腹部，可分别代表个体肢体、躯干、腰腹等部分的皮下脂肪堆积情况，对判断肥胖和营养不良有重要价值。

五、营养咨询

SOAP是一种结构化的营养咨询方法，通过系统地收集和分析咨询者的信息，为制订个性化的营养干预措施提供有力的支持。SOAP的含义如下。

S——subjective 主观资料，主要收集咨询者自我报告的症状、感受、生活习惯等信息，对于了解整体健康状况和生活方式至关重要。包括：症状描述，是否有特定的营养相关症状，如疲劳、头晕、便秘等；饮食习惯，包括食物的种类、数量、频率等；生活方式，如运动习惯、睡眠情况、吸烟和饮酒习惯等；既往病史，是否有慢性疾病、手术史、过敏史等。

O——objective 客观资料，主要通过体格检查、实验室检查和营养评估等方式获取咨询对象的生理数据。体格检查，如身高、体重、BMI等指标；实验室检查，如血液检查、尿液检查、粪便检查等；营养评估，通过膳食回顾、食物频率问卷等方法评估对象的膳食摄入量和营养素摄入情况。

A——assessment 评估，是对主观资料和客观资料进行综合分析和判断，以确定咨询对象的营养问题和需求。根据收集到的信息，诊断咨询对象是否存在营养不良、营养过剩或其他营养相关问题。风险评估：评估咨询对象的营养问题可能对其健康产生的影响和潜在风险。需求评估：确定咨询对象对于营养改善的具体需求和目标。

P——plan 计划，是根据评估结果制订个性化的营养干预措施和计划。针对性的营养建议包括饮食调整、营养素补充等。干预措施如制订个性化的膳食计划、提供营养教育等。制订随访计划，以监测患者的营养改善情况和调整干预措施。

第二节　常见慢性病营养指导

一、高血压人群营养指导

（一）营养指导原则

根据《中国居民膳食指南（2022）》及《成人高血压食养指南（2023年版）》，高血压患者的营养指导原则应遵循以下五点。

1. 减钠增钾，饮食清淡

钠盐摄入过多会增加高血压风险。按照 2022 版《中国居民膳食指南》规定，健康成人每人每日食盐摄入量应少于 5g，而高血压患者食盐摄入量应更少，或选择低钠盐。对于家族性高血压和老年性高血压患者，对盐的敏感性比正常人高，适当减钠可以降低高血压和心血管疾病的发生率。相关研究显示，我国居民膳食中 75% 以上的钠来自于家庭烹调盐，如咸菜、腌肉等高盐食品，以及调味品，包括酱油、酱类、蚝油、鸡精、味精等。

增加膳食中钾摄入量可降低血压。建议增加富钾食物（如新鲜蔬菜、水果和豆类等）的摄入量，不建议服用钾补充剂（包括药物）来降低血压。肾功能不全者补钾前应咨询医生。适当选择富含钙、镁的食物。钙摄入不足是我国居民的普遍问题，建议高血压患者适当增加钙的摄入。镁对周围血管系统可以起到血管扩张作用，可对抗高钠的升压作用

清淡饮食，少吃含高脂肪、高胆固醇的食物。膳食中的饱和脂肪酸可以升高血脂和血清胆固醇水平，而高胆固醇血症易引起冠心病、脑卒中等疾病，高血压患者要注意限制膳食脂肪和胆固醇摄入量，包括油炸食品和动物内脏。少吃加工红肉制品，如培根、香肠、腊肠等。

2. 合理膳食，科学食养

合理膳食指在平衡膳食基础上，根据患者自身状况，调整优化食物种类和重量，满足自身健康需要。高血压患者应该遵循合理膳食原则，丰富食物品种，合理安排一日三餐。推荐高血压患者多吃含膳食纤维丰富的蔬果，且深色蔬菜要占到总蔬菜量的一半以上，蔬菜和水果不能相互替代；摄入适量的谷类、薯类，其中全谷物或杂豆占谷类的 1/4~1/2；适当补充蛋白质，可多选择奶类、鱼类、大豆及其制品作为蛋白质来源；限制添加糖摄入；减少摄入食盐及含钠调味品。

3. 吃动平衡，健康体重

推荐将 BMI 维持在 18.5~23.9kg/m² （>65 岁可适当增加）；男性腰围<85cm，女性腰围<80cm。建议超重和肥胖患者减重，包括控制能量摄入和增加身体活动。超重和肥胖者应控制高能量食物摄入，每天能量摄入减少 300~500kcal。提倡规律中等强度有氧身体运动，减少静态行为时间。运动可以改善血压水平。建议非高血压人群（为降低高血压发生风险）或高血压患者（为了降低血压），除日常生活的活动外，应有每周 4~7 天、每天累计 30~60 分钟的中等强度身体活动。

4. 戒烟限酒，心理平衡

戒烟可降低心血管疾病风险，强烈建议高血压患者戒烟。不饮或限制饮酒。即使少量饮酒也会对健康造成不良影响。建议高血压患者不饮酒，饮酒者尽量戒酒。精神紧张可激活交感神经从而使血压升高，高血压患者应进行压力管理，避免由于精神压力导致的血压波动。

5. 监测血压，自我管理

定期监测血压，了解血压数值及达标状态，遵医嘱进行生活方式干预，坚持长期治疗，自我管理。根据患者的心脑血管总体风险及血压水平进行随诊。

（二）食物选择建议

1. 谷类和薯类

增加全谷物和薯类食物摄入，粗细搭配。推荐 18~64 岁成年人每天摄入谷类食物 200~300g（其中包含全谷物和杂豆类 50~150g），薯类 50~100g；少食用或不食用加入钠盐的谷类制品如咸味面包、方便面、挂面等。

2. 动物性食品

选择鱼、虾、禽、蛋和瘦肉食品，平均每天 120~200g，少食用或不食用高盐、高脂肪、高胆固醇的动物性食品。推荐每日摄入奶类 300~500g。

3. 豆制品

每日适量食用豆制品，例如豆腐、豆浆、豆腐脑、豆腐干、豆腐丝等。推荐每日摄入大豆 15~25g，相当于豆浆 220~360g 或者南豆腐 84~140g，其他豆制品按蛋白质含量折算。少食豆豉、豆瓣酱、腐乳、臭豆腐、咸豆汁等。

4. 蔬菜和水果

每日新鲜蔬菜摄入不少于 300g，推荐 3~5 种以上，且深色蔬菜要占到总蔬菜量的一半以上。推荐富钾蔬菜如菠菜、荠菜、芥蓝、莴笋叶、空心菜、苋菜、口蘑等。水果每天摄入 200~350g，每天至少 1 个品种，最好 2 种以上。

5. 坚果

推荐食用原味坚果，每周 50~70g，食用坚果时应注意控制摄入的总能量，高血压合并超重和肥胖者应注意防止摄入过多的脂肪。

6. 油脂

优先选择富含不饱和脂肪酸的菜籽油、亚麻籽油、橄榄油、葵花籽油、玉米油等。推荐交替使用不同种类的植物油，每天烹调油控制在 25~30g。少食用或不食用油炸和富含油脂的食品以及含反式脂肪酸的食品（如人造黄油等）。

7. 酒

不宜饮酒，尽量戒酒。过量饮酒与血压升高和较高的高血压流行程度相关联，中度和中度以上饮酒是高血压的致病因素之一，高血压人群应限制饮酒。如饮酒，则避免饮用高度烈性酒，一天饮用的酒精量不超过 15g。

8. 水与饮料

不宜饮用含糖饮料，推荐白水，保证摄入充足水分。在温和气候条件下，轻身体活动水平成年人每天喝水 1500~1700mL。

9. 调味品

减少摄入食盐及含钠调味品（酱油、酱类、蚝油、鸡精、味精等），钠摄入量不超过 2000mg（相当于食盐 5g）。

10. 其他

少食用或不食用特别辛辣和刺激性的食物，不推荐饮用浓茶和浓咖啡。

（三）药膳举例

1. 菊花决明饮

菊花能够清热解毒，平肝明目，缓解肝火上炎引起的目赤眼干，对高血压有一定的降压作用；决明子含有决明子苷等活性成分，能够明显扩张血管，降低血压；枸杞滋阴补肾，有助于改善血液循环，从而间接帮助降低血压。此茶对高血压人群有一定的辅助降压效果，但不可完全替代药物。

2. 陈皮粥

陈皮化痰燥湿，含有丰富的保护血管内皮的物质，可降低血液黏稠度，有助于调节血压。此粥适合痰湿内阻证型的人群，饮食以清淡易消化、少食多餐为主。

3. 山楂饮

山楂消食化瘀，具有调节血压、降低血脂的功效，可通过改善血液循环、促进血小板分解来调节血压。此饮适合瘀血内阻证的人群，饮食以清淡、温平为主。

二、糖尿病人群营养指导

（一）营养指导原则

1. 食物多样，养成和建立合理膳食习惯

糖尿病膳食要做到食物的多样性，餐餐有蔬菜，每日达 300~500g，深色蔬菜占其中的一半以上，每日有奶类、大豆，常吃鱼、禽，适量吃蛋类和畜肉，减少肥肉的摄入，少吃烟熏、烧烤、腌制等加工肉制品，控制盐、糖、油的摄入。

2. 能量适宜，控制超重肥胖和预防消瘦

能量的需要量与年龄、性别、体重和身体活动量等有关。成人每日膳食能量占比应为：蛋白质 15%~20%，碳水化合物 45%~60%、脂肪 20%~35%。能量需求水平因个人而异，应制订个性化的膳食管理、血糖和体重控制方案。我国成人健康体重的体重指数（BMI）应保持在 $18.5~23.9kg/m^2$。从年龄和降低死亡风险考虑，65 岁以上的老年人可适当增加体重。

3. 主食定量，优选全谷物和低血糖生成指数（GI）食物

全谷物和杂豆类等低血糖生成指数食物，应占主食的 1/3 以上。建议糖尿病患者碳水化合物提供的能量占总能量比例为 45%~60%，略低于一般健康人。应经常监测血糖来观察机体对饮食，特别是主食类的食物反应，做到及时发现饮食对自身血糖的影响。可调整饮食习惯，先吃菜后吃主食。

4. 积极运动，改善体质和胰岛素敏感性

多进行身体活动不仅利于维持健康体重，调整心情，还能降低肥胖和 2 型糖尿病、心血管疾病等疾病的发生风险。糖尿病患者可在餐后运动，每周至少 5 天，每次 30~45 分钟；中等强度运动占运动量 50%以上，如快走、骑车、乒乓球、羽毛球、慢跑、游泳等；运动

量需循序渐进，持之以恒。若无禁忌，可每周 2 次的抗阻运动，如哑铃、俯卧撑等。运动前后加强血糖监测，避免低血糖。

5. 清淡饮食，限制饮酒

培养清淡口味，控制油、盐、糖的摄入。每日烹调油食用量宜控制在 25g 以内，少吃动物脂肪，适当控制富含胆固醇的食物，预防血脂异常。食盐每日不宜超过 5g，限制酱油、鸡精、味精、咸菜等含盐量较高的调味品和食物。不饮酒。足量饮水，可适量饮用淡茶和咖啡，不喝含糖饮料。控制血糖、血脂、血压在理想水平。

6. 食养有道，合理选择中医食药

中医食养因人、因时、因地制宜。可将日常膳食和传统中医养生食谱相结合。阴虚热盛证可食用桑叶、决明子、莲子等；气阴两虚可食用桑葚、枸杞子、葛根等；阴阳两虚可选用山药、茯苓、肉桂等。食用方法请咨询医师。

7. 规律进餐，合理加餐

进餐规律，定时定量，是维持血糖平稳的基础。是否需要加餐，何时加餐，以及选择什么样的零食，应根据血糖波动特点来决定。

8. 自我管理，定期营养咨询

糖尿病患者应进行有效的自我管理，接受个性化的营养教育及膳食指导。

（二）食物选择建议

优选富含膳食纤维或抗性淀粉的食物为主食。如马铃薯、南瓜、魔芋、香蕉等食物，不仅营养成分丰富而齐全，同时糖类含量又大大超过一般蔬菜。

食用低碳、优质蛋白食物。如鸡蛋、牛肉、鱼肉、鸡肉、猪肉等食物，不仅含有优质蛋白，其碳水含量很低。而坚果和种子、牛奶、酸奶、奶酪、豆浆、豆类、豆腐等，富含钙质及其他有益营养素。

（三）药膳举例

1. 山药熟地瘦肉汤

原料：淮山药 30 克，熟地黄 24 克，泽泻 9 克，小茴香 3 克，猪瘦肉 60 克。有降糖补肾功效。如有高尿酸血症者吃后尿蛋白增多者要酌情减少猪瘦肉用料。

2. 枸杞子炖兔肉

原料：枸杞子 15 克，兔肉 250 克。能健脾补肾，降糖降脂。有高尿酸血症者、糖尿病肾病者不宜用。

3. 淮山黄芪茶

原料：淮山 30 克，黄芪 30 克。能降糖补气，止汗，利水消肿。

三、肥胖的营养指导

（一）肥胖人群营养指导原则

1. 控制总能量摄入

能量摄入多于消耗是肥胖根本原因，对于能量控制一定要循序渐进、逐步降低，轻度肥胖成年患者每个月可稳定减肥 0.5~1kg，中度以上肥胖成年患者每周可减少体重 0.5~1kg。

2. 营养素分配合理

脂肪摄入应控制在饮食总能量 20%~25%，每日适宜摄入量为 50~60g，蛋白质控制在饮食总能量 20%~30%，碳水化合物控制在饮食总能量 45%~60%，建议肥胖症患者应多选择粗粮，如玉米面、荞麦面、燕麦等，并严格限制糖类摄入；同时应选用高生物效价蛋白，比如牛奶、鸡蛋清、鱼、瘦肉等。

3. 确保维生素和矿物质供给

新鲜蔬果含有丰富矿物质和水溶性维生素，如 B 族维生素和维生素 C，无需过分限制摄入量，每天食盐的摄入量则应限定为 3~6g。

4. 确保膳食纤维供给

多食用粗粮、蔬菜和水果，膳食纤维每天摄取在 25g 以上。

5. 注意三餐分配

三餐能量分配约为早餐 30%、午餐 45%、晚餐 25%，动物性蛋白和脂肪含量多的食品应安排在早、午餐食用，晚餐则以清淡饮食为主，含糖量低且利于消化。

6. 进行心理和行为调节

在营养调节初期，尤其要给予患者足够关心和鼓励，行为调整也至关重要，应该反省自己的生活和饮食行为，找出不良习惯与做法，并加以调整。

（二）食物选择建议

宜食蛋白质丰富而热量少的食物。如豆、奶类。蔬菜如萝卜、大蒜、洋葱、冬瓜、花椰菜、紫菜、韭菜、西红柿、海带、香菇、花菇、黄豆、蚕豆、赤小豆、绿豆、豌豆、芸豆等。水果如橙子、石榴、苹果、山楂。可多食冬瓜、黄瓜、赤小豆、萝卜、竹笋、金针菇、山楂等以消食导滞、利尿通便。避免食用油煎食品、方便食品、快餐、巧克力和零食等，少吃甜食，少吃盐。

（三）药膳举例

1. 猪肉淡菜煨萝卜

配方：猪腿肉 500 克，淡菜 100 克，白萝卜 1000 克。功效：化痰利湿。

2. 萝卜丝炒牛肉丝

配方：白萝卜 500 克，瘦牛肉 250 克。功效：补脾健胃，散血化滞，利水消痰。

3. 炒魔芋

配方：魔芋 100 克。功效：化痰散结，清热通便。

4. 雪梨兔肉羹

配方：兔肉 500 克，雪梨 400 克，车前叶 15 克。功效：清热祛痰，利湿减肥。

四、高血脂-脂肪肝营养指导

（一）营养指导原则

1. 吃动平衡，保持健康体重

高脂血症人群在满足每日必需营养需要的基础上，通过改善膳食结构，控制能量摄入，维持健康体重，减少体脂含量，从而控制血脂；尤其对于超重和肥胖人群应通过控制能量摄入以减重，每天可减少 300~500kcal 的能量摄入。体重正常的人群，保持能量摄入和消耗平衡，预防超重和肥胖。超重和肥胖人群，通过改善膳食结构和增加运动，实现能量摄入小于能量消耗，使体重减少 10% 以上。高脂血症人群，除部分不宜进行运动人群外，无论是否肥胖，建议每周 5~7 次体育锻炼或身体活动，每次 30 分钟中等及以上强度身体运动。

2. 调控脂肪，少油烹饪

限制总脂肪、饱和脂肪、胆固醇和反式脂肪酸的摄入，是防治高脂血症和动脉粥样硬化性心血管病的重要措施。脂肪摄入量以占总能量 20%~25% 为宜，高甘油三酯血症者更应尽可能减少每日脂肪摄入总量。以成年人每日能量摄入 1800~2000kcal 为例，相当于全天各种食物来源的脂肪摄入量（包括烹调油、动物性食品及坚果等食物中的油脂）在 40~55g，每日烹调油应不超过 25g。其中，一是饱和脂肪摄入量应少于总能量的 10%。高胆固醇血症者应降低饱和脂肪摄入量，使其低于总能量的 7%。二是高脂血症人群胆固醇每日摄入量应少于 300mg，而高胆固醇血症者每日胆固醇摄入量应少于 200mg。少吃富含胆固醇的食物，如动物脑和动物内脏等。三是反式脂肪酸摄入量应低于总能量的 1%，即每天不宜超过 2g，减少或避免食用部分氢化植物油等含有反式脂肪酸的食物。四是适当增加不饱和脂肪酸的摄入，特别是富含 n-3 系列多不饱和脂肪酸的食物。高脂血症人群食物制作应选择少油烹饪方式，减少食品过度加工，少用油炸、油煎等多油烹饪方法，多选择蒸、煮等方式。

3. 食物多样，蛋白质和膳食纤维摄入充足

在控制总能量及脂肪的基础上，选择食物多样的平衡膳食模式，食物每天应不少于 12 种，每周不少于 25 种。碳水化合物摄入量应占总能量的 50%~60%。在主食中应适当控制精白米面摄入，适量多吃含膳食纤维丰富的食物，如全谷物、杂豆类、蔬菜等。膳食纤维在肠道与胆酸结合，可减少脂类的吸收，从而降低血胆固醇水平。同时，高膳食纤维可降低血胰岛素水平，提高人体胰岛素敏感性，有利于脂代谢的调节。推荐每日膳食中包含 25~40g 膳食纤维（其中 7~13g 水溶性膳食纤维）。多食新鲜蔬菜，推荐每日摄入 500g，深色蔬菜应当占一半以上。新鲜水果每日推荐摄入 200~350g。蛋白质摄入应充足。动物蛋白摄入可适当选择脂肪含量较低的鱼虾类、去皮禽肉、瘦肉等；奶类可选择脱脂或低脂牛奶

等。应提高大豆蛋白等植物性蛋白质的摄入，每天摄入含 25g 大豆蛋白的食品，可降低发生心血管疾病的风险。

4. 少盐控糖，戒烟限酒

高脂血症人群膳食除了控制脂肪摄入量，还要控制盐和糖的摄入量。培养清淡口味，食盐用量每日不宜超过 5g。同时，少吃酱油、鸡精、味精、咸菜、咸肉、酱菜等高盐食品。限制单糖和双糖的摄入，少吃甜食，添加糖摄入不应超过总能量的 10%，肥胖和高甘油三酯血症者添加糖摄入应更低。完全戒烟和有效避免吸入二手烟，有利于预防动脉粥样硬化性心血管疾病，并改善高密度脂蛋白胆固醇水平。研究证明即使少量饮酒也可使高甘油三酯血症人群甘油三酯水平进一步升高，因此提倡限制饮酒。

5. 因人制宜，辨证施膳

高脂血症病因多是过食油腻甘甜、醇酒厚味，导致痰浊内生，脏腑功能失调，气不化津，痰浊阻滞，或气机不畅，脉络瘀阻，常常有虚有实，虚实相兼。根据高脂血症人群年龄、性别、体质、生活习惯、职业等不同特点，辨别不同证型，综合考虑膳食搭配的原则，给予个性化食养方案，以达到精准施膳的目的。

6. 因时制宜，分季调理

人与自然是一个有机整体，在四时节律影响下，人体血脂水平亦会存在一定差异，针对不同季节的特点，食养有不同的要求。如春季膳食应当以护阳保肝为主，多食时令蔬菜（如芹菜、芦笋等），可适当食用具有疏肝理气、养肝清肝作用的食药物质，如佛手、生麦芽、菊花等。注意忌过食寒凉、黏滞、肥腻之物。秋季膳食当以滋阴润肺为主，可适当食用具有滋阴作用的食药物质，如桑葚、黑芝麻、乌梅、百合等。

7. 因地制宜，合理搭配

受不同地区气候、环境影响，居民膳食习惯、生理特征存在差异，根据地域调整膳食，对人体健康具有重要作用。如南方地区（亚热带季风气候）高脂血症人群中医体质主要涉及痰湿质、湿热质、气虚质。建议该地区高脂血症人群控制油、盐摄入量，适量增加粗粮摄入，如紫薯、玉米、黑米、大麦、青稞等；同时可适当食用具有祛湿化痰、益气健脾作用的食药物质，如人参、白扁豆、薏苡仁、山药、大枣、麦芽、茯苓等。

8. 会看会选，科学食养，适量食用食药物质

对于高脂血症人群，可通过看标签来选择适合的食品，满足营养需求。可适当多吃富含植物甾醇、多糖等植物化学物的食物，如大豆、洋葱、香菇以及深色蔬果等，每日可摄入 2g 左右植物甾醇。一些食药物质能调节血脂水平，高脂血症人群适量食用，可以起到辅助降低血脂的作用。

（二）食物选择建议

1. 宜用食物

谷类如大米、面粉、玉米、荞麦、燕麦米、燕麦片、大麦米、小麦米、高粱米、薏米等；杂豆类如绿豆、赤小豆等，大豆及其制品；脱脂牛奶。新鲜蔬菜如芹菜、油菜、菠菜、

生菜、洋葱、大森等；食用菌如木耳、香菇等；海藻类如海带、紫菜、裙带菜、发菜、山楂。

2. 可食用蛋白类食物

可食用瘦肉、鱼类、去皮禽肉、乳制品、大豆及制品等优质蛋白。

3. 限用食物

煎炸食物、蔗糖和含单糖、双糖高的食品，如甜点心、各种糖果、冰淇淋、巧克力及蜂蜜等。

4. 忌用食物

高胆固醇食物，如猪皮、猪爪、动物油脂、肥肉、肉皮、内脏、动物脑髓、鱼子、虾脑、蟹黄、奶油、腊肠及鸡蛋黄等。

（三）药膳举例

1. 山楂菊花决明子茶

山楂 9g，菊花 6g，炒决明子 9g。加入适量水，煎煮，分多次代茶饮用。

2. 海带冬瓜薏苡仁汤

主要材料：海带 30g，冬瓜 100g，薏苡仁 30g。用法用量：佐餐食用，1 人 1 次量，可食用 7~10 天。孕妇慎用。

3. 山药芡薏粥

主要材料：山药 15g，薏苡仁 12g，芡实 6g，粳米 20g。用法用量：代早餐食用或佐餐食用，1 人 1 次量，可食用 7~10 天。孕妇和内热旺盛所致头目潮红、尿赤便干等症状者慎用。

五、痛风的营养指导

（一）营养指导原则

1. 食物多样，限制嘌呤

无论高尿酸血症还是痛风人群，均应在食物多样、均衡营养的基础上进行合理的膳食调整。每天保证谷薯类、蔬菜、水果、畜禽鱼蛋奶、大豆和坚果的摄入，食物品种每天应不少于 12 种，每周不少于 25 种。合理调整膳食中碳水化合物、蛋白质和脂肪提供的能量比例。食物中的嘌呤可经过人体代谢生成尿酸。过高的嘌呤摄入增加尿酸产生，易引起高尿酸血症。限制高嘌呤食物摄入，有助于控制血尿酸的水平及减少痛风的发生。不同食材嘌呤含量和吸收利用率不同，高尿酸血症与痛风人群要科学选择食材，以低嘌呤膳食为主，严格控制膳食中嘌呤含量。

2. 蔬奶充足，限制果糖

维生素、植物化学物等营养成分可促进肾脏尿酸排泄，起到降低尿酸的作用。新鲜蔬菜（如菊苣、鲜百合）、水果（如富含维生素 C 的樱桃、草莓等）、植物性饮料（如无糖咖啡、茶）和草本植物（如薏苡仁、益智仁）等通常含有丰富的植物化学物，如生物碱类、酚酸类、黄酮类、芪类及苷类等，在降低血尿酸水平方面具有一定作用，有助于改善高尿酸血症，降低痛风发作风险。建议每天多食新鲜蔬菜，推荐每天摄入不少于 500g，深色蔬菜（如紫甘蓝、胡萝卜）应当占一半以上。乳蛋白是优质蛋白的重要来源，可以促进尿酸排泄，鼓励每天摄入 300mL 以上或相当量的奶及奶制品。果糖可诱发代谢异常，并引起胰岛素抵抗，具有潜在诱发尿酸水平升高的作用，应限制果糖含量较高的食品，如含糖饮料、鲜榨果汁、果葡糖浆、果脯等。尽管水果中含有果糖，但水果中的维生素 C、黄酮、多酚、钾、膳食纤维等营养成分可改变果糖对尿酸的影响作用，因此水果的摄入量与痛风无显著相关性。建议每天水果摄入量 200~350g。

3. 足量饮水，限制饮酒

定时、规律性饮水可促进尿酸排泄。高尿酸血症与痛风人群，在心、肾功能正常情况下应当足量饮水，每天建议 2000~3000mL。尽量维持每天尿量大于 2000mL。优先选用白水，也可饮用柠檬水、淡茶、无糖咖啡及苏打水，但应避免过量饮用浓茶、浓咖啡等，避免饮用生冷饮品。饮酒会增加高尿酸血症与痛风的风险。酒精的代谢会影响嘌呤的释放并促使尿酸生成增加，酒精还导致血清乳酸升高，从而减少尿酸排泄。部分酒类还含有嘌呤，通常黄酒的嘌呤含量较高，其次是啤酒。白酒的嘌呤含量虽然低，但是白酒的酒精度数较高，容易使体内乳酸堆积，抑制尿酸排泄。因此，应限制饮酒，且急性痛风发作、药物控制不佳或慢性痛风性关节炎的患者应不饮酒。

4. 科学烹饪，少食生冷

少盐少油、减少调味品、清淡膳食有助于控制或降低血尿酸水平。减少油炸、煎制、卤制等烹饪方式，提倡肉类汆煮后食用，尽量不喝汤。腊制、腌制或熏制的肉类，其嘌呤、盐分含量高，高尿酸血症与痛风人群不宜食用。对于高尿酸血症与痛风人群，经常食用生冷食品如冰激凌、生冷海鲜等容易损伤脾胃功能，同时可导致尿酸盐结晶析出增加，诱使痛风发作。因此，痛风患者应少吃生冷食品。

5. 吃动平衡，健康体重

超重肥胖会增加高尿酸血症人群发生痛风的风险，减轻体重可显著降低血尿酸水平。18 岁至 64 岁成年人健康体重的体重指数（BMI）适宜范围为 $18.5~23.9kg/m^2$，65 岁及以上老年人 BMI 为 $20.0~26.9kg/m^2$。

6. 辨证辨体，因人施膳

从膳食结构、饮食习惯、生活条件等的变化来看，先天脾胃虚弱，或后天饮食失养，损伤脾胃是痛风发病的关键因素，脾胃失调、湿浊内生是痛风反复不愈的症结所在。痛风食养关键在于调理脾胃，推荐食用白扁豆、玉米须、麦芽、山药、芡实、大枣、橘皮、山楂、五指毛桃、茯苓等。脾主肌肉，选择和缓、少量、持续的运动方式，可以使筋骨舒展，脾胃得健。

7. 因地因时，择膳相宜

我国幅员辽阔，不同地区膳食习惯差异较大。膳食习惯是诱发痛风的重要因素，因此要因地制宜，构建合理的膳食结构，养成良好的膳食习惯。因时制宜，分季调理。如夏季暑热，食物以清淡、营养丰富、易消化为好，推荐吃丝瓜、冬瓜等，少吃海鲜、动物内脏、畜肉，少吃生冷。

（二）食物选择建议

高尿酸血症与痛风患者在饮食上需要吃低蛋白食物、低嘌呤食物、粗纤维食物等，可以防止病情加重。

（1）低蛋白食物　比如冬瓜、黄瓜、橘子等，这些食物蛋白质含量较低，能够补充身体所需营养，为机体提供能量，不会引起尿酸水平升高。

（2）低嘌呤食物　比如大米、菠菜、芹菜等，有利于尿酸排出体外，预防并发症。

（3）粗纤维食物　比如高粱、燕麦、马铃薯等，有利于尿酸排泄，低尿酸水平缓解痛风引起的关节肿胀疼痛症状。

（三）药膳举例

1. 茯苓橘皮粥

主要材料：茯苓 9g，橘皮 2g，大米 50g。制作方法：茯苓浸泡 1 小时，与洗净的大米、橘皮，加水适量，共煮粥。用法用量：代早餐食用或佐餐食用，1 人 1 次量，可食用 7~10 天。

2. 冬瓜薏苡仁豆腐汤

主要材料：豆腐 50g，冬瓜 100g，香菜 10g，薏苡仁 9g。制作方法：冬瓜洗净切块，豆腐切块，薏苡仁浸泡 1 小时，香菜切碎，备用；将薏苡仁煮 20 分钟，放入冬瓜、豆腐煮 10 分钟，加盐适量，撒上香菜即可。用法用量：佐餐食用，1 人 1 次量，可食用 7~10 天。孕妇慎用。

六、贫血的营养指导

（一）营养指导原则

根据营养科学理论，贫血人群一般要摄入高营养和高热量、高蛋白、多维生素、含丰富无机盐的饮食，以助于恢复造血功能。

① 调整膳食结构：多吃含铁量丰富的食物，如动物肝脏、瘦肉、蛋黄、豆类、绿叶蔬菜等。这些食物中的铁元素是血红蛋白合成的关键成分，可以帮助缓解贫血症状。同时，适当摄入富含维生素 C 的食物，如柑橘类水果、草莓、蔬菜等，可以促进铁的吸收和利用。

② 注意营养均衡：避免食物单一和偏食，保证膳食中包含各种营养素。例如，多吃富含蛋白质的食物，如鱼、肉、蛋、奶等；多吃富含维生素 B_{12} 的食物，如动物肝脏、豆类、蛋类等；多吃富含叶酸的食物，如绿叶蔬菜、豆类、水果等。同时，忌食过于油腻、辛辣、生冷的食物，这些食物可能会刺激胃肠道，影响营养吸收和利用。

③ 适当摄入高铁食物。植物性食品中，富含铁的有黑木耳、海带、紫菜、桂圆、银耳、番茄、黑豆、大豆等；其次为芹菜、荠菜、油菜、苋菜、豆腐干、蚕豆、豇豆等。在动物性食物中，含铁量较高的有猪肝、猪血、猪肾、虾、黄鱼等。

④ 注重烹调方法提高铁质的吸收率。

⑤ 果蔬搭配，能提高植物性食物内铁的吸收率。新鲜水果、蔬菜含大量维生素 C，增加铁的吸收。如黑木耳炒肉末，可提高黑木耳的铁吸收率；将西红柿、肉末、豆腐一块烧，猪血与豆腐加醋做成酸味汤，血和醋均会使豆腐中的铁吸收率增加。

（二）食物选择建议

1. 富含铁质食物

铁是构成血液的重要成分，对于贫血人群来说，补充铁质至关重要。富含铁质的食物主要包括动物性食物如瘦肉、猪肝、鸭血等，以及植物性食物如黑木耳、菠菜、黄豆等。建议贫血人群在日常饮食中适量增加这些食物的摄入量，以满足身体对铁的需求。

2. 高蛋白食物摄入

蛋白质是构成血液和细胞的基本物质，对于贫血人群来说，高蛋白食物的摄入有助于促进红细胞的生成和修复。建议适量摄入鱼类、禽类、蛋类、奶类以及豆类等高蛋白食物，以满足身体对蛋白质的需求。

3. 叶酸与维生素补充

叶酸和维生素 B_{12} 是红细胞生成的重要辅助因子，缺乏这些营养素可能导致贫血。因此，贫血人群应注意补充富含叶酸和维生素 B_{12} 的食物，如绿色蔬菜、肝脏、蛋类等。同时，适量补充维生素 C 有助于促进铁的吸收和利用。

4. 多样化膳食结构

贫血人群应避免偏食和挑食，保持膳食的多样化，以确保身体获得全面的营养。在日常饮食中，应合理搭配主食、蔬菜、水果、肉类、蛋类等食物，以满足身体对各种营养素的需求。

5. 适量脂肪摄入

脂肪是人体必需的营养素之一，但过量摄入可能导致肥胖和心血管疾病。对于贫血人群来说，适量摄入脂肪有助于维持身体健康，但应避免摄入过多的饱和脂肪和反式脂肪。建议选择富含不饱和脂肪的食物，如鱼类、坚果等。

6. 控制盐和糖摄入

过量的盐和糖摄入可能对贫血人群的健康产生不利影响。盐摄入过多可能导致高血压等心血管疾病，而糖摄入过多可能导致肥胖和糖尿病。因此，贫血人群应控制盐和糖的摄入量，避免食用过咸和过甜的食物。

7. 规律饮食与进餐

保持规律的饮食和进餐习惯有助于改善贫血症状。建议贫血人群定时定量地进食，避免暴饮暴食和过度饥饿。同时，避免空腹饮茶、咖啡等刺激性饮料，以免影响铁的吸收。

（三）药膳举例

1. 银耳红枣汤

将银耳、红枣、冰糖一起煮汤，具有滋阴润燥、养血安神的作用。

2. 黑糯米补血粥

将黑糯米、红枣、桂圆、山药、红糖一起煮粥，具有益气养血、滋阴补肾的作用。

3. 当归红枣排骨汤

将排骨、枸杞、红枣、当归一起煮汤，具有滋阴润燥、养血安神的作用。

4. 养颜补血燕麦粥

将燕麦、核桃、红枣、龙眼干一起煮粥，具有养血安神、美容养颜的作用。

第三节 营养配餐设计

一、营养食谱编制依据

（一）中国居民膳食营养素参考摄入量

中国居民膳食营养素参考摄入量（DRI）是营养配餐中能量和主要营养素的确定依据。编制营养食谱时，首先需要以各营养素的推荐摄入量（RNI）为依据确定需要量，一般以能量需要量为基础。制定食谱后，还需要以各营养素 RNI 为参考评价食谱的制定是否合理，如果与 RNI 相差＜10%，说明编制的食谱合理可用，否则需加以调整。

（二）中国居民膳食指南和平衡膳食宝塔

膳食指南的原则就是食谱设计的原则，营养食谱的制定需要根据膳食指南考虑食物种类、数量的合理搭配。平衡膳食宝塔则是膳食指南量化和形象化的表达，是人们在日常生活中贯彻膳食指南的工具。

（三）食物成分表

食物成分表是营养配餐工作必不可少的工具。通过食物成分表，在编制食谱时才能将营养素的需要量转化为食物的需要量，从而确定食物的品种和数量。

（四）营养平衡理论

蛋白质、脂肪和碳水化合物之间的比例要适宜和平衡，即碳水化合物占 50%~65%，脂肪占 20%~30%，蛋白质占 10%~20%。

食物蛋白质中所含的必需氨基酸含量需要保持一定的比例。在膳食构成中要注意将动物性蛋白质、大豆蛋白质和一般植物性蛋白质进行适当的搭配，并保证优质蛋白质占蛋白质总供给量的 1/3~1/2。

二、计算法食谱编制

（一）确定每日能量需要量

确定用餐对象的每日能量需要量主要有两种方法：

（1）查表法　根据用餐对象的年龄、性别、劳动强度和生理状态，通过查表确定，查 DRI 表。

（2）计算法　根据实际体重、个体营养状况（消瘦、正常、超重、肥胖）、劳动强度，使用单位体重的能量需要（kcal/kg）（表 16-2）进行计算确定。

全天能量供给量（kcal）=标准体重（kg）×单位标准体重能量需要量（kcal/kg）

其中，成年人标准体重（kg）=身高-105。

表 16-2　成人每日能量供给量估算表（kcal/kg 标准体重）

体型	体力活动			
	极轻体力活动	轻体力活动	中体力活动	重体力活动
消瘦	35	40	45	45~55
正常	25~30	35	40	45
超重	20~25	30	35	40
肥胖	15~20	20~25	30	35

（二）计算产能营养素每日需要量

根据我国居民适宜的膳食能量构成，三种产能营养素占总能量比例是：蛋白质 10%~20%，脂肪 20%~30%，碳水化合物 50%~65%。再结合产能营养素的能量折算系数（碳水化合物 4.0kcal/g，脂肪 9.0kcal/g，蛋白质 4.0kcal/g），可求出它们全日的需要量。公式为：

产能营养素每日需要量=全日所需总能量×供能比÷能量折算系数

（三）计算产能营养素每餐需要量

知道三种能量营养素全日需要量后，就可以根据三餐的能量分配比例（如 30%、40%、30%）计算出三大能量营养素的每餐需要量。

（四）确定主食品种和质量

由于粮谷类是碳水化合物的主要来源，因此主食的品种、数量主要根据各类食物中碳水化合物的含量确定。主食的品种主要根据用餐者的饮食习惯来确定，北方习惯以面食为主，南方则以大米居多。

公式：主食质量=碳水化合物的需要量÷食物的碳水化合物含量

（五）确定副食品种和质量

副食品种和质量的确定应在已确定主食用量的基础上，依据副食应提供的蛋白质的质量确定。除了谷类食物能提供的蛋白质，各类动物性食物和豆制品都是优质蛋白质的主要来源。

计算步骤如下：

① 计算主食中含有的蛋白质质量

主食中蛋白质质量=∑（主食的质量×每 100g 主食中蛋白质含量）

② 计算副食应提供的蛋白质质量

副食应提供蛋白质质量=应摄入蛋白质质量－主食中蛋白质质量

③ 分配副食中动物性食物及豆制品的蛋白质比例。如设定副食中蛋白质的 2/3 由动物性食物供给，1/3 由豆制品供给，则：

动物性食物提供的蛋白质质量=应摄入的蛋白质质量×2/3

豆制品提供的蛋白质质量=应摄入的蛋白质质量×1/3

④ 查表并计算各类动物性食物及豆制品的质量。

（六）配备蔬菜和水果

蔬菜的品种和数量可根据不同季节市场的蔬菜供应情况，以及考虑与动物性食物和豆制品配菜的需要来确定，保证每日总量 300~500g。

（七）确定烹调用油量

油脂的摄入应以植物油为主，有一定量动物脂肪摄入。由食物成分表可知每日摄入各类食物提供的脂肪含量，将需要的脂肪总含量减去食物提供的脂肪量即为每日植物油供应量。午餐和晚餐的烹调用油分别为 10~15g，成年人一般要求不超过 30g/d。

植物油的量=总脂肪量-食物中的脂肪含量

（八）形成初步食谱

重复按照四、五、六步骤进行计算，分别算出三餐主副食的质量，初步形成食谱。

三、交换份法编制食谱

在营养配餐时，食物交换份法简单、实用、易于操作。该法是将常用食物按其所含营养素量的近似值归类，计算出每类食物每份所含的营养素值和食物质量，然后将每类食物的内容列出表格供交换使用，最后，根据不同能量需要，按蛋白质、脂肪和碳水化合物的合理分配比例，计算出各类食物的交换份数和实际重量，并按每份食物等值交换表选择食物。

（一）食物交换份

我国的膳食指南将常用食物划分为谷类及薯类、动物性食物、豆类和坚果、蔬菜水果类、纯能量食物等五大类。食品交换时按所含营养素的特点又可分四大组、八大类，凡能产生 376kJ（90kcal）能量的食物称为一个交换份，见表 16-3。在每一类食物中又用不同种类的食物依交换份互相交换。但是不同表中的食物，由于所含的营养素的种类和数量差别较大，不能相互交换。

（二）不同类别食物等值交换份

谷薯类、蔬菜类、水果类、豆和豆制品、肉蛋类、奶和奶制品、油脂类等食物的等值交换关系，见表 16-4。

表 16-3 每份食物产能营养素含量表

组别	类别	每份重量/g	能量/kcal	蛋白质/g	脂肪/g	碳水化合物/g	主要营养素/g
谷薯组	谷薯类	25	90	2.0	—	20.0	碳水化合物、膳食纤维
蔬果组	蔬菜类	500	90	4.0	—	18.0	矿物质、维生素、膳食纤维
	水果类	200	90	1.0	—	21.0	
肉蛋组	大豆类	25	90	9.0	4.0	4.0	蛋白质
	奶类	160	90	5.0	5.0	5.0	
	肉蛋类	50	90	9.0	6.0	—	
油脂组	坚果类	15	90	4.0	7.0	2.0	脂肪
	油脂类	10	90	—	10.0	—	

表 16-4 各类食物能量等值交换表

食物类别	食物名称	重量/g	食物类别	食物名称	重量/g
谷薯类食物（每份提供蛋白质2g，碳水化合物20g，能量90kcal）	大米、小米、糯米	25	蔬菜类食物（每份提供蛋白质4g，碳水化合物18g，能量90kcal）	绿豆芽、鲜蘑菇	500
	高粱米、玉米渣	25		白萝卜、青椒、茭白、冬笋	400
	面粉、玉米面	25		西葫芦、南瓜、花椰菜	350
	混合面	25		扁豆、洋葱、蒜苗	250
	燕麦片、荞麦面	25		胡萝卜	200
	各种挂面、龙须面	25		山药、荸荠、藕	150
	马铃薯	100		慈菇、百合、芋头	100
	绿豆、红豆、干豌豆	25		毛豆、鲜豌豆	70
	干粉条、干莲子	25	水果类食物（每份提供蛋白质1g，碳水化合物21g，能量90kcal）	柿子、香蕉、鲜荔枝	150
	油条、油饼、苏打饼	25		梨、桃、苹果（带皮）	200
	烧饼、烙饼、馒头	35		橘子、橙子、柚子	200
	咸面包、窝窝头	35		猕猴桃（带皮）	200
	生面条、魔芋生面条	35		李子、杏	200
	鲜玉米	200		葡萄（带皮）	200
蔬菜类食物（每份提供蛋白质4g，碳水化合物18g，能量90kcal）	大白菜、圆白菜、菠菜	500		草莓	300
	韭菜、茴香	500		西瓜	500
	芹菜、莴苣、油菜	500	豆和豆制品（每份提供蛋白质9g，脂肪4g，碳水化合物4g，能量90kcal）	腐竹	20
	葫芦、西红柿、冬瓜、苦菜	500		大豆	25
	黄瓜、茄子、丝瓜	500		大豆粉	25
	芥蓝菜、瓢菜	500		豆腐丝、豆腐干	50
	苋菜、雪里蕻	500		北豆腐	100

续表

食物类别	食物名称	种类/g	食物类别	食物名称	种类/g
豆和豆制品（每份提供蛋白质 9g、脂肪 4g、碳水化合物 4g，能量 90kcal）	南豆腐	150	肉蛋类（每份提供蛋白质 9g、脂肪 6g，能量 90kcal）	虾、青虾、鲜贝	100
	豆浆	400		蟹肉、水浸鱿鱼	100
肉蛋类（每份提供蛋白质 9g、脂肪 6g，能量 90kcal）	熟火腿、香肠	20		水浸海参	350
	半肥半瘦猪肉	25	奶和奶制品（每份提供蛋白质 5g、脂肪 5g、碳水化合物 5g，能量 90kcal）	奶粉	20
	熟叉烧肉（无糖）、午餐肉	35		脱脂奶粉	25
	瘦猪、牛、羊肉	50		奶酪	25
	带骨排骨	50		牛奶	160
	鸭肉	50		羊奶	160
	鹅肉	50		无糖酸奶	130
	兔肉	100	油脂类（每份提供脂肪 10g，能量 90kcal）	花生油、香油（1 汤勺）	10
	熟酱牛肉、熟酱鸭	35		玉米油、菜籽油（1 汤勺）	10
	鸡蛋粉	15		豆油（1 汤勺）	10
	鸡蛋（一大个带壳）	60		红花油（1 汤勺）	10
	鸭蛋、松花蛋（一大个带壳）	60		核桃、杏仁、花生米	15
	鹌鹑蛋（六个带壳）	60		西瓜籽（带壳）	40
	鸡蛋清	150		猪油	10
	带鱼	80		牛油	10
	草鱼、鲤鱼、甲鱼、比目鱼	80		羊油	10
	大黄鱼、鳝鱼、黑鲢、鲫鱼	100		黄油	10
				葵花籽（带壳）	25

（三）不同能量食物交换份

不同能量水平的食物交换份法可参考表 16-5。

表 16-5 不同能量水平的食物交换份（90kcal=1 份）

能量 / kcal	交换份	谷薯类		蔬果类			肉蛋类		豆乳类			油脂类	
		质量/g	份数	蔬菜/g	水果/g	份数	质量/g	份数	大豆/g	牛奶/g	份数	质量/g	份数
1200	14	150	6	250	150	1	150	3	20	150	2	20	2

续表

能量/kcal	交换份	谷薯类		蔬果类			肉蛋类		豆乳类			油脂类	
		质量/g	份数	蔬菜/g	水果/g	份数	质量/g	份数	大豆/g	牛奶/g	份数	质量/g	份数
1400	16	200	8	250	150	1	150	3	20	150	2	20	2
1600	18	225	9	300	150	2	150	3	20	150	2	20	2
1800	20	275	11	300	150	2	150	3	20	150	2	20	2
2000	22	325	13	500	150	2	150	3	20	150	2	20	2
2200	24.5	375	15	500	150	2	150	3	20	150	2	25	2.5
2400	27	425	17	500	150	2	150	3	20	150	2	30	3
2600	29	475	19	500	150	2	150	3	20	150	2	30	3
2800	31	500	20	500	150	2	175	3.5	20	150	2	35	3.5

（四）交换份法食谱编制步骤

1. 基本步骤

① 查出每日所需总能量；

② 计算食物交换份总数；

③ 进行食物的三餐分配；

④ 食谱编制；

⑤ 食谱调整；

⑥ 进行互换。

2. 三餐食物分配原则

① 谷物、薯类，蔬菜类，肉类、鱼类、禽蛋类，均等地分配于三餐中；

② 油类和调味品，配合菜肴分配于三餐中；

③ 水果、乳品尽量分配于上午、下午和晚间加餐中。

食物交换份法是一个比较粗略的方法，实际应用中，可将计算法与食物交换份法结合使用，首先用计算法确定食物的需要量，然后用食物交换份法确定食物种类及数量。通过食物的同类互换，可以以一日食谱为模本，设计出一周、一月食谱。

（马丽萍、王笑丹）

第十七章
身体活动评价与干预

第一节 身体活动及其益处与风险

一、身体活动概述

（一）概念

身体活动（physical activity，PA）是指通过骨骼肌收缩引起机体能量消耗增加的任何身体运动。

身体活动不足与久坐的生活方式是慢性非传染性疾病（以下简称慢性病）的重要诱发因素，是当今慢性病发生的第一独立危险因素，也是 21 世纪最大的公共卫生问题之一。无论是在发达国家还是发展中国家，身体活动不足者占比都很高。世界卫生组织制定的《2018—2030 年促进身体活动全球行动计划》指出，全球范围内，23%的成年人与 81%的青少年（11~17 岁）都没有达到世界卫生组织推荐的身体活动量。缺乏身体活动是造成人类死亡的第四位危险因素，与身体活动充分者相比，身体活动不足者的死亡风险会增加 20%至 30%。

《中国居民膳食指南（2022）》指出，目前，我国城乡居民从事中等和重度职业身体活动的人数和劳动时间大大减少，参加体育锻炼的程度仍显不足。近 70%的成年人，20%的儿童和青少年运动不足或缺乏运动。运动是防治慢性病的重要措施，大量研究证实，身体活动和科学运动是减少慢性病的低成本策略，在预防、延缓、逆转和治疗慢性疾病中发挥重要作用。《健康中国行动（2019—2030）》将全民健身行动作为健康中国行动的第三大行动。2021 年国务院发布《全民健身计划（2021—2025 年）》，提出要广泛开展全民健身活动，激发全民健身热情，促进重点人群健身活动开展。

（二）分类

身体活动可以有多种分类方法，一般按照如下两种方式进行分类。

1. 按日常活动分类

按日常活动可将身体活动分为职业性身体活动、交通往来性身体活动、家务性身体活动、休闲性身体活动。

（1）职业性身体活动 指职业工作中的各种身体活动，职业和工作性质不同，工作中的身体能量消耗也不同。

（2）交通往来性身体活动 指从家中前往工作、购物、游玩等地点往来途中的身体活动，采取的交通工具不同，身体能量消耗也不同，如骑自行车、步行、乘坐公共交通工具等。

（3）家务性身体活动　指各种家务劳动，如手洗衣服、擦地等活动消耗量较大，做饭、洗菜等活动能量消耗量较小。

（4）休闲性身体活动　指职业、家务、交通之外的，属于个人闲暇时间内为满足自己兴趣爱好，以及社会适应性需求等的身体活动，这类身体活动一般运动目的更明确，活动的内容、时间、强度更有计划性。

2. 按生理功能分类

按生理功能可将身体活动分为有氧运动、无氧运动和柔韧性锻炼。

（1）有氧运动　指运动中需要氧气参与能量供给才能完成的运动，以有氧代谢为主要供能途径，也称耐力运动。它有助于增进心肺功能、降低血压和血糖、增加胰岛素敏感性、减少体内脂肪蓄积等作用。

（2）无氧运动　指运动中以无氧代谢为主要供能途径，不需要氧气参与能量供给即可以完成的运动。无氧运动是抗阻力肌肉力量训练的主要形式，也可发生在有氧运动末期。无氧运动同样具有促进心血管健康和改善血糖调节能力的作用，特别是对骨骼、关节、肌肉的强壮作用更大。

（3）柔韧性锻炼　指通过躯体或肢体的伸展、屈曲和旋转活动，锻炼关节的柔韧性和灵活性，也可改善人体的平衡和协调性。

二、身体活动益处和风险

（一）益处

规律的身体活动可为健康带来多种益处，主要表现在以下几方面。

（1）提高心肺耐力　心肺耐力综合反映人体摄取、转运和利用氧气的能力。增强体力活动或有规律的运动能有效提高心肺耐力。心肺耐力越强，心血管疾病、糖尿病、高血压疾病，甚至某些癌症的发病率也会越低。2016年美国心脏病协会已经将心肺耐力列为继体温、脉搏、呼吸和血压之后的第五大临床生命体征。

（2）控制体重，减少肥胖　规律运动可显著减轻体重并能预防减重后的体重反弹，使人体维持稳定的体重和体脂百分比，特别是保持足够量的骨骼肌，延缓因老龄化引起的骨骼和肌肉量的减少。

（3）降低多种慢性疾病及癌症的发生及死亡风险　已有充分证据表明，中等强度的身体活动，如4~7km/h的快走和小于7km/h的慢跑可以有效降低心血管疾病、糖尿病、结肠癌和乳腺癌等慢性病的风险和病死率。

（4）对肌肉力量、肌肉耐力和骨骼的影响　递增负荷的肌肉力量练习能够保持或增加肌肉量、肌肉力量和肌肉做功能力。抗阻运动还能改善脑卒中、多发性硬化、脑瘫等疾病患者的肌肉量。

（5）其他益处　规律的身体活动，特别是协调平衡性及灵敏性锻炼，有助于保护关节，老年人多进行平衡及协调训练可有效减少跌倒风险。除此之外，规律的身体活动可以改善认知功能，降低认知障碍的发病风险。长期运动还可有效缓解压力，改善心理健康，降低儿童、青少年、成年人患焦虑抑郁症的风险，促进精神良好，保持良好体形，增加个人自信。

（二）风险

身体活动好处多多，但也有风险。身体活动的风险主要表现在健康风险与损伤风险两方面。

（1）健康风险　健康风险是指原有疾病或在运动中可能出现的风险，如运动中心脏病发作，发生脑卒中、低血糖等。运动本身也可能成为诱发疾病的一个诱因，所以为保证运动的安全，一定要学习运动安全注意事项，自我监测运动中的不适。对于一些有基础疾病的人群来讲，在进行运动前需做好自我评价和自我准备，以自身情况为基础，适度而行，在运动中需做好自我健康监测，若有明显不适，立即停止，切莫逞强。

（2）损伤风险　损伤风险是指运动中可能引起的腰损伤、骨折、关节扭动和肌肉拉伤等风险，主要是肌肉、骨骼和关节的损伤。

第二节　身体活动水平评价

一、身体活动强度评价指标

常用来衡量身体活动的指标主要有如下几类。

（一）心率

心率是反映运动强度最直观的指标。正常生理状态下，成年人的安静心率为 60~100 次/min，多数普通健康人安静心率为 70~80 次/min。

若心率<60 次/min，说明心率过缓。此类情况常见于经常参加运动的人群、运动员等，是对长期运动或系统性运动训练适应的表现，是身体机能状况良好的表现。

运动中的心率可用以判断机体的疲劳程度与运动强度，一般来说，运动时的心率与运动强度的增加成正比。一般认为当心率达到最大心率的 60%~70%时，身体活动达到中等强度。最大心率可用"最大心率=207-0.7×年龄"来计算。

（二）代谢当量（MET）

代谢当量即梅脱。1MET 指每千克体重从事 1min 活动消耗 3.5mL 的氧气所对应的运动强度，用公式表示为：1MET=3.5mL/（kg·min）。1MET 的活动强度约相当于健康成年人安静坐位时的代谢水平，只稍高于基础代谢水平 [3.3mL/（kg·min）]。梅脱越大，说明运动强度越大。表 17-1 列举了一些身体活动对应的梅脱（强度）以供参考。

表 17-1 部分身体活动梅脱参考值

活动项目		梅脱（强度）	强度分类
步行	4km/h，水平硬表面；下楼；下山	3.0	中
	5.6km/h，水平硬表面；中慢速上楼	4.0	中
	6.4km/h，水平硬表面；0.5~7kg 负重上楼	5.0	中
	5.6km/h，上山；7.5~11kg 负重上楼	6.0	高
居家活动	整理床铺，搬桌椅	3.0	中
	拖地板	3.5	中
骑自行车	12~16km/h	4.0	中
	16~19km/h	6.0	高
进行体育活动	乒乓球练习、打太极拳	4.0	中
	网球练习	5.0	中
	慢跑、足球练习	7.0	高
	跑（8km/h）、游泳	8.0	高

（三）主观疲劳感（RPE）

主观疲劳感是监测个体运动耐受性的重要指标，它与运动时的心率和负荷有关，不同个体间差异较大。常用的有 Borg 主观疲劳感觉分级量表（6~20 分），如图 17-2 所示。

表 17-2 Borg 主观疲劳感觉分级量表

分数	程度
6	毫不费力
7	非常轻松
8	很轻松
9	
10	尚且轻松
11	
12	有些吃力
13	
14	吃力（沉重）
15	
16	很吃力
17	
18	非常吃力
19	
20	竭尽全力

（四）千步当量

1 个千步当量指以 4km/h 的速度步行 10 分钟（约 1000 步）的活动量。其活动量约等于洗盘子或慢跑三分钟的活动量。对成年人来说，1 梅脱·小时的活动量相当于 3 个千步当量。

二、不同人群身体活动推荐

规律的身体活动对各个年龄段的人群均有益处，世界卫生组织建议，5~65 岁及以上人群，不论是否患有慢性病、残疾，是否为孕妇均应在条件允许的情况下根据自身情况完成相应的身体活动量。

1. 儿童及青少年（5~17 岁）

建议一周中，儿童和青少年应平均每天至少进行 60 分钟的中等到剧烈强度的身体活动，以有氧运动为主。每周至少三天进行剧烈强度的有氧运动，侧重于增强肌肉和骨骼的活动。

2. 成年人（18~64 岁）

健康成年人每周应进行 150 到 300 分钟中等强度或 75 到 150 分钟高强度的有氧运动，每周应进行 2 到 3 次抗阻训练。

3. 老年人（65 岁以上）

老年人应该每周进行 150~300 分钟的中等强度有氧活动；或至少 75~150 分钟的剧烈强度有氧活动；老年人也需要中等强度或更高强度的肌肉强化活动，锻炼所有主要肌肉群，每周 2 天或 2 天以上。

4. 孕产妇

建议所有无禁忌证的孕妇和产后妇女定期进行身体活动。每周应该进行至少 150 分钟中等强度的有氧活动。盆底肌肉训练可以每天进行，减少尿失禁风险。避免参与涉及身体接触、跌倒风险大的活动。

第三节　运动处方概述

一、概念

运动处方（exercise prescription）是指由运动健康指导师、运动处方师、康复医师、康复治疗师、社会体育指导员或临床医生等专业人员根据锻炼者年龄、性别、个人健康信息、医学检查、体育活动经历以及体质测试结果等信息，以处方形式制订的系统化、个性化的健康促进及疾病防治的运动指导方案。

运动处方的特点主要有：①个性化。在制订运动处方前首先要了解客户的个人基本信息、健康信息、医学检查信息、体育活动经历、体质测试结果等，根据客户不同的运动目的制订出针对性的个性化运动处方。②系统化。运动处方的制订有相对明确的流程与内容，包括运动频率、运动时间、运动方式、运动强度等，还包括运动中的注意事项与医务监督等。③安全有效。运动处方是在专业人士指导下，以客户个性化健康信息为基础制订的，按照运动处方锻炼，能以科学合理的运动获得锻炼效果及健康收益。

二、运动前健康筛查

为了保证运动的安全，使客户能最大健康获益同时又尽可能减少运动风险，需要在出具运动处方前，对客户进行健康筛查。

（一）筛查目的与方法

运动前健康筛查的主要目的是：①增加运动测试、运动中的安全性；②排除有运动禁忌证的人群；③制订实施安全有效的运动处方。

自我筛查主要可采用体力活动准备问卷（PAR-Q）和运动前筛查问卷。

（二）药物治疗及生活方式调查

了解客户目前正在服用的药物、保健品，尤其注意用于治疗心脏病、高血压病的常用药物；运动个体对某种药物、食物、空气等是否过敏；经常从事何种类型的运动，运动时间、频率、强度等；是否属于静坐少动人群；调查客户是否饮酒、吸烟或有其他不良嗜好。

（三）医学筛查

通过专业机构进行医学检查，主要包括医学史、体格检查和实验室检查。

（1）医学史　主要包括运动对象的病史、症状体征、用药史、过敏史、家族史、体力活动习惯、其他生活习惯等。

（2）体格检查　主要包括心率检查、血压检查、心脏检查、肺部检查、下肢检查等。制订运动处方的人需懂得如何对检查结果进行分析和判断，以制订合理的运动处方。

（3）实验室检查　主要包括血常规、尿常规、血脂、血糖、肝功能和肾功能等检测。

（四）运动测试禁忌证

并非所有人都适合做运动测试。在决定客户是否进行运动测试前，应准确评价运动测试的风险和益处，判断客户是否存在运动测试的禁忌证（包括绝对禁忌证与相对禁忌证）。

体适能是指人体拥有或获得的与完成体力活动的能力相关的一组要素或特征。通常分为健康相关体适能和技能相关体适能。健康相关体适能包括 5 大要素：心肺耐力、肌肉力量、肌肉耐力、身体成分和柔韧性。

（1）心肺耐力　心肺耐力的评价指标主要有最大摄氧量和峰值摄氧量、梅脱与心脏功能能力。心肺耐力的测试可采用跑步测试、步行测试、台阶试验、YMCA 功率车测试等。

（2）肌肉力量　肌肉力量测试具有很强的针对性，应根据抗阻运动的目的测定需要锻炼的目标肌群。力量可以是静力性的，也可以是动力性的。静力性通常采用最大随意收缩值（MVC）表示峰值肌肉力量；动力性最常用的为最大重复次数（RM），1-RM 是反映肌肉力量的良好指标。

（3）肌肉耐力　肌肉耐力是某肌群在一定时间内完成重复收缩至肌肉疲劳的能力或保持 1-RM 特定百分比的持续时间。主要有俯卧撑测试、仰卧卷腹测试。

（4）身体成分　身体成分测量可以判断一个人是否"肥胖"，身体成分通常用脂肪组织与非脂肪组织占体重的百分比来衡量。主要有人体测量法与生物电阻抗法（BIA）。人体测量法包括体重指数（BMI=体重/身高 ^{2}）与围度（腰围、臀围等）测量。

（5）柔韧性　柔韧性是活动某一关节使其达到最大关节活动度的能力，它与运动技能密切相关，是日常生活活动中不可缺少的一种能力。常用测量方法有坐位体前屈测试。

三、运动处方的制订

（一）制订步骤

一份运动处方的制订须有专业的运动处方师及医务人员经过评估后按照一定的流程步骤进行处方开具。

（1）全面了解客户的体适能和健康状况　在制订运动处方前一定要通过询问、医学检查、运动前健康筛查、体适能测试等多种方法了解客户的体适能和健康状况。

（2）确定运动处方的目的　要明确运动处方开具的目的，一般来说有如下三个目的：①为了预防疾病，改善体适能，提高心肺耐力，增强肌肉体积和力量等；②为了减轻或延缓疾病危险因素，如减少脂肪，控制血压血糖等；③为了疾病或功能障碍的康复治疗。

（3）健康体适能的测试与评定　健康体适能的测试与评定是制定运动处方的依据，重点检查心肺耐力及相关器官的功能状况，根据运动处方的目的来重点测试相关功能生理的状况。

（4）制订运动处方　以体适能测试结果与健康状况为基础，根据运动处方的目的，充分体现个体化特征，考虑客户的兴趣、客观条件、锻炼基础等，为客户制订合理科学的运动处方。

（5）指导实施运动处方　在按照运动处方开始锻炼前，处方开具者应帮助客户准确理解处方中各项指标的具体含义，对如何实施提出要求。在初次进行处方锻炼时，处方开具者应在现场监督指导，通过实践让客户理解运动处方的具体实施。

（6）监督运动处方的执行情况　监督不仅有助于取得更好的锻炼效果，还可以根据客户能力的提高，及时调整运动处方。

（7）定期调整运动处方　按照运动处方进行锻炼，一般在 6~8 周后会取得明显的阶段性效果，此时，需要再对客户进行功能评定，调整运动处方。

（二）基本内容

一个完整的运动处方应包括以下内容：

（1）客户的基本信息　包括客户的姓名、性别、年龄、运动史、运动习惯等。

（2）医学检查及健康体适能测试与评定　在医学检查结果中应明确有无代谢异常及程度、有无心血管疾病的症状及体征、有无已明确诊断的疾病。健康体适能测试结果应明确心肺耐力等级、体重指数或体脂率等。

（3）锻炼目的　制订运动处方前，首先应明确锻炼目的，如耐力运动处方目标一般为提高心肺耐力，力量和柔韧性运动处方应明确到锻炼的部位，康复运动处方中应明确康复需达到的目的。

（4）运动处方的基本原则　运动处方的基本原则采用美国运动医学会的 FITT-VP 原则：①运动频率，指每周的锻炼次数；②运动强度，指运动中的费力程度；③运动时间，指在耐力运动中为完成既定运动强度的总时间，以及在力量运动中完成每个动作的重复次数、组数及间隔时间；④运动方式，指明确采取的某种或多种形式或类型的运动；⑤运动量，取决于运动时间、运动频率、运动强度等；⑥运动处方的实施进程，通常分为适应期、提高期和稳定期。

（5）注意事项　为保证安全，根据客户的具体情况，应对客户提出锻炼时应当注意的事项。

四、注意事项

（一）明确运动处方类型

制订运动处方前，应明确运动处方的类型，根据不同类型来开具处方内容。通常有如下两种运动处方的分类：

1. 根据锻炼人群分类

（1）健身性运动处方　健身性运动处方的主要目的是指导锻炼者根据自己的实际情况，采取适当的体育活动进行科学锻炼，以提高健康水平，增强体适能。

（2）预防性运动处方　预防性运动处方主要是为了针对心血管疾病风险因素或延缓风险发展，预防心血管疾病的发生，实现一级预防。

（3）康复性运动处方　康复性客户，是经过临床治疗达到基本痊愈但遗留有不同程度身体机能下降或功能障碍的患者。

2. 根据运动类型分类

（1）心肺耐力运动处方　心肺耐力是体质健康的核心要素，心肺耐力运动处方以提高心肺耐力为主要目的，被广泛用于心肺耐力低下人群、慢性心血管疾病人群、代谢疾病人群等的预防、治疗与康复。

（2）力量运动处方　力量运动处方的主要目的是提高肌肉力量、肌肉耐力和爆发力。肌肉力量的增强可以降低心血管疾病的风险因素、全因死亡率和心脏病发作的概率。

（3）柔韧性运动处方　柔韧性运动处方是以柔韧性训练为主要内容，来提高关节活动幅度，提高关节周围软组织的伸展性，减少锻炼者的肌肉韧带损伤。

一般在一个运动处方中会包含多个运动类型，但应根据训练目的来分清主要运动类型与次要运动类型，合理安排运动，以更好地促进运动目标的实现。

（二）制订个性化处方

在处方制订过程中，应与客户充分沟通，将客户意见或爱好与专业知识结合起来，并需充分考虑每个客户的差异化需求，从而制订个性化的运动处方，以获得更好的依从性，有利于客户长期运动习惯的养成。

（三）及时调整运动处方

科学合理的运动处方需要经过前期的运动测试与危险因素筛查，但也不可或缺运动实践和效果的检验，并适时调整，可在以下两个阶段内进行：

一是运动处方制订和实施阶段。运动处方师运用专业的运动处方知识，以运动前健康筛查与客户基本健康情况为基础制订的初步运动处方，需交由客户进行实践检验，让客户根据处方进行锻炼，之后进行处方实践的反馈。客户是真正的锻炼者，也是最终的受益人，客户的感受与反馈是合理调整运动处方的关键。

二是运动处方调整阶段。在运动处方实施进程中，运动处方通常可分为适应期、提高期和稳定期三个阶段。一般而言，运动处方执行 6~8 周后，可以根据客户所处的运动阶段和其身体变化情况来实时调整。适应期为客户对运动处方的适应磨合期，在此期间，客户可能会出现一些运动不适和心理压力，此时作为运动处方师应多给予锻炼者鼓励与亲身指导，以缓解锻炼者心理压力，帮助锻炼者更好地适应。但也需注意该过程中的不适是由处方本身的问题还是运动者自身健康基础疾病引起的。提高期为客户身体素质、运动能力的提高，是客户能达到运动目标的必经过程与心理转变的结果。提高是相对于锻炼者运动前与适应期不适的提高过程。稳定期为身体素质与运动能力相对保持稳定，对运动的心理接受与心理状态保持良好的时期。

（四）安全性控制

1. 执行过程中的监控

① 要指导客户关注运动中的感觉、运动强度与运动时间，保证在适宜、舒服、不过度疲劳的范围内。执行运动处方的整个过程中，心率和 RPE 的监测不应间断。如果客户出现头晕、胸闷、恶心以及其他不适症状时，应及时停止运动。

② 运动时的心率一般不应超过设计的靶心率的 5%，RPE 不要超过 17，若二者有其一超出过多时，应及时调整运动处方。进行力量练习时，心率对运动强度的评定不够敏感，应以 RPE 等级评定作为主要参考依据。

2. 运动风险自我监控

运动有好处，但同时也有风险。对运动风险最好的管控，是客户自身具有较强的运动知识、健康知识、健康技能、运动风险意识及运动风险防控技能。由于人体的复杂性和每个人每天状态的不同，一个具有常年运动习惯的人并非在一次对于他（她）而言属于中低强度的运动中就没有风险。比如常跑马拉松的运动者晨跑五公里猝死。因此，加强运动量的自我监督是控制运动风险的重要措施。

自我监督是指参加运动者采取简单易行的医学检查方法，对自己的健康状况和身体反应进行观察。自我监督是医学观察的重要内容之一，也是掌握运动量、科学安排体育活动的重要依据。自我监督的内容包括主观感觉和客观检查。主观感觉包括运动心情、睡眠、食欲、排汗量等。客观检查包括脉搏、体重和运动成绩等。

第四节　健康成人与慢性病患者运动处方

一、慢性病患者危险因素筛查与分层运动指导

慢性病（NCD）是指一类起病隐匿，病程长且病情迁延不愈，缺乏明确的传染性生物病因证据，病因复杂或病因尚未完全确认的疾病的总称。慢性病会引起患者机体与健康相关的身体素质明显下降，主要表现在以下几个方面：①最大摄氧量下降；②肌肉体积、肌肉力量及耐力、毛细血管密度下降；③平衡能力和协调性下降，跌倒的危险性增加。

在对慢性病患者开具运动处方前，应严格做好慢性病患者运动前风险评价及危险因素筛查，明确有无运动禁忌证，具有较严重疾病的患者应在高水平的运动处方师及医务人员监督下进行或暂缓进行运动处方实施。简单地讲就是，对慢性病患者要先进行心血管疾病（CVD）危险因素筛查，根据筛查结果明确危险分层，再根据分层结果决定其运动是否需要医疗监督。

CVD 危险因素主要包括年龄、家族史、吸烟史、肥胖、高血压、糖代谢异常、脂代谢异常、静坐少动的生活方式等。

CVD 的危险分层以及根据危险分层的建议见表 17-3 和表 17-4。

表 17-3　心血管疾病的危险分层

影响因素	危险分层	
	男性<45 岁 女性<55 岁	男性≥45 岁 女性≥55 岁
无症状，或 1 个危险因素	低危	中危
≥2 个危险因素	中危	中危
患有心血管、肺脏或代谢疾病中的 1 个，或有一个以上心血管、肺脏或代谢疾病的症状或体征	高危	高危

表 17-4　根据危险分层的建议

危险分层		运动前医学检查	运动前的运动测试	运动测试时的医务监督
低危	中等强度	不必要	不必要	不必要
	较大强度	不必要	不必要	不必要
中危	中等强度	不必要	不必要	不必要
	较大强度	推荐	不必要	不必要
高危	中等强度	推荐	推荐	推荐
	较大强度	推荐	推荐	推荐

二、慢性病患者运动风险控制

对慢性病患者开具运动处方，要充分考虑其运动安全性，对于其运动风险的控制，要遵循以下几个原则：

（1）开具运动处方前应严格评估其运动风险与运动禁忌证，考虑其基础疾病状况与其对运动的影响程度。

运动前的危险因素分层可用于判断运动中是否需要医务监督，运动前的安全测试与评估可作为制订运动处方的有效依据，也是减少运动时发生意外事件的关键。

（2）运动中应实时进行健康监测与评估。对慢性病患者来讲，运动会暂时性导致患者身体敏感指标的异常，如高血压患者运动中会有血压的明显升高，慢性肺部疾病患者或严重呼吸道疾病患者运动中会有明显的呼吸加快甚至不适，这些都会导致慢性病患者在运动中发生不良事件。故在运动前评估中发现需要医务监督的患者或具有较多危险因素的患者后，在进行中低强度运动时，须循序渐进，并时刻注意自身身体状态和运动中的感觉，若有任何不适须立即停止，并调整运动强度。

（3）重视运动后身体指标平稳恢复。运动后根据患者运动中的表现及运动后身体指标的恢复时间长短，可直观表现出此次运动的效果及问题。一般而言，运动后慢性病患者由于其身体素质的原因，其身体指标并不能很快平稳下来，此时也易发生运动后的意外事件，故应重视运动后一些促进身体指标平稳恢复的整理、拉伸或低强度活动，以让患者逐渐适应强度的降低直至平稳。

（4）密切关注意外发生先兆，及时终止运动。

终止运动的指征如下。①心肌缺血：胸部、颈部、下颌部、肩部、上肢部疼痛；②头晕恶心；③出冷汗；④低血糖：虚弱、饥饿；⑤运动系统不适：肌肉痉挛，关节、肌肉疼痛等。

糖尿病患者运动风险注意事项：①增加运动量和运动强度时应合理安排进度，考虑到慢性病患者的特殊身体素质，一般需 1~2 个月逐步达到目标运动量与运动强度，对于风险较大的患者，需要更长的时间。②定期监测患者的运动反应和病情变化，并根据监测结果对运动计划做出必要的调整。③预防运动低血糖。糖尿病患者在运动中建议有同伴陪同，并随身携带糖果备用。如在晚上运动，应增加主食摄入，以预防发生夜间低血糖。使用胰岛素的患者应避免在运动前将胰岛素注射于运动肌肉，最好选择腹部。④患糖尿病多年的患者，可能因微血管和神经病变而出现足部微循环和感觉障碍，需每天检查足部，运动前穿上合适的鞋子与柔软的袜子，病情严重者可限制足部负重运动或限制下肢运动。

高血压患者运动注意事项：①β 受体阻断剂会影响运动中心率的反应，应采用 RPE 等指标综合判断运动强度。②β 受体阻断剂和利尿剂影响水代谢与体温调节，湿热天气和运动中出汗多时应注意监测，及时补充水分。③病情严重者，运动中血压上限为220mmHg/105mmHg，接近或超过上限，应立即停止运动。④抗阻训练应采用合理的呼吸方式，用力时避免憋气。⑤注意运动与降压药的协同作用，同时注意饮食，才能获得更好的效果。

三、健康成人运动处方要点

健康成年人虽无严重疾病，但依然存在个体基础运动水平/能力或身体素质的差异，应充分考虑不同个体的基础差异。具体来讲：

① 运动频率上，健康成年人应每周至少进行五天中等强度运动或至少三天较大强度运动。

② 运动时间上，健康成年人应每天进行不少于 30 分钟中等强度运动，每周累计不少于 150 分钟；或进行每天不少于 25 分钟较大强度运动，每周累计不少于 75 分钟。

③ 运动方式上，健康成年人可选择中等强度有氧运动加上适当负荷的力量训练，将两者科学设计入自己的运动计划中。有氧运动主要是锻炼成年人的心肺耐力。有氧运动的特点是周期性、长时间、慢速度、长距离、中低强度。心肺耐力运动可用于健身、预防、治疗、康复四个方面。心肺耐力水平升高，人们的生活质量，运动能力也随之提高，同时还可以降低由于静坐少动等不良生活方式引起的心脑血管疾病和代谢性疾病的发病率。肌肉力量与肌肉耐力运动对提高肌肉体适能十分重要。任何一种肌肉适能的提高，都需要进行合理的抗阻运动。进行肌肉锻炼时需明确锻炼的目标肌群，可由某些肌群开始锻炼，逐渐增加锻炼的部位，最后达到对全身主要目标肌群的锻炼。康复对象的锻炼目的是重点锻炼肌力下降、出现萎缩的肌群。以促进健康为目的的肌肉锻炼，每周应有 2~3 天时间进行，同一肌群的锻炼时间应间隔 48 小时。根据肌肉锻炼目的的不同，需选择不同的 RM（最大重复次数），若为了增大肌肉力量和体积可选择 8~15 次，若为了增加肌肉耐力可选择 15~25 次，一般不建议运动者进行单纯大强度的练习（如 100% 1-RM），这样会大大增加肌肉损伤和严重酸痛的发生率。抗阻训练对技术动作要求较高，为减少运动损伤，任何抗阻训练都要掌握正确的技术动作要求和呼吸配合技能，所有年龄段的人都可以通过柔韧性练习提高关节活动幅度（ROM）或柔韧性，当肌肉温度升高时，进行柔韧性练习的效果最好。注意拉伸活动会导致肌肉的力量和爆发力发生短暂的降低，特别是当运动者在拉伸后进行肌肉力量和爆发力的练习时，故建议将柔韧性练习安排在心肺耐力或抗阻训练之后。

第五节　运动干预效果评价

一、运动的近中期效果评估

按照运动处方进行规律运动可以获得巨大的健康收益。我们可以从以下几个方面评价运动干预的效果：

① 疾病状态。主要是从患者的症状、医生的物理检查和临床生化检查等方面对疾病状态进行评价。

② 体质状态。通常是从与健康相关的身体素质方面进行评价，包括心肺耐力、身体成分、肌肉力量、肌肉耐力、柔韧性和平衡能力等。

③ 对血糖、血压、血脂、肥胖程度等心血管疾病的风险因素进行评价。

④ 用药种类和用药量的变化。慢性疾病患者通过规律运动后，病情得到良好控制，

医生可根据病情变化调整用药种类和药量。

⑤ 心理状态。慢性疾病患者通过规律运动后，抑郁或焦虑情绪得以改善，睡眠质量提高。

⑥ 慢性疾病患者运动的量-效关系。多数慢性疾病患者缺少规律运动，一旦开始运动就会收到一些健康效益。

除了从以上几个方面观察运动干预的效果外，我们还可以通过以下指标直观地看待运动的效果。

① 运动促进健康知识改变率。在开始运动或了解运动相关知识后，可通过知识信念的改变来评估个体的运动素养。

② 国家体育锻炼标准。《国家体育锻炼标准》适用于 6~69 周岁的健康公民，测验项目类别涵盖人体的速度、耐力、力量、灵敏、柔韧五类身体素质。个人可根据达标与否评估运动效果。

③ 身体活动增加水平。身体活动频率增加、时间增加、总量增加都属于身体活动水平的增加量，这也是我们运动效果的直观展示，可用来评价中期运动效果。

④ 体重或 BMI。规律的身体活动可帮助控制体重，维持健康体重。对于规律运动的人来讲，BMI 正常与否，体重稳定与否是评价其中期运动效果的良好指标。

⑤ 身体肌肉或脂肪占比。

二、身体指标的变化趋势

（1）体重　运动对减重起着至关重要的作用，运动与饮食控制是最常见的健康减肥方式。运动后体重变化趋势会表现为"先增加再下降后维持平稳"。当身体习惯规律运动后，运动减肥的效果便显现出来，这就会让我们体内脂肪消耗增加，脂肪占比减少，从而达到减肥的目的。

（2）心率　心率是心脏每分钟跳动的频率，心率的正常与否是心脏功能的直观展示。一般正常人的心率在 60~100 次/分钟之间，运动员的心率较低，一般在 50 次/分钟左右。长期运动可以有效降低安静时的心率，因运动导致的安静时心率变低是心脏功能强大的表现。

（3）血压　运动可以有效降低血压，特别是对于高血压患者效果显著。研究证明，规律（每周≥3 天）运动、每次持续不少于 30 分钟中等强度运动，可使收缩压下降 5~17mmHg，舒张压下降 3~10mmHg。

（韩铁光、白鹤程）

第十八章
心理干预

第一节　应激与应激障碍

一、应激的概念

应激是指个体在生活适应过程中产生的关于环境要求与自身应对能力不平衡的认识所引起的一种心身紧张状态。应激对人类适应环境变化有着积极的意义，但是强度过大的应激可能会引发一些应激障碍。

二、应激的基本过程

（一）应激源

应激源指能引起个体产生应激的各种因素，包括各种来自外部物质环境、人体内环境和心理社会环境等方面的因素。通常是指向机体提出适应和应对要求，并进而导致充满紧张性的生理和心理反应的刺激物。包括躯体性应激源、心理性应激源、社会性应激源和文化性应激源。

（二）应激的中介机制

应激的中介机制是指机体将应激源或环境需求转变为应激反应的内在加工过程，是应激的中间环节。应激的中介机制主要包括认知评价、人格、社会支持、应对方式等。

（三）应激反应

应激反应是指各种应激源引起的非特异性反应，即当个体觉察到威胁时，通过中介机制的作用而产生的生理反应和心理反应。

1. 生理反应

（1）对神经系统的影响　应激可影响大脑的认知功能，对海马体介导的联想记忆有明显损害。

（2）对内分泌系统的影响　应激反应常引起糖皮质激素水平升高，引起交感神经兴奋，有时也可出现副交感神经兴奋。

（3）对免疫系统的影响　应激时可抑制免疫系统功能。

（4）对心血管系统的影响　应激会引起心率加快，心肌收缩力增加，外周阻力增加，升高血压保证重要器官的血供，同时引起皮肤、腹腔脏器缺血缺氧，心肌耗氧量增加。

（5）对消化系统的影响　应激状态下，交感神经过度兴奋，造成血中儿茶酚胺水平增高，使胃黏膜微血管痉挛以及动静脉短路开放和血液分流，从而发生胃黏膜水肿、坏死，最终导致胃黏膜出血、糜烂以及溃疡形成。

（6）对呼吸系统的影响　应激状态下，呼吸频率增加造成过度通气，导致呼吸窘迫综合征。

（7）对泌尿系统的影响　应激发生时，泌尿系统的主要变化是尿少、尿比重增高，以及水、钠排出减少。这些变化与交感神经兴奋、肾素-血管紧张素-醛固酮系统兴奋和抗利尿激素分泌增多有关。

（8）对生殖系统的影响　应激时会产生生殖内分泌紊乱，性功能低下或紊乱。

2. 心理反应

应激状态下的心理反应分为情绪反应、认知反应与行为反应。

（1）情绪反应　主要包括焦虑、愤怒、抑郁与恐惧等负性情绪。

（2）认知反应　应激发生时个体会唤醒注意和认知过程，以适应和应对外界环境变化。应激引起的认知反应可分为积极、消极两种。适当的应激水平可引起积极的认知反应，例如注意力更加集中，观察更加细致，记忆效果更佳。但如果应激水平过高，就会引起消极的认知反应，包括注意力范围缩小、注意力容易分散、记忆减退等现象。

（3）行为反应　个体在应激中采取的相应行动，以减轻或消除症状。常见的行为反应包括：①逃避与回避；②退化与依赖；③敌对与攻击；④无助与自怜；⑤物质滥用。

三、心理应激引起的精神障碍

应激相关障碍是一组主要由强烈而持久的心理、社会和环境因素引起的异常心理反应而导致的精神障碍，包括急性应激障碍、创伤后应激障碍和适应障碍。

（一）急性应激障碍

急性应激障碍，源于经历极度威胁或恐惧事件，触发的快速且短暂的情绪、身体、思维或行为异常，症状多在一小时内显现，随威胁减小而渐消，一般不超过一个月，预后佳。

其临床特征多样，常见"茫然"状态，意识受限，注意力集中困难，理解外界信息受阻，偶有创伤记忆侵扰。重者或现分离性呆滞，过度活跃（如逃逸），伴心悸、汗出、面色潮红等自主神经反应。症状起于创伤后数分钟，多在两三天内消散，部分经历记忆缺失。

少数个案于危机高峰，可能遭遇片段幻觉、妄想、严重焦虑抑郁，达精神疾病级别，被归类为急性应激性精神病。

（二）创伤后应激障碍

创伤后应激障碍（PTSD），源于直面生死威胁、重伤或目睹同类事件，引发的延宕性精神疾患，其核心症状包括创伤性再体验、回避及麻木，以及警觉性激增。

（1）创伤性再体验　个体不由自主地在思绪、梦境中重现创伤场景，接触相关提示时，心理痛苦与生理反应剧烈，经历"闪回"，犹如亲历事件再现，噩梦频发。

（2）回避及麻木　主动远离创伤记忆关联的讨论、影像，甚至选择性遗忘，投入工作以逃避。心理上呈现"麻木"状态，对外界兴趣淡漠，感受疏离，情感贫乏，信任与安全感缺失，人际疏远。

（3）警觉性激增　初期尤为显著，表现为持续高度戒备，过度关注潜在威胁，易惊、烦躁、注意力下降，夜眠易醒，情绪波动大。

儿童患者表现异于成人，某些症状具独特性。PTSD深刻影响个体心理健康，需专业干预与支持。

（三）适应障碍

适应障碍（AD）源于生活剧变或环境转换，如丧亲、离婚、职业变动、健康危机等，引发短暂而温和的心绪紊乱与行为调整，不涉及精神病理症状。其表现涵盖焦虑与抑郁心境，体现为轻度失落、恐惧、敏感、躯体不适；青少年群体或展现品行问题，如冲突、违规驾驶、物质滥用，偶伴焦虑抑郁；亦常见焦虑抑郁交织，行为冲动，依赖与混乱并存。

第二节　慢性病常见心理特点

一、脑卒中患者

1. 恐慌：突变下的心理障碍

脑血管意外的急性发作，骤然剥夺了患者的自理能力，引发剧烈的角色与生活转变。患者面对突如其来的身体机能丧失，常陷入深度恐惧，源于对疾病进程的未知与误解。表现为：

①持续性情绪紧张，对外界敏感，睡眠质量差，易怒。②焦躁不安，肢体震颤，肌肉紧绷或抽搐。③自主神经系统亢奋，如头晕、心跳加速、多汗等症状。

2. 忧虑：康复之路的不确定

患者深切关切病因、治疗方案与康复前景，尤其在治疗进展缓慢或病情波动时，担忧情绪加剧。财务压力、家庭关系及社会支持的不确定性，进一步加重心理负担。

3. 失落：生活轨迹的偏离

疾病带来的生活方式、社会地位与自我价值的改变，使患者感到深深的失落。即便康复治疗，也无法完全复原，情绪低落，信心缺失，抵抗治疗与健康管理。

4. 抑郁：情绪深渊的挣扎

重度情绪低落，患者内心沉重，生活失去色彩。伴随睡眠障碍、食欲减退等生理表现，思维倾向消极，自我评价低下，甚至萌生极端念头。

理解并应对这些心理挑战，是脑血管意外发作患者康复旅程中不可或缺的支持环节，要求心理咨询师具备敏锐的洞察力与专业的心理疏导技能。

二、糖尿病患者

糖尿病患者的心理状态复杂多元，受病情严重性、个人经历、社会网络及疾病认知影响，常表现为失望、迷茫、哀伤与消极，影响其生活适应力与未来展望。具体心理特征如下：

（1）焦虑与抑郁　鉴于糖尿病的慢性与不可逆性，及其随时间积累的并发症风险，确诊初期常激发患者内心的焦虑、抑郁情绪，对未来充满悲观与无助。

（2）激动与愤怒　青少年患者因疾病阻碍社交，承受饮食与治疗的长期约束，易滋生激动与愤怒，反映其发展阶段的心理冲突与重负。

（3）怀疑与抵触　部分患者对诊断持疑，不愿改变生活习惯，或轻视早期症状，导致治疗抵触，抗拒健康管理规划，长此以往，自我监管失效，病情恶化。

（4）厌世情绪　病程延长，多系统受损，治疗效果不佳，患者可能陷入厌世心态，对周遭人事冷漠，自我放弃，需重点关注与干预。

健康管理师在服务过程中，需细致观察与评估患者心理状态，结合个性化需求，提供心理支持与行为指导，促进患者积极应对疾病，提升生活质量。

三、肥胖症患者

肥胖症患者的心理健康状态受减肥历程与社会审美标准的影响，呈现出一系列复杂情绪与认知模式。具体心理特征如下：

（1）焦虑与抑郁　反复减肥失败的经历，极易打击患者信心，引发抑郁、焦虑情绪，对减肥前景感到悲观与绝望，影响心理健康。

（2）自卑与敏感　肥胖对个人形象的影响，尤以女性更为显著，阻碍正常社交，尤其在青少年中，既影响同龄人际交往，又加重心理负担。患者可能过度解读他人言行，误解为嘲笑，导致自卑与敏感心理。

（3）否认与怀疑　部分患者对肥胖症的严重性认识不足，不愿调整生活习惯，或寻求速效减肥法，一旦尝试未果，易产生自我怀疑，否认努力的价值，忽视减肥对健康与美的双重益处。

健康管理师在辅导肥胖症患者时，应重视其心理状态，提供全面支持，鼓励正向思维，引导科学减肥，促进身心和谐发展。

第三节　心理干预

心理干预（psychological intervention）是指在心理学理论指导下有计划、按步骤地对一定对象的心理活动、个性特征或心理问题施加影响，使之发生朝向预期目标变化的过程。

作为健康管理师，我们需要在工作中具备识别心理问题的能力，并对心理干预技术有一定的了解，能够及时识别并转介需要心理干预的管理对象，因此在本节中，我们将介绍心理评估的基本方法和一些常用的心理干预技术。

一、心理干预基础

（一）心理评估概念

心理评估（psychological assessment）是指应用心理学的理论、方法和工具对个体某一心理现象进行全面、系统和深入的客观描述、分类、鉴别与诊断的过程。临床心理评估的常用方法主要有行为观察法（behavior observation method）、访谈法（interview method）和心理测验法（psychological test method）。

（二）心理评估者职业素养

（1）业务素质　心理评估工作者具备心理学方面的专业知识，包括普通心理学、生理心理学、病理心理学等；具备临床医疗和健康管理的知识，能够鉴别正常和异常的心理现象；还应具备一定的专业技能，经过心理评估、心理测量学方面的专门训练，熟悉各种评估方法的功能、适用范围、优缺点及评估结果的分析，并对评估结果的影响因素有充分的认识。

（2）心理素质　心理评估工作者需要有敏锐的观察力，较强的分析、比较、推理和判断能力，健全稳定的人格和良好的沟通能力；此外，还需要意识清醒，能控制自己的情绪和行为以适应心理评估的要求。

（3）职业道德　①严肃认真、科学慎重的态度。在评估过程中，选择评估方法、实施心理评估均需要严肃认真的态度；在分析评估结果、作出评估结论时也需要特别慎重。②管理好心理评估工具。心理评估尤其是心理测验，就如同国家考试题，内容要保密，不能随意公开，更不能因满足好奇心而随意使用。标准化的心理测验，如智商测验是受管制的测验工具，只有具备相应资格的人员才能保存和独立使用，且不允许向无关人员泄露测验内容。③保护被评估者的利益。心理评估工作会接触到被评估者的个人隐私，因此需要尊重被评估者的人格，保护其隐私，对其心理测验的结果保守秘密。如果得到的测验结果是对他人有危害的，需要用适当的方法让对方注意。

（三）心理评估的作用

1. 诊断依据

心理评估可以为诊断各种心理障碍、精神疾病、脑功能障碍等疾病提供科学依据，通过健康管理师分析客户表现出来的心理问题的性质、程度及主要原因，帮助了解客户的心理特点及潜在心理困扰，必要时及时转介至专业心理干预机构。

2. 心理干预

心理评估可以帮助健康管理师全面准确地了解客户的心理状况的特点和变化规律，明确与躯体损伤、慢性病等伴发的心理问题或心理障碍，以便正确认识客户的整体状况并制订明确的健康管理计划，采取有针对性的措施对客户的心理问题进行初步干预并及时评估实施效果、调整干预方案，以提高客户的心理健康水平。

（四）心理评估基本方法

1. 行为观察法

行为观察法是指在自然或接近自然的条件下，有目的、有计划地对来访者有代表性的行为或活动进行系统的直接或间接的观察，从而描述临床现象、评估来访者心理活动特点、监测行为变化，为心理评估提供客观依据的方法。

2. 访谈法

访谈法又称晤谈法，是医生围绕某一问题，通过会谈、访问、座谈等方式对来访者的心理特征和行为进行调查，获得被调查者资料并加以分析研究的方法。访谈法是临床心理评估的最基本方法。访谈法的效果取决于问题的性质和访谈者的访谈技巧。访谈法主要包括以下三种形式：

（1）结构式访谈 即根据访谈目的预先编制好访谈提纲或者问题表，访谈时据此依次进行访谈。使用该方法进行访谈时重点突出，方法固定，省时高效。但是此方法过于程序化，缺乏灵活性，易将相关信息遗漏。

（2）非结构式访谈 即开放式谈话。访谈氛围轻松，被访谈者较少受到约束，能自由发散地表达，易于了解到一些额外的重要信息。但是这种方法交流话题比较松散、费时、效率较低。

（3）半结构式访谈 即介于结构式和非结构式访谈之间，具有两种方法的优点，又能较好地克服不足和缺点，是临床应用较多的一种访谈方法。

3. 心理测验法

心理测验法是一种重要的心理评估方法，是指依据心理学的理论和技术，在标准情境下，按照一定的操作程序对个体的心理特征进行数量化的客观分析和描述的一种评估方法。心理测验的目的是确定个体心理现象在性质和程度上的差异。与观察法和访谈法相比，心理测验法具有客观性、间接性、相对性的特点。

心理测验数量繁多，从不同的角度可以划分出不同的心理测验类型，常用的心理测验分类如下：

① 按被测者的数量分类可以分为个别测验和团体测验。

② 按测验材料的性质分类可以分为文字测验和非文字测验。

③ 按测验材料的意义是否明确分类可以分为常规测验和投射测验。

④ 按测验的目的和功能分类可以分为能力测验、人格测验、神经心理学测验、临床评定量表。

二、常用心理干预技术

心理干预技术经历了两百余年的蓬勃发展，现有多个心理咨询和治疗技术流派与技术，部分常用心理干预技术如下。

（一）支持疗法

1. 基本观点

心理支持疗法（supportive psychotherapy）由伯莱安·索恩（Brian Thorne）于 20 世纪 50 年代首先提出，简称支持疗法。该疗法要求医生首先在建立良好医患关系的基础上，通过交谈互动过程对来访者的心身产生积极的影响；其次要科学地运用各种心理支持手段。其目标不是改变来访者的人格，而是要加强来访者的精神应激防御能力，帮助来访者控制混乱的思想和感情，重建心理平衡。

2. 治疗方法

（1）倾听　治疗者在详细了解来访者的病史后，认真倾听来访者对疾病的感受，对他们的痛苦给予高度的重视和同情，让来访者感觉到自己并不是孤立的，以便更好地与其建立起信任的关系。治疗者的同情、理解、安慰等积极态度，可以极大地鼓舞来访者树立勇气和信心，使其能顺利度过困境。另外，来访者的倾诉也可起到疏泄郁闷情绪的作用。

（2）解释　是在良好医患关系的基础上，治疗者对来访者问题的实质及所具备的潜能和解决问题的实际能力有了充分的了解后，用通俗易懂的语言实事求是地向来访者说明道理，讲清问题的原因、性质、程度、处理方案等，解除其顾虑，缓解或消除其紧张、焦虑情绪，使来访者树立信心，积极配合治疗。解释之所以能起到支持作用，就在于能消除患者因对疾病知识缺乏而带来的心理压力。

（3）保证　是治疗者客观明确地对疾病的可能预后给予客观的说明，以消除来访者的疑虑和错误观念。在来访者存在着明显的紧张、焦虑、抑郁等负性情绪时，适当地保证是非常有益的。提出的保证要有足够的依据，不能信口开河，否则患者会对治疗者失去信任。

（4）指导　直接指点和示意来访者做什么、怎么做，以减轻疾病引起的心理压力。指导是支持性心理治疗的重要手段之一，治疗者跟来访者一起分析，寻求应对困难或处理问题的恰当方法，并指导和建议来访者正确选用。指导的内容多种多样，包括日常生活方面、工作方面、学习方面、家庭方面、社会交往方面。指导一定要明确且具有可行性。

（5）鼓励　通过鼓励可以增强来访者克服困难、治疗疾病的信心，使来访者充分发挥其主观能动性，调动治愈疾病的潜能。鼓励必须根据来访者的情况合理使用，一般在情绪低落、缺乏自信心时进行。鼓励一定要针对来访者的具体情况，不要鼓励来访者去做实际上办不到的事，这样会起到相反的作用。

（6）改善环境　主要是指改善不利于来访者心理问题解决的社会环境，如改善不利于来访者心理问题解决的生活、工作环境，除去来访者人际关系中的不利因素（指责、争吵、过多关注某些症状等）。帮助来访者利用社会支持系统，学会自助，增强其社会适应能力，为来访者营造一个良好的工作、生活氛围。

3. 临床应用

支持性心理治疗是临床上应用非常广的心理治疗模式，任何有心理问题或心理障碍的来访者都可以接受此种治疗模式。另外，支持性心理治疗也是临床上最基本的心理治疗模式，不管采用何种形式的心理治疗，支持疗法的技术都宜采用。

（二）行为疗法

1. 基本观点

行为疗法认为人类所有行为都是学习而来的，异常行为也是学习获得，要改变异常行为必须根据学习理论，通过观察、模仿、强化等学习训练方式来矫正不良行为，获得适应性行为。行为疗法的理论基础是学习理论，治疗对象是外显行为，目的是修正不良行为模式，矫正外部行为模式进而重建良好适应性的行为模式。行为治疗技术源于巴甫洛夫的经典条件反射理论、斯金纳的操作性条件反射理论和班杜拉的观察学习理论。

2. 基本技术

（1）系统脱敏疗法　系统脱敏疗法认为，让一个原可引起微弱焦虑的刺激，在求助者面前重复暴露，同时求助者以全身放松予以对抗，从而使这一刺激逐渐失去了引起焦虑的作用。系统脱敏疗法分三个基本步骤：①学习放松技巧；②建构焦虑等级；③脱敏治疗。

该方法常用于恐怖症、焦虑症的治疗，消除运动员在比赛时的紧张情绪，以及学生的考前焦虑。

（2）满灌疗法　又称冲击疗法，让来访者完全暴露在使其感到强烈焦虑和恐惧的刺激情景之中，来访者即使反应强烈、恐惧、欲逃跑也不准离开，直至紧张感消失为止，从而消除恐惧。采用冲击疗法前必须仔细地向来访者介绍治疗的原理、过程和各种可能出现的情况，尤其要清楚地向来访者说明在治疗过程中可能承受的痛苦，不能隐瞒和淡化。如果来访者及其家属下定决心接受治疗之后，应签订行为协议。实施过程中应确保来访者的身心安全。有严重躯体疾病的人不适合接受冲击疗法，如心脏病、高血压、哮喘等，以防止出现意外。现实中有时应用想象冲击疗法，因为一些实际创伤事件，如飞机失事、强奸、水灾、火灾等通常是不可能的或者在伦理上和实际上是不合适实施现实暴露的。

（3）厌恶疗法　以经典条件反射理论为依据，将某种负性刺激及厌恶反应与来访者要矫正的行为结合起来，从而使来访者因感到厌恶而最终放弃不良行为。厌恶疗法的实施程序为：①确定靶症状，即打算弃除的行为，每次治疗只能选择一个；②选用厌恶刺激，如电击、药物、想象（内隐致敏法）、其他刺激（羞辱、强烈光线、尖锐噪声及针刺等），其产生的不快必须强烈到能压倒原有快感；③把握时机施加厌恶刺激。厌恶体验应该与不适行为同步。

（4）强化法　是根据斯金纳的操作性条件反射理论发展起来的，指应用各种强化手段以增加某些适应性行为，减弱或消除某些不良行为的心理治疗方法。强化分正强化和负强化。正强化即给予阳性刺激，如适应性行为出现时，用奖励的方法强化；负强化即施加阴性刺激，如良好行为出现时，减少或撤销惩罚或批评等，通过强化使得增加某个良好行为重复出现的频率。

（5）放松疗法（relaxation therapy）　又称松弛疗法、放松训练。经过放松训练，通过神经、内分泌及自主神经系统功能的调节，可影响机体各方面的功能，从而达到增进心身健康和防病治病的目的。渐进性的肌肉放松训练是对抗焦虑的一种常用方法，和系统脱敏疗法相结合，可治疗各种焦虑性神经症、恐怖症，且对各系统的身心疾病都有较好的疗效。由于放松训练易学习，效果良好，目前已成为最经济、应用最广泛、最有效的治疗焦虑的方法之一。

3. 临床应用

行为疗法在临床上用于神经症（恐怖症、强迫症及焦虑症）、性功能和性心理障碍、冲动控制障碍、儿童行为障碍、进食障碍、成瘾行为及部分心身疾病的治疗，效果良好。但对于边缘人格、人格障碍或抑郁症的来访者治疗效果有限。

（三）认知疗法

认知疗法（cognitive therapy）产生于 20 世纪 60～70 年代的美国，是以心理学的认知理论为基础发展形成的心理治疗方法，是根据人的认知过程影响其情绪和行为的理论假设，通过认知和行为技术来改变来访者的不良认知，从而矫正并适应不良情绪和行为的心理治疗方法。认知疗法作为一种心理治疗体系，其流派众多，在理论、操作上各有侧重，大概可分为四派：埃利斯的合理情绪疗法，贝克的认知疗法，认知行为疗法，及出现较晚的认知分析治疗。其中，认知行为疗法是应用最多最广泛的，而认知分析治疗因结合了认知疗法和精神分析理论，在今后发展中大有潜力。

1. 埃利斯合理情绪疗法

埃利斯认为一切错误的思考方式或不合理信念，是导致心理障碍和行为问题的根源。归纳为"ABC 理论"。其中 A 指诱发事件；B 指人对这一事件的看法、解释和评价；C 指人在事件发生后的情绪和行为反应。合理情绪疗法认为 A 并不是直接导致 C 产生的直接原因，是经过 B 的评价解释后，才产生的 C。所以，改变不合理信念，以合理观念替代是这一治疗的核心，即埃利斯提出的"ABC"理论，后来进一步发展为"ABCDEF"疗法。A—B—C—D—E—F，即诱发事件→不合理信念→情绪反应和行为结果→矫正不良认知→合理的信念→治疗或咨询后的新感觉。

合理情绪疗法的基本治疗技术包括：①不合理信念辩论技术；②合理情绪想象技术；③认知家庭作业。

2. 贝克认知疗法

贝克认为认知疗法有三条基本原理。首先，认知是情感和行为反应的中介，引发人们情绪和行为问题的原因不是发生的事件本身，而是人们对事件的解释；其次，认知、情感和行为相互联系、相互影响，不良认知、负性情绪和异常行为彼此强化，形成恶性循环；第三，情绪障碍常存在人的认知歪曲，只有识别和矫正其歪曲的认知，问题才可能改善。贝克指出，人们的认知建立在自己以往经验的态度和假设基础上，错误思维常以"自动思维"的形式出现，不容易被意识到。因此贝克的认知疗法通过识别负性自动想法、识别认知错误、真实性检验、去注意和监察焦虑水平以及识别自动性思维等基本技术来进行干预。

3. 认知行为疗法

近年来，认知疗法技术已同各种行为治疗技术相结合，而形成了一种新的理论和实践体系——认知行为疗法。认知行为疗法是一种通过改变思维或信念和行为的方法来改变不良认知，达到消除不良情绪和行为的短程心理治疗方法，是新兴起的一种心理治疗方法。从认知角度入手，应用认知理论、ABC 理论模式及行为主义理论和方法对有认知行为障碍者进行干预。认知行为疗法认为治疗的目标不仅仅是针对行为、情绪这些外在表现，而且分析来访者的思维活动和应付现实的策略，找出错误的认知加以纠正，其理论基础是认知理论和学习理论。此法强调认知活动对心理或行为问题的发生和转归起着非常重要的作用，并且在治疗过程中既采用各种认知矫正技术，又采用行为治疗技术。

（四）音乐治疗

音乐治疗（musical therapy）也称为音乐疗法，它是一个系统的干预过程，在这个过程中，治疗师利用音乐体验的各种形式，以及在治疗过程中发展起来的、作为治疗动力的治疗关系，来帮助被治疗者达到健康的目的。康复音乐治疗是通过音乐体验和在治疗过程中建立起来的治疗关系来促进生理、精神、心理的自我康复和健康。也就是说，治疗对象在治疗师的引导和帮助下，通过对各种音乐的体验以及与治疗师之间的动力关系达到自我痊愈和促进身心健康的过程。

音乐治疗的方法很多，大致可以分为三种：

（1）接受式音乐治疗　通过聆听音乐以及由聆听音乐所引起的各种生理心理体验来达到治疗的目的。具体的方法有歌曲讨论、音乐回忆、音乐同步和音乐想象等。

（2）再创造式音乐治疗　通过主动参与演唱、演奏现有的音乐作品，根据治疗的需要对现有的作品进行改变的各种音乐活动（包括演唱、演奏、创作等）来达到治疗的目的，强调让治疗对象亲身参与各种音乐活动之中。

（3）即兴演奏式音乐治疗　通过在特定的乐器上随心所欲地即兴演奏音乐的活动来达到治疗的目的。即兴演奏所使用的乐器大多为简单的、不需要经过专业学习即可演奏的节奏性和旋律性的打击乐器，如鼓、三角铁等。治疗师多用钢琴或吉他参与演奏。

第四节　健康管理师常用心理沟通技术

一、语言沟通技巧

如果健康管理师要发现并满足客户的需求，就应该及时地去探询客户的需求。探询客户的需求常用的方式是问问题，通常有两种发问的方式。

（1）开放式询问　开放式询问通常使用"什么、为什么、能不能、愿不愿意、如何"等词来发问，让客户就有关问题、思想、情感给予详细说明。

（2）封闭式提问　封闭式提问通常使用"是不是、对不对、要不要、有没有"等词，回答用"是、否"简单答案。对这种询问客户只能在健康管理师提供的答案中进行选择。由于封闭式询问只能向对方提供有限的信息，而且容易使客户产生紧张情绪，缺乏双向沟通的气氛，所以常常用于澄清事实，获得重点，对一些情况的确认。

健康管理师在介绍服务时，一定要实事求是，否则就是欺骗客户。健康管理师要实事求是地介绍健康服务的服务方式、服务时长、服务人员、短期效果和长期效果等信息，当好客户的健康管理参谋。切忌夸大功能，给客户以误导。所以，对待客户一定要真诚，因为这是在为客户服务，而不是在向客户强行推销服务。

二、非语言沟通技巧

非语言沟通指的是以表情、手势、眼神、触摸、空间、时间等非自然语言为载体所进行的信息传递。在信息传递的过程中有这样一个公式：信息量（100%）=语言（35%）+非语言（65%）。非语言是非常真实的，并且能比语言传递更多的信息。非语言主要包括面部表情、手势语、触摸、个人空间、服饰、辅助语言和类语言等。

（一）目光注视

在人际交往的艺术中，目光交流扮演着核心角色。恰当的目光注视时间能传达尊重与兴趣，如恋人间的深情凝视，或与陌生人短暂交汇的目光，而持续注视达 60%~70%的交谈时间，有助于构建积极关系。然而，过度或不当的注视，如长时间直视或频繁转移视线，可能被视为侵扰或冷漠。

目光的焦点同样重要。社交场合中，轻柔扫过对方双眼至口部的区域，营造轻松氛围；商务洽谈时，稳定地落在双眼与额头间的三角区，展现专业态度；而在亲密关系中，目光温柔地游移于双眼到胸口，传递深情与信任。

（二）触摸

触摸是指一种人与人之间的皮肤接触，包括抚摸、搀扶、依偎、握手、拥抱等。科学家帕斯曼等人研究发现人类对友善的触摸不仅产生愉快，而且会对触摸对象产生依赖。在人际沟通中，双方在身体上相互接受的程度是对情感上互相接纳水平的最有力证明。比如分别多日的朋友的热烈拥抱、握手，恋人之间的亲吻，夫妻之间的接触等。通常我们在人际交往中，只有当双方的关系达到一定程度后才会情不自禁地触摸对方以示爱意和关怀。因此关系一般的朋友礼节性地握手即可。

（三）个人空间

当你在写日记的时候，如果半米之内有另外一个人在做着些与你无关的事，你是否觉得很不自在？心理学家爱德华·霍尔曾经专门研究人际交往中人们选择人际距离的规律。他认为，人们在人际交往中根据交往关系的不同程度，可将个人空间划分为四种距离：亲密距离（0~45cm），个人距离（45~120cm），社交距离（120~360cm），公众距离（360cm 以上）。

（四）服饰

在人际交往中，人们总是先看到一个人的外表、身材、长相、服饰，从而产生一定的心理感觉。人的长相、身材是与生俱来的，难以改变的，但一个人的外表却可以通过着装而发生变化。服饰最能改变一个人的精神面貌，因而被称为人类的"第二皮肤"，在人与人沟通时发挥着重要的作用。

作为健康管理师，为了凸显自己的专业性，进行商谈沟通或者服务时应穿着专门的制服。

（五）倾听

客户能提出自己的见解与想法说明他对健康管理师介绍的服务产生了兴趣，表示他想接受相关产品。这时健康管理师要做的就是听。倾听是指健康管理师通过自己的语言和非语言行为向客户传达一个信息：我正在很有兴趣地听着你的叙述，我表示理解和接纳。倾听包括健康管理师通过身体传达的专注，以及心理的专注，是一个积极参与的过程。

（1）健康管理师身体的倾听（非语言行为）　指健康管理师的全身姿势，传达出他对客户的关切、愿意聆听与陪伴。Egen 提出了下列五要素（简称 SOLER）。

① 面向客户（squarely）：并非正面对正面，面向一词也可以作象征性理解，指要将身体朝向客户，能够告诉客户，正与他同在，是一种表达投入的姿态。

② 开放的身体姿势（open）：是一种显示接纳客户的态度。

③ 身体稍向前倾（lean）：它是一种体现关切的交流手段，表达了健康管理师正全身心地投入客户所关心的问题上来的心理。

④ 保持良好的目光接触（eye）：眼睛是心灵的窗户。可传达对客户的关切、温暖、支持与重视。

⑤ 身体姿势放松自然（relax）：放松意味着表情大方自然、泰然自若。不仅使健康管理师更有信心，也有助于来访者保持轻松状态。

（2）健康管理师心理的倾听　专注、准确地倾听，利用各种感觉途径去获得客户整个信息。

① 倾听并非仅仅是用耳朵听，更重要的是要用头脑、用眼睛、用心灵去听。用耳朵去听客户说话及其语调；用头脑去领会话语中潜在的信息；用眼睛去注意来访者的手势、身体姿势等行为表现；用心灵去设身处地地感受。

② 不仅在于听，还要有参与，有适当的反应。反应既可以是语言性，也可以是非语言性。常用某些简单的词、句子或动作来鼓励客户把会谈继续下去，这是一种倾听的技巧，简便实用，效果较好。最常用、最简便的动作是点头，但点头时应认真专注，充满兴趣，并且常配合目光的注视，同时这种点头要适时适度。适时加入肯定的话语，如"是的""确实""然后呢"等。

③ 倾听更重要的是要理解客户所传达的内容和情感，帮助其澄清自己的想法。设身处地地倾听，出发点是为了了解而非为了反应。更加积极主动地参与到谈话者的思路中，尤其是当客户流露出某些重要的信息时，如果及时加以澄清就会知道对方的根本需求，引起对方的共鸣。

优秀的健康管理师会让客户感受到你在用心为他服务，关心他的问题，询问他的意见，在了解他的真正需求后提供解决之道。客户自然会愿意敞开心扉地与你交流。

三、自我开放技术

自我开放亦称自我暴露、自我表露，指健康管理师提出自己的情感、思想、经验与客户共同分享。自我开放的程度，由浅到深，大致可分为四个水平。首先是兴趣爱好方面，比如饮食习惯、偏好等；第二是态度，如对人对事的看法和评价；第三是自我概念与个人的人际关系状况，比如自己的自卑情绪，和家人的关系等；第四是隐私方面，比如个体不为社会接受的一些想法和行为等。一般情况下，关系越密切，人们的自我暴露就越广泛、越深刻。

（一）自我开放的功能

① 增进彼此的吸引力，增强信任感，加深关系。健康管理师将个人类似的经验与客户分享，增强信任感，缩短彼此的距离。

② 鼓励来访者进一步吐露与探讨问题。

③ 产生示范作用。健康管理师自我表露的经验，可以协助客户了解行为的可能后果，作为解决问题的参考。

④ 协助来访者集中注意力探讨问题的关键部分。

⑤ 协助来访者得到启示，对问题产生不同的看法。

（二）自我开放的要点

① 从你希望别人知道的信息开始（可能是你自己的出身背景或你对某件事、某个人的想法等）。

② 决定你愿意冒多少险。自我表露必须承担的风险为对方可能会有意或无意说出你自我表露的内容，因此让你承受压力或伤害。

③ 较深一层的信息要逐渐披露。自我表露通常要由浅入深，并通过这一过程来辨认对方会不会伤害到你。

④ 在长期关系中才做亲密的自我表露。自我表露需因人而异，不可一视同仁。

⑤ 当对方有对等表露时才可持续自我表露，以平等对等的方式呈现自我表露，才能保护自己。

四、理解的反应技术

（1）内容反应　内容反应也称释义或说明，是指健康管理师把客户的主要言谈、思想加以整理，再反馈给客户。健康管理师选择客户的实质内容，用自己的语言将其表达出来，最好是引用客户言谈中最有代表性、敏感、重要的词语，使得客户所叙述内容更加明朗化。

（2）情感反应　着重于对客户的情绪反应。与内容反应的区别是，内容反应着重于对言谈内容的反应。比如"你说你的同事在背后挑拨是非"，这是内容反应；而"你似乎对他非常气愤"，是情感反应。

（3）具体化　具体化指协助客户清楚、准确地表达他们的观点、所用的概念、所体验到的情绪以及所经历的事件。可以澄清客户模糊不清的观念、过分概括的事情，通过具体化可以还其本来面目，并让客户明白真相。

五、人际影响技术

人际影响技术主要在于说服别人改变他们的态度或行为。健康管理师可以利用信息诉求的方式改变客户的态度。

（1）理性诉求　理性诉求就是向客户表明服务的具体功效及其具体利益，比如服务的长期效果与短期效果等。例如某健康管理师推销老年人糖尿病管理服务，通过理性诉求，可以突出公司服务在人员、经验、案例等方面的与众不同，因为这样才能满足客户理性方面的诉求，真正促使客户购买服务。

（2）情感诉求　情感诉求就是迎合客户的心理，给客户好感，给予一定的心理满足。例如在健康管理师推销老年慢性病管理服务的情感诉求方面，可以倡导孝心，搜集资料整理成孝心手册，制作宣传孝心的宣传栏，或者一些孝心案例等。

（3）恐惧诉求　恐惧是面对真正或可感知的威胁做出的一种正常的生理反应，是一种企图摆脱危险的逃避情绪，是人失去安全感时的一种基本的心理状态。恐惧是一种最普遍、最基本、最共性的情绪。因此，针对客户普遍存在的担忧、恐惧情绪，健康管理师可以向客户表达购买服务的利益和不购买的危害，向客户描述出那些使人不安、担心、恐惧的事件的可能性，从而促使客户改变意愿。

（4）比较诉求　健康管理师可以运用比较的方式改变客户的态度，促使他购买此服务。比如可以比较服务的细致、专业程度等突出的优点。常用的比较有使用前后比较、更新前后比较、竞争品牌比较、自我比较。

（李倩雯）

健康教育与健康促进

第一节　健康教育与健康促进概述

一、健康教育

健康教育（health education）是通过信息传播和行为干预，帮助个人和群体获取和掌握健康知识、树立健康观念、培养健康技能的系列活动和过程，其着眼点和目标在于改变个体和群体的不良生活方式和行为，以达到促进健康的最终目的。健康教育通过传播健康信息，对目标人群进行健康观、价值观的认知教育以及保健技能的培训，树立正确的健康价值观，改变不正确的信念和态度，改变不健康行为和建立健康行为，避免危险因素，预防疾病，主动追求健康，提高健康水平。

从广义上讲，一切以提高目标群体和个体的健康信息传播和行为干预的活动都属于健康教育，包括卫生医疗机构从业者的职业活动、广播电视等播放的健康资讯、各单位组织的健康教育活动月等活动等。从狭义上讲，健康管理师所进行的健康教育一定是有计划、有组织、有系统的教育活动，应针对目标群体或个体制订完整的计划，有具体的组织实施过程，有科学的前中后期系统评价手段和方法。

二、健康促进

健康促进在健康教育的基础上发展而来，其工作涉及范围甚广，因此其定义内涵远超健康教育。

（一）健康促进含义

WHO 对健康促进的定义是"健康促进是促使人们维护和提高自身健康的全过程，是协调人类与环境的战略，它规定了个人与社会对健康各自所负的责任"。美国健康教育学家格林（Green）等认为："健康促进指一切能促使行为和生活条件向有益于健康的方向改变的教育和环境支持的综合体。"他将健康促进表述为"健康教育+环境支持"的综合体。

（二）渥太华宪章

在 1986 年首届国际健康促进大会上通过了《渥太华宪章》（Ottawa Charter），列出了健康促进工作的五大领域：

1. 建立促进健康的公共政策

健康促进不仅是卫生保健部门的工作，还应该涉及各种领域。各级政府各部门都应在制定政策时将促进人民健康纳入考虑范围，并承担相应责任，从政策上支持人们健康的提升。比如环境保护、禁烟、福利住房政策等。

2. 创造健康支持环境

环境可包括政治、经济、社会、文化、物质环境等方面，形成安全、满意和愉快的生活和工作环境。

3. 强化社区行动

充分调动和发动社区力量，参与卫生保健计划的制定和实行，挖掘和整合社区资源，帮助生活在社区的人们更好地认识自身健康问题，以及提出解决健康问题的策略和措施。

4. 发展个人技能

通过提供健康信息和健康教育，促使人们不断提高生活技能和自我保健的能力，有准备地应对人生各阶段可能出现的健康问题，从而更好地维护自己的健康和环境。

5. 调整卫生服务方向

卫生服务责任应由个人、社会团体、卫生专业人员、卫生部门、工商机构、政府等共同分担。卫生和健康部门除了提供临床医疗服务，还应提供疾病预防、健康促进、健康管理等服务，由医疗拓展到预防，由院内拓展至院外。

同时，《渥太华宪章》也提出了三项基本策略：倡导、赋权和协调。

三、健康教育与健康促进的关系

健康教育与健康促进是不可分割的关系。一方面，健康促进是健康教育发展到一定阶段后的产物，概念上健康促进更大，涵盖了健康教育的内容。另一方面，健康教育是健康促进的重要策略和方法之一，是健康促进的基础和先导。

第二节　健康相关行为和改变理论

行为是在内外环境刺激下有机体为适应环境所产生的反应。而人的行为指具有认知、情感、思维、意志等心理活动的人对内外环境因素刺激所作出的能动反应。

人类行为具有目的性、可塑性和差异性三个特点。可塑性是行为改变的重要前提，也是取得健康教育目标效果的重要因素。

一、健康相关行为

与人的健康有关的行为即为健康相关行为，可分为促进健康行为和危害健康行为两大类。

（一）促进健康行为

促进健康行为是个人或群体表现出的有利于自身和他人健康的一组行为。

1. 促进健康行为的特点

（1）有利性　行为表现有利于个人、他人或整个社会。比如遵守交通规则、积极预防传染性疾病等。

（2）规律性 行为应该是日常持之以恒的规律表现，比如日常锻炼身体、养成良好膳食习惯、每日充足的睡眠等。

（3）一致性 行为与心理保持一致，不互相冲突，也就是行为的采纳均出于自身意愿，而非强迫。

（4）和谐性 个体行为表现既有自己的个性，又能适应所处环境并做出调整。

（5）适度性 行为的强度能受到理性的控制，控制程度利于健康。

2. 促进健康行为的分类

（1）日常健康行为 包括合理膳食、适量运动、充足睡眠、良好心态等。

（2）预警行为 指预防事故发生和事故发生后的正确处置行为，包括主动学习安全通道示意图、正确使用安全带、举报消防隐患，车祸、火灾、爆炸、溺水等人为或自然意外事故或灾害后产生的正确自救和他救行为等。

（3）合理利用卫生服务 指正确、合理利用卫生保健服务，以维护自身身心健康的行为。比如定期体检、预防接种、主动求医、遵循医嘱等。

（4）避开环境危害 指主动以积极或消极的方式避开导致健康损害的环境和事件。广义来讲，环境指人们生活和工作的自然环境以及社会环境。比如远离噪声环境、搬离不适宜的居住环境或城市、积极应对容易引发负面情绪的各种事件等。

（5）戒除不良嗜好行为 不良嗜好指日常生活中对健康有危害的个人偏好，比如吸烟、酗酒、滥用药品等。戒烟、戒酒、戒毒就属于这类促进健康行为。

（二）危害健康行为

危害健康行为是指个人或群体表现出的对个人、他人和整个社会的健康有直接或间接的危害性的行为。

1. 危害健康行为的特点

（1）危害性 对他人、对自己和对社会公众的健康有直接或间接的明显或潜在的危害作用。

（2）明显性和稳定性 行为并非偶然发生，而是长期持续的动作表现，对健康的损害有一定的作用强度和持续时间。

（3）习得性 行为是个体在后天学习、生活和工作等社会性交往中学会的。

2. 危害健康行为的分类

（1）不良生活方式 和前述日常健康行为相反，不良生活方式包括不良的膳食习惯、运动习惯、心态心理和睡眠情况，比如饮食过度或不足、高盐高油高脂高糖饮食、运动过量或不足、长期心理扭曲、睡眠不足、长期昼夜颠倒等。同时，不良生活方式也包括不良嗜好行为，比如吸烟、酗酒、滥用药品、吸毒等。

（2）致病性行为模式 主要包括 A 型行为模式和 C 型行为模式。A 型行为模式与冠心病密切相关，主要表现为具有竞争性和进取心，苛求自己达到目标；容易情绪激动、生气、不耐烦和充满敌意。C 型行为模式与肿瘤密切相关，主要表现为过度克制情绪（愤怒、悲伤等）。

（3）不良疾病行为　包括就医前的疑病、讳疾忌医、不及时就医，就医后的不遵从医嘱、迷信，以及确诊大病后的自暴自弃行为等。

（4）违规行为　指违反社会法律、道德的危害健康的行为，比如不系安全带、吸毒、性乱、传染病大流行期间不遵守防疫规定等行为。

二、健康相关行为改变理论

健康相关行为改变理论有许多种，此处仅介绍其中两种。

（一）知信行模式

知信行模式（knowledge-attitude-belief-practice model，KAP or KABP model）是个体行为改变的重要理论模式之一。"知"是知识和信息，"信"是信念和态度，"行"是行为和行动。该模式直观地将人们的行为改变分为获取知识、产生信念及形成行为三个连续的过程。

这一理论认为，健康保健知识和信息是建立积极正确的信念和态度，进而改变健康相关行为的基础，而信念和态度则是行为改变的动力。只有当人们了解了有关的健康知识，建立起积极、正确的信念与态度，才有可能主动形成有益于健康的行为，转变危害健康的行为。因而这三个过程，"行"是目标，"知"是基础，而"信"是动力和关键。

要作用于信念和态度这一关键环节，可采取以下措施增强效果：

（1）增加信息权威性　比如传染病流行期间，健康管理师可搜集权威渠道（卫健委官网、官媒、国内知名专家、央视新闻频道等）发布的传染病相关防治信息给目标受众，以取得更好的工作效果。

（2）反面案例教学　通过搜集反面案例新闻、故事等，让目标受众体会到转变行为的重要性和紧迫性。

（3）正面案例教学　通过线上线下的方式收集正面成功案例，最好能让正面案例本人进行线下的现身说法，在目标受众面前进行直观展示，分享经验，以取得最佳效果。

知信行三者之间只存在因果关系，不存在必然性。要使知识顺利转化为行为，是一个漫长而复杂的过程，其间可能存在许多难以避免的影响因素。

（二）健康信念模式

健康信念模式（health belief model，HBM）强调感知在行为决策中的重要性，认为健康信念是人们采纳健康行为的基础和关键。健康信念模式主要包括以下五个主要内容：

（1）感知到威胁　即对疾病威胁的感知，包括感知到疾病的易感性和严重性两个方面。

（2）感知到行为的益处和障碍　即感知到采取健康相关行为带来的益处和可能遇到的阻碍，阻碍可包括付出的金钱、时间，习惯的改变带来的不适应等。

（3）行动线索　行动线索也称为行动动因或提示因素，指的是激发或唤起行为者采取行动的"导火索"或者"扳机"，是健康行为发生的决定因素，如医生建议采纳健康行为、家人或朋友患有此种疾病等都有可能作为提示因素诱发个体采纳健康行为。

（4）自我效能　指个体对自己能执行某行为并达到目标的自信心。

（5）其他相关因素　社会人口学因素也是影响健康行为的因素，比如年龄、性别、民族、人格、社会阶层、同伴影响等。

第三节　健康信息传播

健康传播是健康教育和健康促进的必不可少的手段和策略，具有重大的社会作用。健康管理师应掌握一定的健康传播理论和技巧，才能保证健康教育和健康促进工作的有效开展。

健康传播是一种社会性传递信息的行为，以媒介为渠道，主要面向个人或群体传播健康相关信息，以实现增长健康知识、增强健康信念、提高健康水平的目标。

一、健康传播分类

按照传播的规模，健康传播主要可分为五种类型：自我传播、人际传播、群体传播、组织传播和大众传播。这里主要对人际传播和大众传播进行介绍。

（一）人际传播

1. 概念

人际传播也叫人际交流，是指人与人之间进行的信息交流活动，可包括个人与个人之间、个人与群体之间、群体与群体之间三种类型。人际传播可通过语言和非语言（动作、手势、表情、信号等）两种形式完成。个人之间的健康传播形式有咨询、个别访谈、劝服和指导等，个人与群体之间的健康传播形式有授课、演讲、报告、培训、讲座等。

2. 特点

① 信息交流双方可互为传播者和受传者。

② 信息反馈及时。

③ 与大众传播相比，信息传播速度较慢、覆盖范围较小。

④ 信息容易走样，尤其是在多层级的人际传播活动中。

（二）大众传播

1. 概念

大众传播是指职业性的信息传播机构和人员通过广播、电视、电影、报纸、期刊、书籍、网络等大众媒介和特定传播技术手段，向范围广泛、为数众多的社会人群传递信息的过程。

2. 特点

① 信息传播方向多为单向。

② 信息反馈速度较慢。

③ 与人际传播相比，信息传播速度快、范围广。

二、传播材料的分类与制作

（一）分类

根据受众的不同，可将传播材料分为以下三类。

1. 根据传播关系分类

分为人际传播材料、组织传播材料、大众传播材料等。

2. 根据信息载体分类

分为纸质材料、声像材料、电子类材料、实物类材料等。

3. 根据信息表现形式分类

分为文字图片类、声音类、影像类、实物类、电子类和新媒体类。

（二）制作流程

在健康传播活动中，可优先选择已有的传播材料开展工作，以节约时间和资源。必要时，可自行制作传播材料。

1. 需求分析和确定信息

主要使用查阅文献、受众调查等方法对目标受众所处区域的政策、组织机构能力、媒体资源、人口学特征、健康需求、健康状况、信息基础等进行调查分析，并且根据可干预、有效果的原则，选取目标受众的共性问题，确定健康传播材料的信息内容。

2. 制订计划

根据自身的制作能力、技术水平，以及人力、物力、财力等方面的资源情况，确定采取的健康传播的内容和种类，制订健康材料制作计划。计划应包括目标人群、材料的种类、数量、内容、使用范围、发放渠道、工作进度安排、负责人员、评价方法和经费预算等。

3. 形成初稿

可根据自身情况，自行制作或找专业技术人员合作，形成传播材料初稿，着重把控健康传播材料的内容、呈现方式和效果。初稿应尽可能完善，打好基础，否则后续修改一般难以产生质的飞跃。

4. 预实验和形成终稿

选取一部分目标受众进行初稿材料的投放并收集反馈意见。可采用问卷调查、街头访问、电话采访、个别征求意见等调查方式，主要收集目标受众对健康传播材料的评价，包括喜好程度、实用程度、教育效果等。收集反馈信息后，对健康传播材料进行修改。必要时，可进行多次预实验，最终形成健康传播材料终稿。

5. 生产、发放与使用

将终稿交由负责人员定稿并批准使用，按照计划安排制作。如果材料数量较多，金额较大，应以招标的方式确定保质且价钱优惠的企业。如果材料数量不多，则自行选取合适的企业即可。落实传播材料的发放渠道，包括生产企业的成品打包形式和质量（防止材料破损),运输环节的人力和工具,发放环节的人力、时间、地点等各项工作。与目标受众直接接触的传播材料的发放人员(社区积极分子、专职和兼职健康教育人员)需要接受培训,内容包括工作的目的、发放安排等概况、专业知识和技能、人际沟通技巧等。

6. 监测与评价

在健康传播材料的使用过程中,需要监测传播材料的发放和使用情况。主要需要进行质量评价、效果评价、总体评价等,具体见第四节相关内容。评价结果可作为后续相关健康传播工作的参考。

(三)常见健康传播材料的制作要点

所有健康传播材料的内容都应有明确的主题、明确的行为建议,语言通俗易懂,表达精准且规范,少用英文或英文缩写,难度以初中毕业水平为依据。内容的排列讲究逻辑顺序,分类组合,从易到难。注意材料的呈现形式,做到工整、美观,以更好吸引目标受众的注意力。健康传播材料种类繁多,此处仅介绍部分常见类型。

1. 海报/宣传画

标题位于顶部居中,字体大小应保证在4m处能清晰阅读。正文内容不需过多,围绕1~2个核心信息展开即可,字体大小应保证在2m处能清晰阅读。可使用图片、插画等进行美化。落款注明单位。

2. 传单

传单一般以A4纸大小为宜。传单内容以文字为主,图片为辅。文字数量以800字左右为宜,字体推荐宋体或黑体,字号推荐4号或小4号字,正文推荐1.25~1.5倍行间距。纸张应有一定质感,推荐80g以上纸张。经费充足的可印制彩色传单,效果更好。

3. 折页

折页一般包括二折页和三折页,二折页字数以800~1200字为宜,三折页以1500~2000字为宜。封面显示题目、落款单位和日期。内容以2~3个板块为宜,应配上图片、插画等。字体推荐宋体或黑体,字号推荐5号字~4号字,正文推荐1.25~1.5倍行间距。折页须彩色印刷,推荐105g以上铜版纸。

4. 标语和横幅

标语和横幅的内容一般可以是健康信息(比如:吸烟有害健康)、健康活动的名字(比如:5月31日 世界无烟日)或者宣传造势(比如:校内吸烟,欢迎举报)等。一般采用红底白字,字数较少,字号较大。标语和横幅的大小根据放置场地决定。

5. 展板、宣传栏

宣传栏的大小一般在 3000mm×2400mm×70mm 左右,多栏宣传栏的常规尺寸为8500mm×2700mm×90mm 左右,视具体情况而定。宣传栏是固定的,而展板则可移动,大小与宣传栏类似。内容均以文字为主,辅以图画。字体推荐宋体,字号以站在1.5m处能看清为宜。宣传栏应定期更换,一般1~3个月左右更新一次。展板由于可移动,可用于不同地点重复使用,需要更新时,只需重新制作并张贴即可。

6. 小册子

小册子形式类似书籍，只是页数较少，内容难度相较前述几种传播材料更高。封面设计应有题目、单位落款和日期，辅以基本的修饰图案。目录通常在封面之后的1~3页放置。正文文字较多，应做到系统完整，标明页码和参考文献。用于儿童的小册子应注重色彩和图片的展示，用于老年人的小册子可适当放大字号。

7. 健康传播视频类

目前视频类的健康传播材料十分流行，属于新媒体的范畴，需要资金成本较高，且形成高质量的视频并非易事。视频类材料主要有动画类、真实场景类等多种形式。

正式制作前应撰写脚本，包括所有的画面名字、画面对应的重点和文字、解说词、时长等内容。如果是实景拍摄，还要列明场地、设备、机位、景别等详细内容。脚本撰写越详尽，作品呈现效果越好。脚本撰写完成后一般须寻找合适的影视制作公司合作完成成品。影视制作公司的考量标准应以他们的作品质量为主，价格、服务等因素为辅。选择合适的影视制作公司十分重要，否则视频成稿质量堪忧，将难以修改或改进空间有限。

面对普通群众的健康传播视频时长不宜过长，一般不超过10分钟。短小精悍的视频效果更好，一般不超过3分钟，可将短视频形成视频合集，方便大众学习。视频内容应围绕1个重点展开，内容详略得当，最好具有一定的风格（幽默、怀旧、剧情等），避免枯燥乏味的填鸭式信息灌输。画面呈现形式以横屏为佳，应该做到画面清晰无抖动、声音干净无噪声、配合合适的背景音乐（BGM）、字幕与声音同步等。

三、健康传播的常用方法

（一）健康讲座

健康讲座是健康管理师面对普通民众开展知识和技能传授的过程，以激发目标受众的健康意识，改变健康认知和行动。在健康讲座中，健康管理师一般充当教师的角色。

1. 讲座前准备

要取得良好的健康传播效果，健康管理师应提前了解参与讲座的目标受众的组成、健康状况、具备的健康知识等，在此基础上开展以下准备工作。

（1）编写教案 教案应包括讲座题目、时间分配、教学内容、教学对象、讲座重难点、讲座方法、物资准备、评价和总结等部分。

（2）PPT制作 一般选择现有的PPT版式，注意避免背景颜色过深，比如黑色、正红色、正蓝色等，达到简洁、美观、大气的效果即可。内容应围绕1个主题进行，可分为3~4个模块分开阐述。要着重于目标受众必须掌握的知识和技能，不可盲目追求大而全。每一页的文字不宜过多，不超过100字，上下左右应该留有适当的页边距。内容不应该是演讲稿的简单堆砌，而应该是关键的信息关键词、句等。正文推荐1.5倍行间距，字号以24~32为宜，字体推荐微软雅黑，关键词可采取加粗、改变颜色等方式突出显示。一定要加入合适的表格、图片、视频等元素，帮助加深理解和记忆。

（3）准备演讲稿 将讲座现场的台词提前编成演讲稿并背诵熟悉，一般包括题目、中心论点、分论点、开场白、结束语等。PPT 的文字均为书面文字，而演讲稿则应以口语化为主，切忌语言生硬、专业术语过多。反复试讲，熟悉演讲稿，可较快提高演讲水平。为避免遗忘，可根据演讲稿制作记忆卡片或讲话提纲，供现场忘词时使用。

（4）熟悉现场情况　开展讲座前，应该提前 1 天或当天提早一些熟悉讲座现场，四方走动测试音效、PPT 播放效果等，以及时发现潜在问题并解决。

2. 讲座技巧

（1）语言技巧　要做到普通话标准、吐字清晰、音量和语速适中；内容详略得当，重点突出；善用修辞，通俗易懂，生动有趣等。

（2）非语言技巧　综合运用身体语言、类语言和时空语言。比如，走路稳健不轻浮、站定挺拔不颓废；目光亲切，照顾全场听众；表情自然，有亲和力；改变声调、节奏，适当停顿，以调节气氛。与观众保持恰当的空间距离，不可过远或过近，避免给人疏离或压迫感。

（3）仪容仪表　穿着应整洁、得体、朴素、大方，不一定非要穿着正装或者新衣服，以免造成自身不适，影响发挥。打扮适度，男性应清洁头面部，刮胡子、理发。女性可化淡妆，切忌浓妆艳抹、珠光宝气、过分张扬。

（4）现场控制　讲座现场很可能出现各种突发情况，健康管理师应提前做好以下问题的准备方案：讲座时间延长或缩短、忘词、听众过少、讲座现场突发事件（有人晕倒、吵闹，周围环境起火等）、听众提问或刁难等。只有提前做好准备，才能处事不惊，保证讲座效果。

3. 讲座后总结

健康管理师在每场讲座后应及时进行总结复盘，总结长处，反思不足，为日后更好开展讲座打下基础。

（二）健康咨询

健康咨询，也叫个体化健康教育、个体化指导，主要以一对一的方式，为民众答疑解难，向其传授知识、示范技能操作等，有针对性地对客户进行指导和行为干预活动。健康咨询一般包括针对疾病或健康问题的指导、针对行为和生活方式的指导、针对心理的指导，以及针对家属的指导。健康咨询是健康教育活动中最常见的形式，也是健康管理师必须掌握的技能和方法之一。

1. 健康咨询技巧

（1）谈话的技巧　内容明确，重点突出；语速适中，语调平稳；使用客户熟悉的语言（方言、网络流行词等）；吐字清晰、语气生动；适当反复强化重点信息；注意停顿，观察反馈。

（2）倾听　通过耳朵捕捉对方的语言表达，尤其注意隐藏的含义；集中精力，克服干扰；通过身体语言表达认真倾听的状态，比如目光注视、身体前倾、适当点头等；不应轻易打断对方，急于表达自己的观点；多听少评论。

（3）提问　综合运用封闭式、开放式、探索式提问方式，不可单用一种。注意避免偏向式和复合式提问。

（4）观察　通过眼睛观察对方的非语言表达，包括对方的表情、神态、姿势、穿着等方面。观察时应注意尺寸，尤其面对异性客户，避免引起对方的不适。

（5）反馈　综合运用积极性、消极性和模糊性反馈技巧。注意在消极性反馈时，不可过于直接，一般应注意先肯定对方的某些方面，再通过适当的语气，以建议的形式提出问题所在。

（6）非语言传播　综合运用身体语言、类语言和时空语言。使用点头、微笑表示支持对方观点，摇头、耸肩表示不支持的态度；改变音量、音调和节奏等，吸引注意，调节气氛；提前到达约定地点，决不可迟到。健康咨询的现场环境布置应该光线适宜、安静整洁、令人舒适。与对方物理距离适中，最低不可小于 1 个手臂的间距，以双方感觉合适为宜。还要注意高度，双方应该处于同一高度，不可有居高临下之势。

2. 健康咨询工作流程

健康咨询的工作流程主要有 2 种，SOAP/SOAPIER 模式和 5A 模式。前者沿用了常规问诊程序，多用于患者教育，后者多用于健康咨询。二者没有本质上的区别。

（1）SOAP/SOAPIER 模式　健康管理师在医院或者社区卫生服务中心等场景中，可以使用这种模式。该模式由美国的 Lawrence Weed 于 1971 年提出，是以问题为导向的诊疗记录。

S（subjective）：主观资料——患者主诉。

O（objective）：客观资料——通过体格检查和诊断性检查获得的观察结果。

A（assessment）：问题评估——评估患者的健康问题及对健康问题的反应（与患者交流、让患者理解病情及需要配合解决的健康危险因素，如危害健康的行为或生活方式等）。

P（plan）：制订干预计划——包括预防、康复措施和健康危险行为的改变。

以上为 SOAP 工作流程，在此基础上延伸出 I、E、R 技术，形成 SOAPIER 工作流程。

I（intervention）：干预实施——了解患者执行干预计划的情况。

E（evaluation）：效果评估——评估干预计划实施的程度。

R（revise）：计划修订——根据效果评估结果调整干预计划或制订新的干预计划。

SOAP/SOAPIER 模式描述了针对门诊患者开展个体化健康教育的方法和流程，即：①询问病史（患者主诉）；②检查及诊断；③评估患者健康问题；④制订个体化健康指导方案；⑤帮助患者实施指导方案；⑥复诊（通过复诊，评价干预效果，并在此基础上制订下一步干预方案）。值得注意的是，健康管理师在制订干预计划环节时，不可提供治疗服务，仅能提供生活方式等方面的干预建议。

（2）5A 模式　5A 模式指的是健康教育行为干预中的五个过程，即：询问（ask）、评估（assessment）、建议（advice）、帮助（assistant）以及安排（arrangement）。5A 模式更多应用于健康咨询。

询问：通过与客户沟通，了解和评估对方的健康状况和健康危险因素。

评估：采用体格检查、问卷调查等方式对客户进行健康风险评估，出具评估报告，以及评估患者改变健康危险因素的意愿或动机。

建议：在饮食、运动、心理等方面给予客户干预建议，传授知识，培训技能。

帮助：及时为客户提供知识解惑、动作示范等帮助，促进对方的知识、信念和行为的改变。同时传授自我监测和评价等方法和技能，提供信息及情感、信念支持等。

安排：安排随访、推荐就医等。

第四节　健康教育计划

健康教育计划是健康管理师开展健康管理工作的重要一环，尤其针对团体健康管理项目，制订科学的健康教育计划并实施，能起到事半功倍的效果。任何一项健康教育计划均由设计、实施和评价三部分组成，三者之间是相互联系、相互制约、不可分割的有机整体，保证对目标人群的行为干预具有针对性和有效性。

一、健康教育计划设计

健康教育与健康促进是一项非常复杂的系统工程，要达到既定的健康目标，需要调动协调多方人力、物力、财力方能实现。第一步进行完备的设计，具有十分重要的意义。

（一）设计原则

1. 目标原则

为目标受众提供健康服务，要设定科学合理的目标，为整个健康教育计划锚定走向。应注意紧跟目标，突出重点，否则将在后续计划的实施和评价环节发现工作重心偏离，工作重点丢失，从而导致健康教育计划的失败。

2. 整体性原则

健康教育计划的设计应突出整体性和全局性，站位要高，目光要远，才能有益于目标受众的长远健康。

3. 参与性原则

健康教育计划的落地离不开目标受众的配合，健康管理师不可独自制订计划，应广泛召集目标受众的领导层、中层和基层组成代表团体，通过群策群议的方式，共同制订出适合目标受众的健康教育计划方案。

4. 可行性原则

设计健康教育计划时，一定要实事求是，脚踏实地，切忌好高骛远，难以落地。计划的制订要结合目标受众的情况、健康管理师掌握的资源、现有的政策等进行综合考虑，且要事先预计可能出现的问题，才能应对各种突发情况。

5. 灵活性原则

健康教育计划在实施过程中难免会出现突发情况，因此在设计计划时，应注意不要限制过死，尤其是经费预算这一方面不可过于紧张，应留有余地。

（二）内容和步骤

健康教育计划的模式有较多种类，其中以格林模式最为流行。格林模式是由美国健康教育学家劳伦斯·格林等人在 1970 年提出的。

1. 需求评估

① 社会诊断。社会诊断通常针对目标群体所处的社区，进行社会现况及存在问题的调查与分析。主要通过访谈、观察、调查等方式获取主客观资料，并从社会学角度，找出与健康相关的各种问题，比如生活、工作的舒适度和幸福感，失业率，犯罪率等。在找出相应的问题后，还应评估该社区解决问题的能力、资源，以及解决问题的态度等。

② 流行病学诊断。从流行病学角度找出目标受众中的健康问题并进行重要性排序，确立健康问题的优先级顺序。具体需要了解目标群体的患病率、死亡率、人均寿命、出生率、期望寿命等，以及疾病的三间分布等情况。资料收集可通过政府和卫生机构的权威统计渠道获得，并结合现场流行病学调查，得出最终诊断。

③ 行为与环境评估。主要目的是从行为和环境的角度切入，找出最可能改变的健康影响因素。可包括个人生活方式评估、周围人群或集体生活方式评估、社区环境和社会大环境评估等。这一阶段的评估方法主要包括现场调查、文献检索、专家咨询等。

④ 教育与生态学诊断。主要目的在于找出目标人群健康相关行为的影响因素。健康相关行为的影响因素可分为三类。

a. 倾向因素。是指个人实施某项行动之前，已经预先存在的影响因素或前置因素，包括个人的知识、态度、信念、价值观，以及相应的人口学特征等。

b. 促成因素。是指有助于行为改变的因素，包括已有的资源和技能。比如是否有医保、居住地离目标医院的距离等。

c. 强化因素。指持续影响健康相关行为的因素，包括正强化因素和负强化因素。以戒烟举例，正强化因素指戒烟后的奖励，可包括家庭支持、身体状况改善、工作单位戒烟奖励政策等；负强化因素指戒烟中反弹行为的惩罚，可包括家庭成员监督、工作单位吸烟罚款政策等。

⑤ 管理与政策诊断。健康管理师主要通过前述 4 个阶段的诊断，判断影响目标受众的主要影响因素，并评估现有的管理与政策条例是否足以解决目标问题。如果现有管理与政策条例存在不足，则应综合考虑达成目标所需的资源和政策，并制订合适的干预策略。

2. 确定优先项目

一般来说，引发目标受众出现健康问题的因素众多，而实施健康教育计划的资源却有限。因此，此步骤主要以前述行为和环境诊断的内容为主，判断哪些行为和环境因素是引起目标受众的主要健康问题的首要因素。

推荐使用四象限法确定健康教育计划的优先项目，如图 19-1 所示。第一象限的属于重点干预项目，第二象限的属于次选项目，第三象限的属于一般不予考虑项目，第四象限的属于不予考虑项目。

3. 确定计划目标

要达成良好的健康教育与健康促进效果，一定在计划设计之初就确定科学合理的目标，才能使后续的计划实施与评价环节有的放矢，效果突出。计划目标一般包括总目标和具体目标。

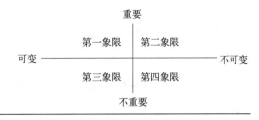

图 19-1　优选四象限法

总目标是指计划的最终理想结果,具有宏观性和远期性。比如某社区糖尿病防控项目,其总体目标是:减少糖尿病给全体社区居民健康带来的危害。

具体目标是实现总体目标所需达到的不同阶段、不同方面、不同层次的具体结果。应该符合 SMART 原则,即具体(specific)、可测量的(measurable)、可完成的(actionable)、可信的(reliable)和有时间性(time bound)。指标具体应该回答 4 个"W"两个"H",即:

Who——对谁?

What——实现什么变化?

When——在多长时间内实现该变化?

Where——在什么范围内实现该变化?

How much——变化程度多大?

How to measure it——如何测量该变化?

比如上述某社区糖尿病防控项目,其具体目标为:对谁(who)——该社区全体居民;实现什么变化(what)——降低糖尿病患病率;在多长时间内实现该变化(when)——三年内;在什么范围内实现该变化(where)——该社区;变化程度多大(how much)——患病率降低 50%;如何测量(how to measure it)——干预前后知识知晓率、信念持有率、行为流行率、行为改变率和患病率等的比较。

健康教育计划的具体目标可分为教育目标、行为目标和健康目标。以上述社区糖尿病防控项目为例,其具体目标可包括:

教育目标:健康教育计划执行三年后,该地区 90% 的青少年和成年人了解正常人的血糖水平和糖尿病的判定标准,相信改变高危行为和采取积极预防措施有助于防控糖尿病,掌握测量血糖的技术。

行为目标:健康教育计划执行三年后,该地区 90% 的成年人能做到每年测量一次血糖水平,85% 的糖尿病患者能遵从医嘱服药。

健康目标:健康教育计划执行三年后,该地区成人糖尿病患者的血糖控制率达到 80%。

4. 制定干预策略

健康教育策略主要包括三类:教育策略,通过不同健康教育活动使目标人群形成有益于健康的认知和技能;环境策略,主要通过物质环境和文化环境影响目标人群的健康相关行为;政策策略,通过政府、用人单位等不同主体颁布制定的政策制度为目标人群采取健康相关行为提供支持或限制。表 19-1 为禁烟干预策略的举例说明。

表 19-1 禁烟的干预策略

干预策略	教育场所		
	教育机构	卫生机构	公共场所
教育策略	在学校开设有关吸烟危害的专题讲座	对医生进行健康教育技术培训；医生对患者进行吸烟危害的咨询	标语、板报、橱窗、宣传画等多种媒介宣传
环境策略	学校布告栏张贴控烟宣传资料；动员教师和家长不吸烟	医院门口禁止摆放烟摊，贴禁止吸烟标志	公共场所禁止吸烟；禁止烟草广告
政策策略	学校制定禁止吸烟的规定，制定奖惩办法	医院诊所禁止吸烟，禁止出售香烟	禁止向未成年人销售香烟；公共交往不以香烟作媒介

5. 制订实施和评价体系

健康教育计划要成功落地并取得良好效果，离不开实施和评价，详见后文。

二、健康教育计划的实施

健康教育计划的实施是将前述制订的科学健康教育计划落地实施的具体过程。因健康教育计划短则数月，长则数年，因此，健康教育计划的实施环节耗时长、工作量大，涉及部门、人数众多，是比较复杂的综合性行动，也是健康教育工作的重点部分，通常包括五个方面的内容，即 SCOPE 模式。

（一）制订工作进度表（schedule）

健康教育计划实施的工作进度表一般应包括：工作时间、内容、负责人、关键指标、预算、物资等，可参考表 19-2 制订。

表 19-2 健康教育与健康促进项目工作进度表

工作时间（2025.1—2025.12）												内容	负责人	关键指标	预算（元）	物资	备注
1	2	3	4	5	6	7	8	9	10	11	12						

（二）实施质量控制（control of quality）

要达到良好的健康教育计划成效，实施过程中的质量控制必不可少。完备的质量控制和质量监测体系的要素包括：进度、费用、内容、人员能力、实施效果等。中途发现任何问题，都应该及时调整，确保健康教育计划的顺利进行和完成质量。

（三）建设组织机构（organization）

健康教育计划要取得良好效果，离不开多部门的协调合作，因此，建立完备的组织网络十分重要。一是要建立强有力的组织领导机构，能协调健康教育计划落地所需的各项资源和进行科学、规范的管理工作；二是要建立高效率的执行力强的执行机构，通常由业务机构承担做主导工作，比如健康教育所、疾病预防控制中心等，由社区相关机构做辅助工作。

（四）培训实施人员（personnel）

健康教育计划正式实行前，需要对实施人员进行培训，统一思想、认识和技术，才能齐心协力取得最佳效果。通常培训的内容应包括：健康教育计划相关内容，包括健康教育计划的目标、意义、内容、方法等；健康教育计划所涉及的专业知识与技能；人际交流和传播材料制作技巧等。培训时长依据健康教育计划的实际情况确定，一般不宜太长，3~6学时即可。

（五）准备设备材料（equipment and material）

健康教育计划的实施通常需要多种健康教育材料和物资设备。健康教育材料类型多样，包括纸质、电子、实物等多种呈现形式。物资设备可包括日常办公设备、音像设备、体检设备、医疗器械、交通工具、教学设备等。

三、健康教育计划的评价

评价是健康教育计划的重要环节，它贯穿于设计、实施和评价的全过程，能帮助健康教育计划工作人员改进工作，提高专业水平。健康教育计划的评价通常包括形成评价、过程评价、效应评价、结局评价和总结性评价。

（一）形成评价

形成评价是对健康教育计划的可行性和必要性的评价，主要在健康教育计划设计和实施阶段进行。评价指标包括：计划目标的合理性、干预策略的可行性、所需物资和人员的准备情况等。

（二）过程评价

过程评价是在健康教育计划实施过程中进行的，从健康教育计划实施开始，贯穿于实施的全过程。过程评价的内容可包括：

针对目标人群的评价，比如参与的人员身份和数量是否符合预期，对健康教育计划的参与度和满意度等。

针对进程的评价，比如健康教育计划活动的执行率、覆盖率，以及资源的使用情况等。

针对组织的评价，比如健康教育计划实施的组织间的合作情况，各组织的工作情况等。

过程评价的主要指标为：活动执行率、活动覆盖率、目标人群参与率、有效指数（目标人群参与率/预期参与率）、目标人群满意度、资源（预算、物资等）使用率等。

（三）效应评价

效应评价主要是评价健康教育计划实施后目标人群健康相关行为及其影响因素的变化。与健康结局相比，健康相关行为的影响因素和行为本身发生较早，故效应评价又称为近中期效果评价。

效应评价的常用指标包括：目标人群的卫生知识均分或知晓率、信念持有率、行为形成率等。

（四）结局评价

健康教育计划的最终目标是提高目标受众的健康水平和生活质量，结局评价正是评价健康教育计划是否达到了这一目标。由于健康水平的改变需要一定时间，均在健康相关行为改变之后发生，故结局评价也成为远期效果评价。

结局评价常见的内容包括：健康状况评价，包括生理、心理健康指标；生活质量评价，主要通过专门的工具量表进行，比如日常活动（activities of daily life）量表、生存质量指数（physical quality of life index，PQLI）量表等。

（五）总结性评价

总结性评价是对以上形成评价、过程评价、效应评价和结局评价进行的综合考量，并对健康教育计划的各方面工作进行总结和终末性报告，内容可包括健康教育计划的完成情况、总体评价以及不足与反思等，可成为健康教育计划的存档材料，也能为未来其他健康教育计划提供参考。

（郭音彤、刘先彬）

第二十章
中医养生保健

第一节　中医养生保健基础知识

一、八纲辨证

八纲辨证是根据四诊取得的材料，进行综合分析，以探求疾病的性质、病变部位、病势的轻重、机体反应的强弱、正邪双方力量的对比等情况，归纳为表、里、寒、热、虚、实、阴、阳八类证候，是中医辨证的基本方法。

（一）表里辨证

1. 表证

表证是病位浅在肌肤的证候。一般为六淫外邪从皮毛、口鼻侵入机体后，邪留肌表，出现正气拒邪的一系列症状，多为外感病初起阶段。表证具有起病急、病程短、病位浅和病情轻的特点。常见于外感热病的初期。

主证：以发热恶寒（或恶风）、头痛、舌苔薄白、脉浮为基本证候，常兼见四肢关节及全身肌肉酸痛、鼻塞、咳嗽等症状。

2. 里证

里证是病位深于内（脏腑、气血、骨髓等）的证候。

里证的临床表现是复杂的，凡非表证的一切证候皆属里证。一般地说，新病、病程短者，多见于表证；久病、病程长者，常见于里证。发热恶寒者，为表证；发热不恶寒或但寒不热者，均属里证。表证舌苔常无变化，或仅见于舌边尖红；里证常有舌苔的异常表现。脉浮者，为表证；脉沉者，为里证。

3. 半表半里证

病邪既不在表，又未入里，介于表里之间，而出现的既不同于表证，又不同于里证的证候，称为半表半里证。

主证：寒热往来，胸胁胀满，口苦咽干，心烦，欲呕，不思饮食，目眩。舌尖红，苔黄白相兼，脉弦。

（二）寒热辨证

1. 寒证

寒证是感阴寒之邪（如寒邪、湿邪）或阳虚阴盛、脏腑阳气虚弱、机能活动衰减所表现的证候，可分为表寒证和里寒证，表寒证已在表证讨论，这里所指为里寒证。

主证：畏寒、形寒肢冷，口不渴或喜热饮，面色白，咳白色痰，腹痛喜暖，大便稀溏，小便清长。舌质淡，苔白，脉沉迟。

2. 热证

热证是感受阳热之邪（如风邪、热邪、火邪等）或阳盛阴虚、脏腑阳气亢盛和阴液亏损、机能活动亢进所表现的证候，可分为表热证和里热证，表热证已在表证讨论，这里所指为里热证。

主证：发热，不恶寒，烦躁不安，口渴喜冷饮，面红目赤，咳痰黄稠，腹痛喜凉，大便燥结，小便短赤。舌质红，苔黄，脉数。

（三）虚实辨证

1. 虚证

虚证的形成，或因体质素弱（先天、后天不足），或因久病伤正，或因出血、失精、大汗，或因外邪侵袭损伤正气等原因而致"精气夺则虚"。

主证：面色苍白或萎黄，精神萎靡，身疲乏力，心悸气短，形寒肢冷或五心烦热，自汗盗汗，大便溏泻，小便频数失禁，舌少苔或无苔，脉虚无力等。

2. 实证

实证是由患者体质素壮，因外邪侵袭而暴病，或是因脏腑气血机能障碍引起体内的某些病理产物，如气滞血瘀、痰饮水湿凝聚、虫积、食滞等。

主证：由于病邪的性质及其侵犯的脏腑不同而呈现不同证候，常见症状为高热，面红，烦躁，谵妄，声高气粗，脘腹胀满、疼痛而拒按，痰涎壅盛，大便秘结，小便不利，或有瘀血肿块，水肿，食滞，虫积，舌苔厚腻，脉实有力等。

（四）阴阳辨证

1. 阴证

阴证是体内阳气虚衰、阴气偏盛的证候。一般而言阴证必见寒象，以身畏寒，不发热，肢冷，精神萎靡，脉沉无力或迟等为主证。由脏腑器官功能低下，机体反应衰减而形成，多见于年老体弱，或久病，呈现一派虚寒的表现。

2. 阳证

阳证是体内阳气亢盛，正气未衰的证候。一般而言阳证必见热象，以身发热，恶热，肢暖，烦躁口渴，脉数有力等为主证。由脏腑器官机能亢进而形成，多见于体壮者，新病、初病呈现一派实热的表现。

二、脏腑辨证

脏腑辨证是根据脏腑的生理功能，病理特点，对疾病所反映的临床症状、体征等进行分析归纳，从而推断出疾病所在的脏腑病位、性质、正邪盛衰情况的一种辨证方法。中医讲的以五脏为中心的整体观，人的各项生理活动都依赖于脏腑，各种病理变化也与脏腑密切相关。因此，疾病的发生与发展，大多会影响到脏腑，致使脏腑功能出现异常改变的结果。

（一）心与小肠病辨证

1. 心气虚证

心脏功能减退所表现的证候。凡禀赋不足，年老体衰，久病或劳心过度均可引起此证。

【临床表现】心悸怔忡，胸闷气短，活动后加重，自汗，面色淡白或晃白，或有自汗，舌淡苔白，脉虚。

2. 心脉痹阻证

心脉痹阻证，是指心脏脉络在各种致病因素作用下导致痹阻不通所反映的征候。常由年高体弱或病久正虚以致瘀阻、痰凝、寒滞、气郁而发作。

【临床表现】心悸怔忡，心胸憋闷疼痛，痛引肩背内臂，时发时止。若痛如针刺，并见舌紫暗有紫斑、紫点，脉细涩或结代，为瘀阻心脉。若为闷痛，并见体胖痰多，身重困倦，舌苔白腻，脉沉滑，为痰阻心脉。若剧痛暴作，并见畏寒肢冷，得温痛缓，舌淡苔白，脉沉迟或沉紧，为寒凝之象。若疼痛而胀，且发作时与情志有关，舌淡红，苔薄白，脉弦，为气滞之证。

（二）肝与胆病辨证

1. 肝气郁结证

肝气郁结证，是指肝失疏泄，气机郁滞而表现的证候。多因情志抑郁，或突然的精神刺激以及其他病邪的侵扰而发病。

【临床表现】胸胁或少腹胀闷窜痛，胸闷喜太息，情志抑郁易怒，或咽部梅核气，或颈部瘿瘤，或症块。妇女可见乳房作胀疼痛。月经不调，甚则闭经。

2. 肝胆湿热证

肝胆湿热证，是指湿热蕴结肝胆所表现的证候。多由感受湿热之邪，或偏嗜肥甘厚腻，酿湿生热，或脾胃失健，湿邪内生，郁而化热所致。

【临床表现】胁肋胀痛，或有痞块，口苦，腹胀，纳少呕恶，大便不调，小便短赤，舌红苔黄腻，脉弦数。或寒热往来，或身目发黄，或阴囊湿疹，或睾丸肿胀热痛，或带浊阴痒等。

3. 肝阴虚证

肝阴虚证，是指肝脏阴液亏虚所表现的证候。多由情志不遂，气郁化火，或慢性疾病、温热病等耗伤肝阴引起。

【临床表现】头晕耳鸣，两目干涩，面部烘热，胁肋灼痛，五心烦热，潮热盗汗，口咽干燥，或见手足蠕动。舌红少津，脉弦细数。

4. 肝阳上亢证

肝阳上亢证，是指肝肾阴虚，不能制阳，致使肝阳偏亢所表现的证候。多因情志过极或肝肾阴虚，致使阴不制阳，水不涵木而发病。

【临床表现】眩晕耳鸣，头目胀痛，面红目赤，急躁易怒，心悸健忘，失眠多梦，腰膝酸软，头重脚轻，舌红少苔，脉弦有力。

（三）脾与胃病辨证

1. 湿热蕴脾证

湿热蕴脾证，是指湿热内蕴中焦所表现的证候。常因受湿热外邪，或过食肥甘酒酪，酿湿生热所致。

【临床表现】脘腹痞闷，纳呆呕恶，便溏尿黄，肢体困重，或面目肌肤发黄，色泽鲜明如橘子，皮肤发痒，或身热起伏，汗出热不解。舌红苔黄腻，脉濡数。

2. 脾气虚证

脾气虚证，是指脾气不足，运化失健所表现的证候。多因饮食失调，劳累过度，以及其他急慢性疾患耗伤脾气所致。

【临床表现】纳少腹胀，饭后尤甚，大便溏薄，肢体倦怠，少气懒言，面色萎黄或晄白，形体消瘦或浮肿，舌淡苔白，脉缓弱。

（四）肺与大肠病辨证

1. 肺气虚证

肺气虚证，是指肺气不足和卫表不固所表现的证候。多由久病咳喘，或气的生化不足所致。

【临床表现】咳喘无力，气少不足以息，动则益甚，体倦懒言，声音低怯，痰多清稀，面色晄白，或自汗畏风，易于感冒，舌淡苔白，脉虚弱。

2. 肺阴虚证

肺阴虚证，是指肺阴不足，虚热内生所表现的证候。多由久咳伤阴，痨虫袭肺，或热病后期阴津损伤所致。

【临床表现】干咳无痰，或痰少而黏，口燥咽干，形体消瘦，午后潮热，五心烦热，盗汗，颧红，甚则痰中带血，声音嘶哑，舌红少津，脉细数。

（五）肾与膀胱病辨证

1. 肾阳虚证

肾阳虚证，是指肾脏阳气虚衰表现的证候。多由素体阳虚，或年高肾亏，或久病伤肾，以及房劳过度等因素引起。

【临床表现】腰膝酸软而痛，畏寒肢冷，尤以下肢为甚，精神萎靡，面色晄白或黧黑，舌淡胖苔白，脉沉弱；或男子阳痿，女子宫寒不孕；或大便久泄不止，完谷不化，五更泄泻；或浮肿，腰以下为甚，按之没指，甚则腹部胀满，全身肿胀，心悸咳喘。

2. 肾阴虚证

肾阴虚证，是指肾脏阴液不足表现的证候。多由久病伤肾，或禀赋不足，房事过度，或过服温燥劫阴之品所致。

【临床表现】腰膝酸痛，眩晕耳鸣，失眠多梦，男子遗精早泄，女子经少经闭或见崩漏，形体消瘦，潮热盗汗，五心烦热，咽干颧红，溲黄便干，舌红少津，脉细数。

第二节　养生基本原则

一、天人合一

人在天地之间，宇宙之中，所有的生命活动都与大自然息息相关。中国传统医学认为：人是个小天地，自然界是个大天地，它们都相通相应。不论季节气候，昼夜晨昏，还是日月运行，地理环境，各种变化都会对人体的生理、病理产生影响，从而直接影响到人的情志、气血、脏腑以及疾病的产生。因此，掌握和了解四时六气的变化规律和不同自然环境的特点，顺应自然，保持人体与外界环境的协调统一，才能达到养生保健和防病的目的。

二、形神共养

形即形体，神即神志、意识、思维。形与神两者相互影响，密不可分。形神共养是要求人在日常生活中既要重视形体的保健，更要重视心理和精神的调养。在具体应用上就是调和情志，保持心态的安闲清静，并与保养形体相结合，通过合理饮食，适当运动，规律生活，使人气血调畅，形体强健，情志安和。

三、动静互涵

动和静，是物质运动的两个方面或两种不同表现形式。人体生命运动始终保持着动静和谐的状态，维持着动静对立统一的整体性，从而保证了人体正常的生理活动功能。体现在中医养生的一是要静以养神，我国历代养生家十分重视神与人体健康的关系，认为心神清静，可致健康长寿。二是动以养形，运动可促进精气流通，血气畅达，疏通经络，通利九窍，防病健身。三是动静适宜，提倡动静结合，形神共养。只有做到动静兼修，动静适宜，才能"形神共俱"，达到养生保健的目的。

四、正气为本

中医所指的"正气"，是维护人体健康的脏腑生理功能的动力和抵抗病邪的抗病能力。正气充盛，可保持体内阴阳平衡，更好地适应外在变化，故保养正气是养生的根本。保养正气，就是保养精、气、神。其根本在于护养脾肾。在中国传统医学里，肾为先天之本，是人体阴阳的根本，与人的生长发育和衰老有极为密切的关系。脾为后天之本，为水谷之海，是气血生化之源，脾肾二脏关系极为密切。脾气健运，必借肾阳之温煦。肾精充盈，有赖脾所化生的水谷精微的补养。两者相互促进，相得益彰。这是保全身形、防止早衰的重要途径。

第三节　中医体质养生

人的体质分为平和质、阳虚质、阴虚质、气虚质、痰湿质、湿热质、血瘀质、气郁质、特禀质等九种基本类型。

一、平和质

平和体质是最稳定的、最健康的体质。一般产生的原因是先天禀赋良好，后天调养得当。平和体质是以体态适中、面色红润、精力充沛、脏腑功能状态强健壮实为主要特征的一种中医体质养生状态。

1. 特征

面色、肤色润泽，头发稠密有光泽，目光有神，鼻色明润，嗅觉通利，味觉正常，唇色红润，精力充沛，不易疲劳，耐受寒热，睡眠安和，胃口良好，两便正常，舌色淡红，苔薄白，脉和有神。

2. 养生调理

日常饮食应清淡，不宜有偏嗜。主要包括粮食类、肉蛋类、奶制品、豆制品、蔬菜水果类。注意荤菜与素菜相搭配，避免同一类食品的重复搭配。睡眠要充足，心态要平衡，适量运动。

二、阳虚质

1. 特征

疲倦怕冷，四肢冰冷、唇色苍白，少气懒言，男性遗精，女性白带清稀，易腹泻，排尿次数频繁，尤其夜里，性欲衰退等。平素畏冷，手足不温，易出汗；喜热饮食，精神不振，睡眠偏多；小便清长，大便稀溏。

2. 养生调理

阳气不足的人常表现出情绪不佳，因此，要善于调节自己的感情，消除或减少不良情绪的影响。例如看喜剧、晒太阳、和朋友家人聚会、品美食、去郊游、泡温泉。要注意培补阳气。阳虚体质之人切不可在室外露宿，睡眠时不要让电风扇直吹，有空调设备的房间，要注意室内外的温差不要过大，同时避免在树荫下、水亭中及过堂风很大的过道久停。注意保暖。在空调房中最好穿长筒袜子，或者穿长裤以免受凉。夏季别让凉风直吹。加强锻炼。不要熬夜。

三、阴虚质

1. 特征

形体消瘦，平时常感到口干舌燥，舌质偏红，脉较细数，吃辛热食物或熬夜易上火，常出现咽痛，口舌生疮，容易失眠，头昏眼花，也容易心烦气躁，脾气差，皮肤枯燥无光泽，盗汗，手足易冒汗发热，小便黄，粪便硬，常便秘等症状。

2. 养生调理

养生方法主要以养阴降火、滋阴润燥为原则。平素避免熬夜，饮食上多吃清淡、滋阴的食物。阴虚体质的人要避免工作过度劳累，少熬夜，要顺应昼夜变化，保证正常的睡眠时间。避免精神过度紧张，情绪过激，暗耗阴血。心平气和，少安毋躁。适量运动，只适合做中小强度、间断性身体锻炼，可选择太极拳、太极剑、气功等动静结合的传统健身项目。皮肤干燥甚者，可多游泳。

四、气虚质

1. 特征

面色无光泽，脱发及毛发干枯易断，常感觉到累，说话都懒得说，常常觉得气不够用，参加运动容易气喘吁吁，容易出汗，容易感冒，生病后不容易痊愈，女性月经色淡，肌肉松软。

2. 养生调理

气虚体质要缓补，适量运动。气虚者的体能偏低，且过劳易于耗气，因此不宜进行大强度运动。应当采用低强度、多次数的运动方式，适当增加锻炼次数，循序渐进，持之以恒。在起居方面注意不要过于劳作，以免损伤正气，避免汗出受风。居室环境应采用明亮的暖色调。

五、痰湿质

1. 特征

体形肥胖，腹部肥满松软，面部皮肤油脂较多，多汗且黏，胸闷，痰多，面色淡黄而暗，眼胞微浮，容易困倦，平素舌体胖大，舌苔白腻或甜，身重不爽，喜食肥甘甜黏，大便正常或不实，小便不多或微混。

2. 养生调理

养成良好的饮食习惯，忌食肥甘厚味生冷之物，戒烟酒，平时可以多吃点生姜，多吃蔬菜、水果等富含纤维、维生素的食物，保持大便顺畅正常。因"脾为生痰之源，肺为贮痰之器"，痰湿体质的人平素可适当服用六君子丸或杏苏二陈丸健脾化痰。避免涉水淋雨，久居湿地，注意保暖，防止外感寒湿之邪伤脾困脾，特别梅雨季节注意防潮湿。适当参加体育锻炼，应以微汗为宜，以助气血顺畅。

六、湿热质

1. 特征

面垢油光，多有痤疮粉刺，常感口干口苦，眼睛红赤，心烦懈怠，身重困倦，小便赤短，大便燥结或黏滞，男性多有阴囊潮湿，女性常有带下增多。病时上述征象加重；舌象：舌质偏红，苔黄腻；脉象：多见滑数。

2. 养生调理

在饮食上尽量做到不嗜烟酒，不吃辛辣油炸的食物，尽量少吃一些大热大补的食物，比如辣椒、生姜、大葱、大蒜等。狗肉、鹿肉、牛肉、羊肉等温热食物也要少吃。宜食用清利化湿食品，如薏苡仁、莲子、茯苓、蚕豆、绿豆、鸭肉、苦瓜、黄瓜、西瓜、白菜、芹菜、卷心菜、莲藕、空心菜等。居住环境宜干燥，通风。不要熬夜或过于劳累，必须保持充足而有规律的睡眠。运动上，适合做高强度、大运动量的锻炼，如中长跑、游泳、爬山、各种球类、武术等。

七、血瘀质

1. 特征

肤色偏暗，尤其是唇色和指甲有颜色带紫，情绪不稳定，容易烦躁，或激动，或多愁善感，脸上容易长斑点、斑块，睡眠质量不好，易惊易醒，易做噩梦，记忆力下降，健忘，眼睛容易出现红血丝和黑眼圈，刷牙时牙龈容易出血，有时不知不觉出现皮肤淤青，女性月经色暗黑、有瘀块，容易经痛。

2. 养生调理

应保持愉快的情绪，有助于改善气血运行。避免大怒、惊恐、忧思等不良情绪对气血运行的影响。坚持体育活动，运动量因人而异。每次运动锻炼应达到微微出汗的程度。注意气候变化增减衣被，避免寒冷，居处保持通风、暖和。在起居方面不要熬夜，保证良好睡眠。居室环境要温暖舒适，要避免寒冷刺激。注意动静结合，不可贪图安逸，以免加重气血瘀滞。

八、气郁质

1. 特征

平素性情忧郁，闷闷不乐，性格多愁善感、忧郁脆弱，胸胁胀痛或走窜疼痛，喜欢长出气，女性乳房胀痛、经期腹痛，睡眠较差，食欲减退，大便干，小便正常；舌淡红，苔白。

2. 养生调理

平时积极参加体育锻炼及旅游活动，调节精神、增强体质。气郁体质的人有不良情绪时应及时宣泄，多接触轻松活泼的音乐、书籍，培养开朗、豁达的性格。饮食上多食一些绿叶类、行气类食物，如香椿、韭菜、佛手瓜等，来疏肝理气。

九、特禀质

1. 特征

容易对药物、花粉、食物、气味、季节等过敏，皮肤容易起风疹块、红斑，瘙痒，皮肤一抓就会红，并出现抓痕，即使不感冒也经常鼻塞、打喷嚏、流鼻涕，容易眼睛瘙痒红肿。

2. 养生调理

注意饮食营养的均衡，少食用油腻、甜食及刺激性食物、烟、酒等。某些食物也是致敏原，要注意加以辨别。多吃维生素丰富的食物可以增强机体免疫能力。根据营养学家的研究，洋葱和大蒜等含有抗炎化合物，可防过敏症的发病。避免食用会导致过敏的食物，平时饮食定时定量，选择高蛋白、高钙的食物，并且热量要足够，严禁冰冷的食物。适量运动。

（黎壮伟）

第二十一章

干预方案的设计、实施与管理

　　健康管理干预的主要对象是慢性病与亚健康人群，他们的特点主要表现为：一是病程长、病情复杂。慢性病往往需要长期治疗和管理，而亚健康状态则可能涉及多个生理和心理层面的问题，需要综合干预。二是影响因素多样。慢性病和亚健康状态的形成往往与遗传、环境、生活方式等多种因素密切相关。三是预防重于治疗。对于慢性病和亚健康人群来说，通过改善生活方式、加强健康管理等方式进行预防和控制，往往比单纯的治疗更为有效。

　　当前，慢性病与亚健康人群的健康管理面临着诸多挑战与问题。首先，慢性病与亚健康人群的健康管理需求多样化，个体差异大，这要求健康服务方案必须具备高度的个性化和精准性。然而，在实际操作中，由于资源有限、技术限制等原因，往往难以实现完全个性化的健康管理。其次，慢性病与亚健康人群的健康管理需要长期、持续的关注和干预，但现实中往往存在患者参与度不高、管理效果难以持续等问题。健康服务的普及率和接受度也相对较低，很多人对健康管理的重要性和必要性认识不足，缺乏主动参与的意识和行动。

　　因此，通过制订科学的、个性化的健康管理方案，利用信息化技术提高管理效率、加强健康教育、提升健康意识等措施，更好地服务和满足慢性病与亚健康人群的健康需求，更好地帮助他们改善健康状况、提高生活质量和幸福感。

　　下面将从干预方案的制订、实施以及管理三个方面进行详细阐述。

第一节　干预方案的制订

一、明确目标与需求

　　在慢性病与亚健康人群的健康管理的服务方案制订过程中，明确服务目标与需求是最重要的一步。通过对目标人群进行深入的调研和评估，精准地把握他们的健康状况、需求及潜在问题。如了解其现存的健康问题中，哪些是最为迫切、需要优先解决的，哪些可通过健康管理改善的；以往是否接受过健康管理干预、执行过程中存在什么问题、效果如何等。明确服务目标与需求包括以下几个环节。

　　（1）初步评估　主要包括以下几个方面：

　　① 健康状况评估　通过收集个体的体格检查结果，包括评估个体的身体指标（如体重、血压、血糖等）以及心理和社会适应状态，以及既往疾病和现病史及治疗情况等信息，对个体的健康状况进行初步评估。

②　风险评估　基于收集的健康数据及生活方式、遗传、环境等个体信息，对个体或群体可能面临的疾病患病风险或者患病严重程度进行预测和评估。这包括识别潜在的健康问题、慢性病风险，甚至致残、致死的风险。

③　资源评估　评估现有的健康管理资源，包括人员、设备、技术和服务等。了解资源的可用性和局限性，有助于制订切实可行的健康管理计划。

（2）需求分析　主要关注以下几个方面：

①　健康改善需求　根据健康状况评估结果，确定个体或群体在健康方面的改善需求。包括改变不良的生活习惯、改善饮食结构、增加运动量等。

②　疾病预防需求　针对风险评估结果，识别需要重点关注的健康问题和潜在风险，并制订相应的预防策略。包括定期体检、健康宣教、疫苗接种等。

③　服务整合需求　根据资源评估结果，分析健康服务的整合需求。这可能涉及与其他医疗机构或服务的合作，以实现资源的优化配置和服务的无缝衔接。

在健康管理需求分析的过程中，除了关注客户的健康状况和需求，客户的支付能力和支付意愿也是一个不容忽视的重要因素。这不仅涉及健康服务的可持续性，更关系到服务方案的实际可行性。不同客户群体的经济状况各异，有些人可能拥有充足的财力并且乐于支付高质量的健康服务，而有些人则可能只能承担基础性的健康咨询和指导。因此，在需求分析的过程中，我们需要充分考虑到客户的支付能力及意愿，提供多样化的、细致的服务方案，以满足不同客户群体的需求。

（3）目标设定　根据需求评估的结果，与客户共同制订。

目标设定的过程可遵循管理学中的 SMART 原则，用于指导科学、合理地制订目标计划。

S（specific）——具体的、明确的：意思是目标要清晰、具体，要用简要、容易理解的语言说清楚，明确具体的产出物和交付标准，多用量词、具体的数据。目标也是分层次的，比较大的目标一定要拆分为多个小目标或关键任务，这样才便于执行和跟踪。

M（measurable）——可测量（衡量）的：意思是目标应是明确、可测量的，其过程也是可测量的。可以用数据指标或明确的方法进行测量，或明确验证目标完成的效果。如"提高生活质量""降低不适感"，就属于没办法测量、不明确的目标；而"三个月内收缩压降低 20mmHg"就是可测量、明确的目标。

A（attainable）——可达到的：意思是目标是有可行性、可实现的。不可好高骛远、不切实际，也不宜过低。如为体重 100kg 的人设定目标为"一个月减重 25kg"即是不可达到、无法实现的目标。可以一起协商，多向客户宣讲目标的价值和意义，得到其认同。不宜单方面利用职权影响力命令式地发布。

R（relevant）——有相关性的：意思是计划采取的行为或行动都是与目标相关、服务于目标的，要避免与目标没有关联或者对实现目标而言价值不高的安排。机会成本原理告诉我们，由于时间和资源的有限，当我们选择了一个目标、一种方案、一条路，就意味着放弃了其他可能性。

T（time-bound）——有时限的：意思是制订目标时，必须同时规定好目标达成的时间。任务必须是有时间计划的，有最晚达成日期。根据目标完成或达到的难易程度提出完成的时间要求，就可以定期检查完成进度及风险控制。当然完成时间也不一定是一成不变的，可根据具体情况一起协商调整。

二、制订个性化健康管理方案

在对慢性病与亚健康人群进行深入的初步评估与需求分析并确定目标之后，就可以进一步地评估与策划和制订具体计划了。

（一）评估与策划

在明确了目标与需求的基础上，需要对健康管理计划进行详细的评估与策划。这一步骤主要包括对客户的健康状况、生活方式、遗传因素、环境因素等进行全面而深入的评估，以便更好地了解客户的健康状况和需求。同时，还需要对现有的健康管理资源进行评估，包括人员、设备、技术和服务等，以确定资源的可用性和局限性，然后，根据评估结果，制订针对性的干预策略，可以包括改变饮食习惯、增加运动量、调整作息时间等生活方式干预，也可能涉及药物治疗、物理治疗等医疗干预，以及定期体检、复诊和随访等。

（二）策划原则

在策划过程中，由于健康服务方案是健康服务的执行标准，应以健康服务的执行为出发点，从底线约束、内容全面、执行顺畅和体系管控四个方面构建健康服务的基本执行框架。基于这一框架，健康服务方案的设计，应遵循以下原则。

1. 健康服务方案的安全性原则

安全性是健康服务的第一原则。它关系到人民群众自身的身心健康以及全社会的安定有序，因此安全性也是健康服务方案设计的基本原则。在具体执行上，安全性原则首先要明确医疗服务和非医疗服务的边界问题，在方案设计中要确保健康服务的服务内容不越界。但不越界不代表健康服务方案中不能包含医疗服务，在健康服务方案设计中应该积极主动地引入相关领域的专业人员及机构，按照法律法规，共同建立协作机制，以便在安全、合规的基础上更加全面和顺畅地开展健康服务工作。其次，除了边界问题外，健康服务方案应该尽力采用具有科学证明的技术方法进行方案设计并开展执行监督，切忌追求新奇特而采用没有安全把握的任何采集、评估、干预手段及管理方法。

2. 健康服务方案的全面性原则

健康服务方案的全面性原则主要从健康服务的功能角度出发，涉及健康服务过程的完整性、服务（干预）手段的全面性、服务实施的持续性三方面。其中"过程"的完整性指健康服务方案应该符合健康管理的基本模式（"监测—评估—干预"循环）；"手段"的全面性指健康干预方案设计中应该站在客户的立场上，充分考虑客户生理、心理和社会等因素，从经济、及时、有效的角度出发，选择合适的干预手段。"实施"的持续性指客户的健康状态是一个动态的发生、发展、结束和再发生过程。方案应该针对健康需求设计防病、防变、防复的内容，并以全周期的视角持续动态地评估和调整整个健康服务的方案。

3. 健康服务方案的可遵从性原则

由于健康需求的持续性和复杂性，健康服务的服务过程一般具有持续周期长、服务专业性强、内容非实物化等特点。客户在接受和遵从方面会存在一定执行难度，正如临床服务上经常会遇到的"医嘱依从性"的问题，同样在健康服务过程中也存在着"服务依从性"的问题。因此健康服务方案的设计要根据客户自身习惯特征，从时间、经济、舒适三个方面持续不断地完善服务方案的个性化设计。同时，应该尽可能地实现服务的可视化，如采用服务蓝图技术进行服务的直观展现、使用周期性报告方式进行过程展现、使用现代信息化通信技术实现服务能力的伴随。最大限度地提高健康服务方案的执行遵从度，并以健康目标达成效度作为相应的评价指标，进而保障客户的服务参与度。

4. 健康服务方案的可评价原则

健康服务方案不是完美无瑕的、也不是一蹴而就的。因此，在健康服务方案中还应包括对意外风险的识别和应对机制，以及对健康服务方案不断积累迭代的持续创新机制。要能通过管理的手段，实现健康服务的风险管理和持续改进。而这一原则的实施路径往往采用服务过程的标准制订、服务执行的信息的多渠道采集以及服务过程的风险补救和创新管理机制加以实现。

（三）制订具体计划及方案

在评估与策划的基础上，就可以开始制订具体的健康管理计划了。优秀的健康管理干预计划及方案应具有以下几个特点：

1. 计划全面性

计划中应包括健康教育、生活方式干预（包括营养膳食、身体活动、睡眠、心理干预措施等内容）、药物治疗，以及监测与评估、反馈与改进等机制及措施。

2. 方案具体化

计划应具体且详细地列出干预措施、实施步骤、时间安排以及预期效果等内容。如饮食调整、运动锻炼、生活习惯改变等各项措施的执行时间和频次，以及所需的资源和支持，包括现代化智能设备，如可穿戴设备、所需手机应用程序、微信小程序等。为了确保计划的顺利实施，还可以明确健康管理团队中各位成员的职责和任务，确保各项工作能够有序进行。

3. 执行个性化

计划应能够针对客户的具体情况和需求提供量身定制的解决方案。个性化健康管理计划的制订还需要注重长期性和可持续性。慢性病与亚健康人群的健康管理是一个长期的过程，需要个体持续参与和坚持。因此，在制订计划时，我们要充分考虑个体的生活习惯、工作节奏等因素，确保计划既科学又可行。同时，我们还要通过健康教育、心理干预等手段，提高个体的健康意识和自我管理能力，促进他们养成健康的生活方式。

制订个性化健康管理计划及方案时，我们还可以借鉴一些成功的案例和经验。例如，一些医疗机构通过引入专业的健康管理师团队，为慢性病患者提供个性化的健康服务，取得了显著的效果。这些案例不仅为我们提供了宝贵的经验，也为我们制订更加科学、有效的健康管理计划提供了有益的参考。

综上所述，制订个性化健康管理计划是慢性病与亚健康人群健康管理的关键环节。通过深入评估与需求分析、制订针对性的干预措施、注重长期性和可持续性以及借鉴成功案例和经验，我们可以为个体提供科学、有效的健康服务，帮助他们改善健康状况，提高生活质量。

第二节　干预方案的实施

健康管理方案的实施即健康服务过程，是健康管理的核心和对客户购买服务的交付过程。实施健康管理方案主要包括以下两个过程。

一、前期准备

在实施干预计划前，需要进行充分的准备工作，主要包括以下内容。

1. 建立健康管理项目团队

一般的健康管理团队由全科医师、健康管理师及护士组成；团队的共同目标是保障项目的有效协调实施。为充分发挥每位团队成员的特长和积极性，应做到以下几点：一是制订良好的规章制度，内容涉及纪律、组织、财务、奖惩等方面；二是合理分工，明确团队成员在管理过程中所扮演的角色、任务和职责；三是建立良好沟通渠道和机制，如定期例会，在平台建立沟通群等，以确保信息共享、及时发现和解决问题、联动调整方案等，更好地为客户服务。

2. 制订健康管理实施方案

包括收集客户的基本信息，建立健康档案；收集其生活方式及工作、生活条件、支付能力等信息，为客户制订资源适配的、个体化的、详细的、可执行的实施方案。

3. 方案部署

健康管理师需要对团队成员就服务执行中各项任务的目标、要求、时间、负责人、预算等内容进行重点说明。健康管理师通过对这些任务执行规则的宣贯，使团队全部成员了解服务执行过程中应承担的相应职责。同时，也需要对健康方案实施过程中所需的资源，包括服务人员、设备、App及场所等进行确认。

4. 向客户解读方案

在向客户解读健康管理方案时，需要注意方案内容的清晰度与实用性，确保客户能够充分理解并付诸实践。以下是建议传达内容。

（1）阐述方案价值　向客户清晰地阐述健康管理方案的价值，通过科学的健康管理，帮助客户更好地了解自己的身体状况，建立健康的生活方式，预防疾病，从而提高生活质量。

（2）详细解读方案细节

① 健康评估结果：通过解读健康评估结果，帮助客户全面了解目前的健康状态潜在风险，理解这些评估结果是制订和执行个体化健康管理的基础和重要依据。

② 膳食干预计划：向客户介绍根据其身体状况和营养需求而制订的个性化膳食营养和能量摄入建议和阶段性目标。包括推荐适当的食材、热量摄入、膳食补充剂、烹饪方式，

以及计算、记录和沟通方式（如微信、App、网站等），以帮助客户改善饮食习惯，提升健康状况。

③ 身体活动计划：根据客户的实际情况、运动能力及兴趣，开具个性化的运动处方，包含运动类型、运动强度、运动频率、运动持续时间、运动进度、注意事项、个体化调整策略以及身体活动记录方式。

④ 心理健康关怀：心理健康是衡量人是否健康的一个重要指标，因此向客户介绍在方案中融入定期或不定期的积极心理指导内容及一些有效的心理调适方法，帮助客户缓解压力，保持积极心态。

⑤ 智能、可穿戴健康设备及 App、健康管理平台的使用指导：向客户解释使用智能健康设备、App、网络平台等新科技、新手段及途径实施健康服务的必要性。

在解读方案的过程中，客户可能会提出一些疑问或困惑。我们要耐心倾听并积极回应客户的疑问，用通俗易懂的语言解释方案中的专业术语和概念，确保客户能够完全理解。通过获得客户对健康管理方案的理解，才能获得其在方案实施过程中最大程度的配合。

二、实施干预

按照制订的实施方案，开展健康管理干预活动。包括健康讲座、运动课程、营养指导、心理干预等多种形式。在实施过程中，仍然要注重与目标人群的频繁互动和沟通，确保他们能够充分理解和依从健康管理团队的健康行为干预。

1. 健康教育与宣传

健康教育与宣传在健康管理计划的实施中扮演着举足轻重的角色。应定期开展有效的健康教育，使客户能够更深入地了解健康知识，认识到健康行为的重要性，从而积极主动配合健康管理方案的实施。宣传则能够扩大健康教育的覆盖面，提高客户同类或相关人群对健康问题的关注度，起到同伴教育的作用，从而提高客户落实相关计划的意愿。

近年来，随着科技的不断创新、人们健康意识的提升，健康教育与宣传的形式和内容也在不断创新。例如，通过各种社交平台或 APP 都能提供个性化的健康信息和互动，帮助客户更方便地获取更多的健康信息。

除了线上宣传，线下活动也是健康教育与宣传的重要途径。例如，在社区定期举办健康讲座和义诊活动，邀请专家为客户提供健康咨询和指导。在健康教育与宣传的过程中，我们还需要注重针对性和实效性。针对不同人群和不同的健康问题，制订不同的宣传策略和内容。

2. 身体活动指导

在对客户进行身体活动指导、管理过程中，健康管理师的核心任务是按照实施方案中的计划，监测客户的运动数据。健康管理师可借助先进的科技手段，如智能手环、运动 APP 等，实现对客户运动过程的实时监控和干预效果的阶段性评估。

健康管理师收集客户的运动数据主要包括但不限于运动时长、运动强度、心率变化、热量消耗等。对慢性病患者，还应监测心肺功能、力量、耐力等生理指标，以了解运动处方对客户身体机能的提升程度。

在运动处方实施过程中，安全性原则是首要和基本原则，应严格进行运动风险评估并做足预防措施。通过实时监测客户的运动状态，一旦发现异常数据或行为，应立即进行干预和调整。对有心血管事件风险的高危客户，应配备专业的急救设备和药品，确保在紧急情况下能够迅速进行初步处理。此外，还需定期组织客户进行应急演练，提高他们在紧急情况下的自救能力，包括 CPR 和 AED 的使用，熟记进行身体活动的场所周边设有 AED 应急箱的具体地点。

运动过程的监控也有助于提高客户对运动处方的信任度和满意度。通过实时反馈运动数据和分析结果，客户能够清晰地看到自己在运动过程中的变化和进步，随着一个个阶段性目标的达成，可极大地鼓舞客户更加积极主动地参与到运动中来。这种互动式的监控方式不仅增强了客户与健康管理师之间的沟通和联系，也提高了运动处方实施的效果和质量。

3. 营养膳食指导

在营养膳食指导计划的实施过程中，监督客户膳食执行情况是确保计划有效性及达成阶段性目标的关键环节。我们可采用定期跟踪与记录的方式，对客户的膳食摄入情况进行细致分析。例如，通过智能手环、手机 APP 等记录客户每日摄入的食物种类、分量及热量等膳食数据，可清晰地了解客户的膳食结构是否符合营养平衡的要求和计划的执行情况。通过对标健康管理实施方案中的阶段性目标，也可准确地评估膳食营养指导计划的实施效果。

健康管理师需根据客户的运动情况和身体状况及时、灵活地调整饮食计划。例如，若客户在运动后出现疲劳、肌肉酸痛等症状，则可能需要增加蛋白质和维生素的摄入，以促进肌肉恢复和能量补充。

在健康管理客户膳食指导计划的实施过程中，定期收集客户反馈并评估计划效果是确保计划成功的关键步骤。健康管理师或营养师可采用问卷调查、面对面访谈以及电话回访等多种方式，全面收集客户对膳食指导计划的反馈意见。通过数据分析，可了解客户对计划的满意程度，计划是否有效地改善了他们的饮食习惯和营养状况，以及计划中的食物种类是否符合他们的口味或饮食习惯，是否需要进一步调整。

此外，还可引入营养评估模型，通过对比客户在实施计划前后的营养指标变化，客观评估计划的效果。在计划执行过程中，客户对营养学知识的理解和接受程度会有所不同。可通过举办讲座、发放宣传资料等方式，提高客户对营养知识和膳食指导计划重要性的认识，从而提升客户的配合度和满意度。

4. 心理支持与激励策略制订

在健康管理方案实施过程中，对客户的心理支持与激励至关重要。研究表明，心理支持能够显著提升客户的运动积极性和坚持度。在制订心理支持与激励策略时，健康管理师需要深入了解客户的心理需求。不同客户有不同的动机和期望，有的希望减肥塑形，有的希望增强体质，还有的希望缓解压力。健康管理师应根据客户的具体情况，制订个性化的心理支持方案。

激励策略的制订也是心理支持的重要组成部分。健康管理师可以通过设立奖励机制、举办运动竞赛等方式，激发客户的运动积极性。例如，可以设立月度运动目标，对达到目标的客户给予一定的奖励，如优惠券、小礼品等。这种正向激励能够增强客户的运动动力，促进运动习惯的养成。

第三节　干预方案的管理

健康管理的干预方案，作为一项系统性的工作，同样可用经典的项目管理方法 PDCA（Plan，Do，Check，Act，即：计划、执行、检查、处理）循环作为基本策略进行干预方案的质量控制及有效管理，确保达到预期的健康改善效果。

一般健康管理干预方案中阶段性目标设定的达成时间为三个月，因此需要至少每三个月定期对客户的整体健康状况及干预效果进行评估。同时，为了确保服务质量，可引入客户满意度调查机制，定期对客户进行回访，收集他们的反馈意见，以便对干预方案和服务质量等进行优化和提升。在处理客户反馈时，应注重与客户的沟通和互动。对于客户的建议和意见，健康管理师应给予积极的回应和解释，让客户感受到关注和尊重。

一、实施质量监测指标与方法

一般而言，健康干预计划监测指标要根据各项干预活动的具体要求来确定。监测方法主要包括活动记录，定期核查活动的实际执行情况与计划是否一致，是否按时、保质、保量完成各项活动。

（一）质量监测内容

健康管理项目活动质量监测通常包含以下几方面内容:进度监测、内容监测、数量与覆盖范围监测、费用监测以及目标人群监测。

（1）进度监测　主要关注项目活动进度是否与项目计划一致，是否在特定的时期完成了特定的工作或活动。

（2）内容监测　内容监测关注的是项目活动内容是否属于项目计划，有无额外添加的活动或更改的活动，添加或更改的理由是什么。

（3）数量与范围监测　工作、活动数量与范围是项目质量监测的重点内容，也是项目工作质量的基础。

（4）费用监测　项目经费是经过了严格预算和审核的，因此，每一项工作或活动都有其特定的预算，只有每一项活动严格执行预算，才能确保整个项目的经费得到合理使用，既杜绝浪费，又能确保活动质量。

（5）目标人群监测　随时了解目标人群参与项目的情况、对项目的满意程度及建议，目标人群认知、行为的变化，可以帮助更好地对项目活动做出更加符合目标人群需要的调整，有益于项目成功和扩大影响。

（二）质量控制的方法

（1）记录与报告方法　实施记录可以反映实施过程、实施内容、实施方法、实施的现场情况，这对于项目负责人掌握实施的过程和控制实施质量，以及最后的总结都有着重要意义。

（2）现场考察和参与方法　为了监测实施过程和控制实施质量，主管人员或监督小组人员可以对实施活动进行现场考察，或者亲自参与实施活动，在考察和参与中了解实施工作情况，发现问题、解决问题。

（3）审计方法　审计方法主要用于财务方面的监测。审计的目的是监测经费的管理和使用情况，审计的结果可以用来指导经费的管理和分配，调整预算，保证经费的使用质量。

（4）调查方法　通过调查来获取资料，监测实施过程和控制实施质量，也是一种常用的方法。

二、效果评价

健康管理的效果评价指的是健康管理项目实施后，通过有效的数据，对项目产生的成效进行判断，从而科学地说明健康管理项目是否达到预期目标，其可持续性如何，是明确项目的贡献与价值的过程。

（一）健康管理效果评价内容

健康管理的最终目的是改善人群健康状况、提高生活质量，其主要策略是通过提供健康服务，促使人们采纳预防、保健行为以降低疾病发生风险，促使已经患病的人们遵从医嘱、规范用药、及时复诊，以控制疾病的发展和并发症的发生。基于此，健康管理效果评价可以分为行为影响因素评价、行为和生活方式评价、健康风险评价、健康状况评价、生活质量评价，以及社会经济评价。

（二）健康管理效果评价方法

1. 不设对照组的干预前后测试（before-after test）

这是评价方案中最简单的一种，即实施健康干预前、后，对客户的有关指标（认知、技能、行为、健康状况、生活质量、社会经济等）分别进行测量和数据分析，从而确定健康服务项目的效果。该评价方案的优点在于方案设计与实际操作相对简单，能节省人力、物力资源，也是现实中健康管理项目最常用的效果评价方案，适用于周期比较短或资源有限的健康管理项目效果的评价。

2. 非等同比较组设计（nonequivalent control group design）

即设立与接受干预的目标人群（干预组）相匹配的对照组，在健康干预实施前，对干预组和对照组的有关指标分别进行测量，然后仅对干预组实施健康干预活动，干预周期结束后再次对两组相关指标进行测量，通过数据分析，评价健康管理项目的效果。该评价方案的优势在于通过干预组与对照组的比较，可以有效地消除影响因素带来的误差，更准确地反映健康管理项目的效果。

（宋卉、鲍静）

慢性病管理实践案例

本案例分享其中一位糖尿病客户的管理实践过程，主要从客户背景情况介绍（基本信息、生活方式、主要健康异常指标）、糖尿病管理过程（糖尿病管理参照流程与指南、糖尿病管理三部曲）、糖尿病管理效果评估三个方面进行阐述。

一、客户背景情况介绍

1. 基本信息

张先生是一家电器制造企业的企业家，49 岁，身高 170cm，患有 2 型糖尿病 10 余年，高脂血症 6 年，具有家族糖尿病遗传史。

2. 生活方式

工作繁忙、压力大、精神焦虑、应酬多、出差多、饮食结构不合理、用餐时间不规律、几乎没有日常锻炼、用药不规律。

3. 主要健康异常指标

空腹血糖、餐后 2 小时血糖、糖化血红蛋白、甘油三酯、体重、体重指数、尿糖、尿蛋白均超标，具体数据详见表 1。

表 1 张先生入会管理前主要健康异常指标

主要健康指标	入会前	控制目标参考范围
空腹血糖/（mmol/L）	12.9 ↑	<7.2
餐后 2 小时血糖/（mmol/L）	24.6 ↑	<8.8
糖化血红蛋白/%	8.8 ↑	<7
甘油三酯/（mmol/L）	5.4 ↑	<1.7
体重/kg	80 ↑	65
BMI/（kg/m²）	27.7 ↑	18.5~23.9
尿糖	++	阴性
尿蛋白	+++	阴性

二、糖尿病管理过程

（一）糖尿病管理参照流程与指南

参照某公司会员健康管理流程《中国 2 型糖尿病防治指南（2020 年版）》《中国糖尿病肾脏病防治指南（2021 年版）》《成人糖尿病食养指南（2023 年版）》。

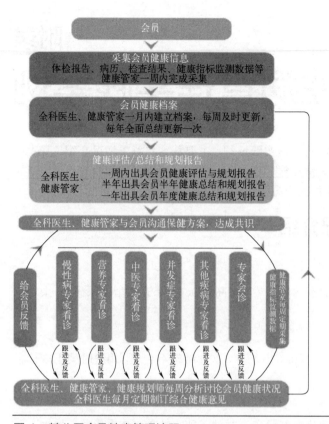

图1　某公司会员健康管理流程

（二）糖尿病管理三部曲

按照健康管理三部曲（图2）：健康检测—健康评估—健康干预与促进，以年为周期制定服务计划。

服务时间	主要事项目	服务目的	责任人
第1个月	1.健康信息采集(既往体检报告/病历资料、生活方式等) 2.建立健康档案 3.全科医生、健康管家上门深度了解客户健康状况及需求 4.健康评估与健康规划	了解客户的真实健康状况，制订健康改善方案	全科医生 健康管家
第2个月	1.健康改善方案导入(指标监测、按需看诊安排) 2.营养方案制订 3.运动方案制订	为客户制订切实可行的健康服务计划	全科医生 健康管家 营养师 运动康复师 三甲医院专家
第3~5个月	1.健康改善方案、运动及饮食方案实施 2.监测健康方案执行情况，帮助客户改善生活方式的关键时期	持续的主动健康干预，确保健康方案有效执行	
第6个月	半年健康改善总结与健康方案调整	总结健康管理效果和存在的问题，及时改进	
第7个月	健康方案调整后沟通与导入	帮助客户调整健康方案执行	
第8~11个月	定期健康干预、按需安排看诊	巩固健康管理效果	
第12个月	年度健康改善总结与下一年健康规划	总结一年健康改善情况	全科医生 健康管家

图2　糖尿病管理三部曲

1. 采集健康信息与建立健康档案

（1）采集人员、时间及形式：入会 1 周内健康管家初步收集近 3 年的体检报告、门诊病历资料等健康信息；入会 2 周内全科医生、健康管家一起上门深度了解客户健康状况及需求。

（2）采集信息主要内容：个人基本信息、主诉、现病史、既往病史、家族病史、健康指标数据（3 年内体检报告、既往病历及检查结果，日常血糖指标监测数据）、用药情况、生活方式等。

生活方式问卷包括常规问卷、心理问卷、中医问卷，常规问卷主要包含膳食习惯、身体活动锻炼情况、吸烟情况、饮酒情况、睡眠情况、健康素养等；心理问卷主要采用国际通用的 Scl-90 量表；中医问卷是中医药学会推荐的中医体质辨识问卷，将中医专业的知识转换成通俗易懂的问题，最终判断客户的体质属性，以方便养生指导。

健康指标数据重点关注糖尿病及其并发症相关指标，包括：身高体重、皮肤营养状况、足背动脉搏动情况、血压、空腹血糖、餐后 2 小时血糖、糖化血红蛋白、血清胰岛素、C 肽、血清淀粉酶、肝肾功能、总胆固醇、甘油三酯、低密度脂蛋白胆固醇、尿常规、尿微量白蛋白、心电图、肝胆脾胰腺彩超、双肾彩超、眼底检查、双下肢动静脉彩超、心脏彩超、颈动脉彩超、头颅 CT 或 MRI 等。

2. 建立会员健康档案

健康管家需在 1 个月内将张先生的健康信息导入档案系统，每周实时更新。健康档案内容包含体检报告、生活方式问卷、就医记录、用药记录、膳食营养指导、身体活动指导、干预计划、干预记录、干预方案及总结、重点指标监测、疾病风险评估等。

3. 健康评估与制订干预方案

① 全面收集完张先生健康信息后，健康管家及全科医生团队在 2 天内完成健康评估并初步确定健康改善重点。

张先生病情比较复杂，全科医生团队进行仔细研究讨论，同时结合系统疾病风险评估模型数据，综合分析提示张先生现在身体状况不佳，慢性病状态，存在血糖控制不理想、超重、血脂异常、轻-中度脂肪肝、CKD（G1A2）等问题，除糖尿病外，还处于冠心病中风险状态，高血压、肥胖、肺癌高风险状态。

② 健康管家在全科医生的指导下撰写"国康会员健康评估与规划报告"，报告中主要包含综合健康信息、慢性疾病风险评估情况、膳食营养指导、身体活动指导、就医看诊建议、体检异常解读分析等，一般上门服务后 1 周内完成。

③ 健康管家完成"国康会员健康评估与规划报告"后，1 周内与张先生及其家属交流健康改善规划计划，思想上达成一致并明确健康目标。

备注说明：这个步骤非常关键，因张先生是企业家，工作很忙，健康改善规划要像工作计划一样深入张先生内心，取得其认同才可能提升依从性；考虑到其工作繁忙的特点，一定要联动其家属、秘书等紧密接触人员，提高改善计划的执行力。

4. 健康促进与执行干预方案

（1）健康宣教：健康管家和全科医生共同为张先生在第 1 个月完成第一次健康宣教，重点讲解目前急需进行的健康改善计划及潜在的健康风险。每 2 个月向患者宣教糖尿病、高血压、肥胖、肺癌、冠心病的防治知识、合理膳食、科学运动等，使其掌握糖尿病的自我护理知识，同时增强对其他疾病的认识，对一些先兆症状的识别及疾病的发生、发展等基本情况进行了解，从根本上认识到生活方式的改变对控制慢性病发生发展的重要性。同时也向他的家人做一些宣传、教育工作，以达到督促的功效。

常见难点与应对策略如下。

难点：客户一开始并未意识到自己健康显性和隐性风险，对健康宣教知识重视度不够，同时在糖尿病认知层面上容易停留在自己相对狭隘的空间，比较固执，不愿意接纳身边人的意见和建议。

应对策略：针对这种情况，健康管家角色切入非常合适，一方面，管家具有医学和专业背景，有丰富的客户健康管理经验，从一开始站在客户本人角度去交流和沟通，不断拉近与客户之间的距离，先成为朋友，彼此信任是做好健康管理的第一基础；另一方面，前期专业心理咨询师协同健康管家、全科医生给客户进行心理疏导，并开展认知行为治疗（CBT），通过改变客户对糖尿病和自身健康的态度和看法来改变自己的行为。

（2）膳食营养指导：健康管家和营养师结合客户健康状况、口味特点等方面综合制订膳食方案。膳食方案主要包括膳食原则、每周膳食食谱、膳食营养补充剂。前 1 个月张先生血糖不稳定期，健康管家要求张先生或其家属把三餐饮食每天拍照到微信群，进行打卡监督。

① 膳食原则如下。

张先生理想总能量摄入 =理想体重×生活强度（张先生为脑力劳动者，生活强度为 25）=63.6×25=1590kcal，提倡使用小碗盛饭盛菜，养成每餐七、八分饱的健康膳食习惯。

合理分配碳水化合物、脂肪、蛋白质的比例：碳水化合物占比 55%、脂肪占比 30%、蛋白质占比 15%（其中优质蛋白占比 1/2 以上）。主食定量，不宜过多，多选全谷物和低 GI 食物；其中全谷物和杂豆类等低 GI 食物，应占主食的1/3 以上。优先选择富含不饱和脂肪酸的菜籽油、亚麻籽油、橄榄油等，推荐交替使用不同种类的植物油，每天控制在 25~30g；少食用或不食用油炸和含反式脂肪酸的食品。鱼、瘦肉、蛋、奶类等优质蛋白应为食物中蛋白质主要来源。

每日新鲜蔬菜摄入不少于 300g，至少 3 种，最好 5 种以上，且深色蔬菜要占到总蔬菜量的一半以上；水果每日摄入 100~200g，可选择 1~2 种；膳食纤维 25~30g/日，能有效改善糖和脂肪代谢，预防便秘等。

减少摄入食盐及含钠调味品（酱油、酱类、蚝油、鸡精、味精等），食盐控制在 3g/天以内。

建议戒酒，即使少量饮酒也会对健康造成不良影响；劝导戒烟，逐步减少直至完全戒除；不推荐饮用浓茶和浓咖啡。

② 常见难点与应对策略如下。

难点 1：客户家中有保姆，早餐和晚餐可以按照食谱进行制作，中餐在公司，正常是吃 食堂，执行不了食谱。

应对策略：健康管家找到一家营养餐厅，可以按照我们制订食谱和客户的口味进行制作，并安排人员送到客户公司。

难点 2：客户饮食总能量控制后容易饿。

应对策略：两餐之间吃少量水果，一方面补充能量，另一方面两餐之间吃水果，对血糖影响相对较小；另外膳食补充剂可以增加饱腹感。

难点 3：客户应酬时饮食比较油腻，吃得比较多，担心血糖高。

应对策略：餐前测量一次血糖，在全科医生指导下根据血糖情况增加一次口服药物或胰岛素剂量，灵活调整。

难点 4：客户血糖稳定一段时间后，突然出现血糖波动较大，容易焦虑，该如何处理？

应对策略：会员有 VIP 专属健康管理沟通群，健康管家、全科医生、客户及家人都在群内，日常遇到突发状况可以随时群内沟通，比如血糖波动较大，全科医生会分析近期血糖波动数据，初步判断是饮食结构、仪器故障、运动太少、情绪紧张、休息不好还是用药等方面原因，针对原因进行处理，情况复杂的还可以邀请营养师和糖尿病管理专家进群进行会诊。

（3）身体活动指导：运动康复师结合客户健康状况、过往运动习惯爱好制订个性化身体活动方案。

身体活动原则：运动遵循"循序渐进，持之以恒"的原则，运动形式不限，可以进行如散步、快走、慢跑、游泳、上楼梯、骑自行车、多站立等运动，争取每周减轻体重 0.5kg。张先生自己购买体脂秤，每天自测体重，体脂分析数据同步健康管家。

① 身体活动方案如下。

鼓励客户上下班快走，每日累计 30 分钟，步行 3000 米，每周 3 天。

周末或晚饭后中速步行 60 分钟，4000 米，每周 1 次。

球类：时间 30 分钟以上，每周 1 次。

肌肉训练（胸、背、腰、腹和下肢肌肉轮替练习）每次 15 分钟，每周 1 次。

游泳类：时间 30 分钟，自由泳、蛙泳为主，每周 1 次。

② 常见难点与应对策略如下。

难点 1：客户原来开车上下班，目前变为快走步行上下班；原来晚饭后都是静坐看报纸或电视为主，目前每周 1 次的饭后步行，前期阶段比较难适应。

应对策略：健康管家跟客户太太沟通，前期陪客户一起步行，督导客户从没有步行习惯逐步养成步行习惯（需要花费 1 个月左右）。

难点 2：客户太忙没有时间去健身房，且不太喜欢人多的地方。

应对策略：健康管家帮客户找到一名私人健身教练，每周 2 次上门服务，在客户办公室增设简单实用的健身器材，节约时间，高效便捷。

（4）积极就诊、稳定指标：首先安排 1 次内分泌科专家看诊，由糖尿病管理专家制订用药方案，健康管家和家属协同督导客户遵医嘱执行方案，每 3 个月根据安排糖尿病专家进行效果与病情综合评估（根据情况安排医院就诊或邀请三甲专家上门评估）。

用药原则：糖尿病用药是在膳食营养和身体活动指导基础上进行的，根据血糖监测情况进行调整，积极预防低血糖和药物副作用的发生。

① 用药方案如下。

1~3 个月用药方案：盐酸吡格列酮片 30mg，早上晨服 1 次/日+达格列净片 5mg，早上晨服 1 次/日+德谷胰岛素 24U，每天 17 点皮下注射。

3~6 个月用药方案：盐酸吡格列酮片 15mg，早上晨服 1 次/日+达格列净片 5mg，早上晨服 1 次/日+德谷胰岛素 18U，每天 17 点皮下注射。

6~12 个月用药方案：盐酸吡格列酮片 15mg，早上晨服 1 次/日+达格列净片 5mg，早上晨服 1 次/日+德谷胰岛素 10U，每天 17 点皮下注射（第 8 个月左右停用胰岛素）。

12 个月后维持用药方案：达格列净片 5mg，早上晨服 1 次/日。

② 常见难点与应对策略如下。

难点 1：客户一开始不会注射胰岛素。

应对策略：前 1 个星期健康管家到公司协助并指导客户注射胰岛素，客户熟练掌握注射技巧和方法后，由自己单独注射，健康管家远程指导。

难点 2：客户容易漏服药或服错药。

应对策略：健康管家帮客户购买便携式药盒，贴好药物名称、剂量、服用时间标签，嘱咐家属提前准备好 1 周的剂量，客户只需起床洗漱完服用即可。

难点 3：客户用药期间如何早期识别并应对处理低血糖。

应对策略：健康管家在健康宣教环节会详细宣讲低血糖知识，并且嘱咐客户每天身上备好糖果，一旦出现头晕、冒汗、心慌、乏力等症状，不方便测血糖时可以紧急含服糖果，同时第一时间告知健康管家，管家接到信息后第一时间反馈全科医生进行分析讨论原因，针对可能原因拟订方案，预防再次低血糖发生。

（5）数据监测：包括体脂数据监测、血糖数据监测、用药副反应指标监测、糖尿病相关并发症指标监测、健康评估高风险指标监测等。

血糖监测准备仪器：健康管家帮客户购买血糖仪（监测末梢血糖）+瞬感血糖仪（监测动态血糖）。

居家血糖监测频率：前 2 个月持续监测动态血糖+每周监测 2 天三餐餐前及餐后末梢血糖，血糖趋于稳定后调整灵活调整血糖监测频率。

门诊复查项目及频率：第 1、3、6、12 个月复查（血压、空腹血糖、餐后 2 小时血糖、糖化血红蛋白、空腹 C 肽、肝肾功能、血脂、心肌酶谱、尿常规、尿微量白蛋白等）。

除上述基本检查项目外，体检项目建议如下：心电图、心脏彩超、颈动脉彩超、眼底检查、胸部 CT 可 1 年 1 次；冠脉 CTA、头颅 MRI+MRA+MRV、双下肢动静脉彩超、胃肠镜下一年度可安排 1 次，若未发现特殊病变，可 3~5 年做 1 次。

常见难点与应对策略如下。

难点 1：客户不会使用血糖仪。

应对策略：健康管家上门进行指导客户和家人安装和使用，后期进行远程指导。

难点 2：客户忘记测末梢血糖。

应对策略：健康管家协同家人远程督导客户进行血糖监测，并且监测数据要第一时间反馈健康管家进行档案更新。

（6）心理干预：对客户进行心理干预需要坚持适宜原则，同时需要心理咨询师和健康管家配合进行合理的心理干预。

第 1 个月：健康管家主要与客户及家人、秘书之间建立信任，做好心理问卷的采集（SAS 焦虑自测量表和 SDS 抑郁自测量表属于比较常用的自评量表），通过简单测量工具初步评估客户心理问题倾向性和严重程度：张先生 SAS 焦虑自测量表标准分 44 分（正常），SDS 抑郁自测量表标准分 67 分（中度抑郁）。

第 2 个月：健康管家整理客户心理健康档案，入会一个月内安排心理咨询师与客户第一次见面，深入了解客户情况后制订个性化心理干预方案。前期每 2 周安排 1 次上门心理咨询，每次 60 分钟。

张先生是糖尿病患者，血糖频繁测量对他来说也是一项非常痛苦的事情，为了提高他的血糖指标检测执行力，心理咨询师和全科医生联合上门，反复说明监测血糖指标的重要性，加上健康管理师前期坚持每天提醒，张先生对血糖监测有了耐心，规律的监测血糖指标为用药和生活方式干预提供了很好的指导作用，加快了血糖恢复正常水平的进程。

第 3~6 个月：每月安排一次心理咨询师与客户进行一对一交流 45 分钟。

第 6~12 个月：客户基本上走出抑郁状态，不需要心理咨询师的正式介入和参与。

备注说明：SAS 焦虑自测量表评定的分界值为 50 分，分数越高，焦虑倾向越明显。50 分以下为正常；50~59 分为轻度；60~69 分为中度；70 分以上是重度。SDS 抑郁自测量表标准分评定的分界值为 53 分，分数越高，抑郁倾向越明显。53~62 分为轻度抑郁；63~72 分为中度抑郁；73 分以上为重度抑郁。

三、糖尿病管理效果评估

1. 健康指标改善效果

通过一年的共同努力，张先生的空腹血糖、餐后 2 小时血糖、糖化血红蛋白、甘油三酯、体重、体重指数、尿糖、尿蛋白均达到了我们拟定的控制目标参考范围内，具体数据详见表 2。

表 2　张先生入会管理后健康指标改善效果对比

主要健康指标	入会前	入会半年后	入会一年后	控制目标参考范围
空腹血糖/（mmol/L）	12.9↑	6.8	6.2	<7.2
餐后 2 小时血糖/（mmol/L）	24.6↑	11.8↑	8.4	<8.8
糖化血红蛋白/%	8.8↑	7.2↑	6.3	<7
甘油三酯/（mmol/L）	5.4↑	2.2↑	1.4	<1.7
体重/kg	80↑	73↑	64	65
BMI/（kg/m²）	27.7↑	25.3↑	22.2	18.5~23.9
尿糖	++	阴性	阴性	阴性
尿蛋白	+++	+	阴性	阴性

2. 行为习惯与心理状态改善情况

张先生建立起了良好生活习惯，睡眠质量明显好转，每天合理安排身体活动时间，每次活动坚持打卡，每周维持在 180~240 分钟中等强度有氧身体活动；精神放松愉悦，SDS 抑郁自测量表评估从管理前中度抑郁状态逐步到正常，健康干预计划执行力明显提高，使血糖及相关异常指标持续趋于稳定。

3. 社会适应能力改善情况

张先生健康状况明显改善，工作起来精力更加充沛，思维更加敏捷，使得企业经营实现更大发展，经营利润获得突破。

（裴苏美、付春林）

参考文献

[1] 中国营养学会. 中国居民膳食指南（2022）[M]. 北京：人民卫生出版社，2022.

[2] 王尔茂，马丽萍. 食品营养与健康 [M]. 3 版. 北京：科学出版社，2020.

[3] 国家卫生健康委员会. 成人高血压食养指南（2023 版）[Z]. 2023.

[4] 国家卫生健康委员会. 成人糖尿病食养指南（2023 版）[Z]. 2023.

[5] 国家卫生健康委员会. 成人肥胖食养指南（2024 版）[Z]. 2024.

[6] 国家卫生健康委员会. 成人高脂血症食养指南（2023 版）[Z]. 2023.

[7] 国家卫生健康委员会. 成人高尿酸血症与痛风食养指南（2024 版）[Z]. 2024.

[8] 中国营养学会. 中国居民膳食指南（2022）. 北京：人民卫生出版社，2022.

[9] 中国体育科学学会. 运动处方 [M]. 北京：高等教育出版社，2020.

[10] 王正珍，徐峻华. 运动处方 [M]. 北京：高等教育出版社，2021.

[11] 美国运动医学学会. ACSM 运动测试与运动处方指南. 北京：北京体育大学出版社，2018.

[12] 王陇德. 健康管理师国家职业资格二级 [M]. 北京：人民卫生出版社，2019.

[13] 王陇德. 健康管理师基础知识 [M]. 北京：人民卫生出版社，2019.

[14] 郭姣. 健康管理学 [M]. 北京：人民卫生出版社，2020.

[15] 苏珊·诺伦-霍克西玛. 变态心理学 [M]. 邹丹，译. 6 版. 北京：人民邮电出版社，2017.

[16] 高天. 音乐治疗学基础理论 [M]. 北京：世界图书出版公司，2020.

[17] 刘国防. 营销心理学 [M]. 北京：首都经济贸易大学出版社，2022.

[18] 李浴峰，马海燕. 健康教育与健康促进 [M]. 北京：人民卫生出版社，2020.

[19] 傅华. 健康教育学 [M]. 北京：人民卫生出版社，2018.

[20] 翟向阳. 健康教育学 [M]. 重庆：重庆大学出版社，2018.

[21] 郑振佺，王宏. 健康教育学 [M]. 北京：科学出版社，2016.

[22] 李英华，李莉. 健康教育服务实施与评价指南 [M]. 北京：北京大学医学出版社，2019.

[23] 田本淳. 健康教育与健康促进实用方法 [M]. 北京：北京大学医学出版社，2020.

[24] 吕姿之. 健康教育与健康促进 [M]. 北京：北京医科大学出版社，2002.

[25] 李晓阳，周德华. 健康教育与健康促进 [M]. 北京：北京大学医学出版社，2011.

[26] 田向阳，程玉兰. 健康教育与健康促进基础理论与实践 [M]. 北京：人民卫生出版社，2016.

[27] 胡俊峰，侯培森. 当代健康教育与健康促进 [M]. 北京：人民卫生出版社，2005.

[28] 姚军，刘世征. 健康管理职业导论 [M]. 北京：人民卫生出版社，2019.